T0253665

Neurologie
Fragen und Antworten

Peter Berlit
Markus Krämer
Ralph Weber

Neurologie
Fragen
und Antworten

Über 1000 Fakten für die Facharztprüfung

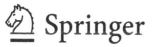 Springer

Prof. Dr. med. Peter Berlit
Alfried Krupp Krankenhaus, Essen

Dr. med. Markus Krämer
Alfried Krupp Krankenhaus, Essen

Dr. med. Ralph Weber
Alfried Krupp Krankenhaus, Essen

ISBN-13 978-3-642-29731-1   ISBN 978-3-642-29732-8 (eBook)
DOI 10.1007/978-3-642-29732-8

Die Deutsche Nationalbibliothek verzeichnet diese Publikation in der Deutschen
Nationalbibliografie; detaillierte bibliografische Daten sind im Internet über
http://dnb.d-nb.de abrufbar.

Springer Medizin
© Springer-Verlag Berlin Heidelberg 2012

Planung: Dr. Christine Lerche, Heidelberg
Projektmanagement: Claudia Bauer, Heidelberg
Lektorat: Dr. Sirka Nitschmann, Werl
Projektkoordination: Heidemarie Wolter, Heidelberg
Umschlaggestaltung: deblik Berlin
Satz: Fotosatz-Service Köhler GmbH – Reinhold Schöberl, Würzburg

Gedruckt auf säurefreiem und chlorfrei gebleichtem Papier

Springer Medizin ist Teil der Fachverlagsgruppe Springer Science+Business Media
www.springer.com

Vorwort

Wer in der interdisziplinären Notaufnahme tätig ist, weiß, dass die Neurologie keinesfalls ein »kleines Fach« ist: Jeder dritte Patient stellt sich mit neurologischen Symptomen vor, welche rasch abgeklärt und zielgerichtet behandelt werden müssen.

Der Umfang des Wissens, das in der Facharztprüfung präsent sein soll, ist beträchtlich, und es wird meist unsystematisch, fallbezogen oder assoziativ erfragt. Dabei gehen die Fragen oft vom Allgemeinen zum Speziellen. Das vorliegende Fragenbuch soll bewährte Lehrbücher in diesem Aspekt sinnvoll ergänzen. Anhand von Fragen werden mit entsprechenden vertiefenden Erläuterungen facharztrelevante Kenntnisse vermittelt. Dabei geht es nicht um die systematische Darstellung aller neurologischen Krankheitsbilder, sondern darum wichtige Inhalte zu häufig gefragten Erkrankungen und Syndromen der Neurologie zu vermitteln. Ausgewählte therapierelevante Studien runden das Ganze ab.

Wir wünschen unseren Lesern Erfolg mit der Lektüre und Arbeit in diesem Buch und sind für Anregungen und Verbesserungsvorschläge stets dankbar.

Peter Berlit
Markus Krämer
Ralph Weber

Inhaltsverzeichnis

II Wegweisende Studien in der Neurologie

Autorenverzeichnis

Prof. Dr. Peter Berlit

Klinik für Neurologie
Alfried Krupp Krankenhaus Rüttenscheid
Alfried-Krupp Straße 21
45117 Essen
Tel: +49(0)201-4342527
Fax: +49(0)201-4342377
peter.berlit@krupp-krankenhaus.de

Dr. med. Markus Krämer

Klinik für Neurologie
Alfried Krupp Krankenhaus Rüttenscheid
Alfried-Krupp Straße 21
45117 Essen
markus.kraemer@krupp-krankenhaus.de

Dr. Ralph Weber

Klinik für Neurologie
Alfried Krupp Krankenhaus Rüttenscheid
Alfried-Krupp Straße 21
45117 Essen
Ralph.Weber@krupp-krankenhaus.de

Fragen und Antworten

1 Neuromuskuläre Erkrankungen

1.1 Muskelerkrankungen

? 1 Zu den typischen klinischen Zeichen einer Muskeldystrophie vom Typ Duchenne zählt nicht:
a. Scapula alata
b. positives Trendelenburg-Zeichen
c. Katarakt
d. sog. Gowers-Manöver
e. Kontrakturen

✓ Antworten
a. **Richtig.** Obwohl es sich bei der Muskeldystrophie vom Typ Duchenne primär um eine Erkrankung des Beckengürtels handelt, ist der Schultergürtel im Verlauf praktisch immer mit betroffen mit dem Auftreten von Scapulae alatae.
b. **Richtig.** Beim Gehen ist ein Watschelgang auffällig, der durch seitliches Absinken des Beckens bei jedem Schritt entsteht.
c. **Falsch.** Eine Katarakt gehört nicht zum Krankheitsbild der Muskeldystrophie Typ Duchenne.
d. **Richtig.** Das Aufrichten aus Bodenlage ist hochgradig beeinträchtigt. Die Jungen müssen sich an Halt bietenden Gegenständen hochziehen oder benutzen ihre eigenen Oberschenkel, um sich an diesen beim Aufrichten abzustützen – sog. Gowers-Manöver.
e. **Richtig.** Kontrakturen treten bei etwa 70% der kranken Jungen zwischen dem 6. und 10. Lebensjahr auf, wobei v. a. die Hüftbeuger betroffen sind.

? 2 Welche Aussagen zu den hereditären Myopathien sind richtig?
a. Sowohl bei der Muskeldystrophie vom Typ Duchenne als auch bei der Muskeldystrophie vom Typ Becker-Kiener handelt es sich um eine Erkrankung des Dystrophingens auf dem kurzen Arm des X-Chromosoms (Xp21).
b. Wie die Muskeldystrophien Duchenne, Becker-Kiener und Emery-Dreifuss wird die fazioskapulohumerale Muskeldystrophie X-chromosomal vererbt, d. h. es sind nur Jungen betroffen.
c. Bei den muskulären Ionenkanalerkrankungen bedingen Affektionen des Chloridkanals eine Myotonie, Affektionen des Natriumkanals eine Paramyotonie oder Lähmungen und Affektionen des Kalziumkanales episodische Lähmungen.

d. Zu den Muskeldystrophien mit myotoner Begleitsymptomatik zählen die Curschmann-Steinert-Erkrankung und die proximale myotone Myopathie.

e. Die myotone Dystrophie Curschmann-Steinert und die proximale myotone Myopathie (PROMM) können anhand des Auftretens einer Katarakt klinisch unterschieden werden.

✅ Antworten

a. **Richtig.** Sowohl bei der Muskeldystrophie vom Typ Duchenne als auch beim Typ Becker-Kiener handelt es sich um eine X-chromosomale Erkrankung mit Schädigung des Dystrophingens auf Xp21. Bei Patienten mit Duchenne-Muskeldystrophie liegt eine Out-of-frame-Mutation vor – dies führt dazu, dass Dystrophin in den Muskelzellen fehlt. Bei der Muskeldystrophie Becker-Kiener handelt es sich in etwa 80% der Fälle um In-frame-Deletionen, sodass das Leseraster erhalten bleibt und ein noch teilweise funktionstüchtiges Dystrophin vorliegt. Dies erklärt den unterschiedlichen Schweregrad der Erkrankungen und den v. a. wesentlich günstigeren Verlauf der Becker-Kiener-Erkrankung.

b. **Falsch.** Während die Muskeldystrophien vom Typ Duchenne, Becker-Kiener und Emery-Dreifuss X-chromosomal vererbt werden und damit nur Nachkommen männlichen Geschlechtes betreffen, ist die fazioskapulohumerale Dystrophie eine autosomal dominante Erkrankung, welche das Chromosom 4 betrifft.

c. **Richtig.** Erkrankungen des Chloridkanals führen zur Myotonia congenita; auch bei den CTG-Trinukleotiderkrankungen Curschmann-Steinert und PROMM ist der Chloridkanal mitbetroffen. Dies führt zur Myotonie. Erkrankungen des Natriumkanals bedingen die Paramyotonia congenita und die hyperkaliämische episodische Paralyse. Erkrankungen des Kalziumkanals führen zur hypokaliämischen episodischen Paralyse und können eine Neigung zur malignen Hyperthermie, welche nicht auf Dantrolen anspricht, hervorrufen.

d. **Richtig.** Bei den autosomal dominant vererbten myotonen Dystrophien Curschmann-Steinert und PROMM kombinieren sich die klinischen Zeichen einer Muskeldystrophie und myotone Symptome, welche im EMG als Serienentladungen nachgewiesen werden können.

e. **Falsch.** Sowohl bei der myotonen Dystrophie Curschmann-Steinert (DM1) als auch bei der PROMM (DM2) tritt eine präsenile Katarakt häufig auf. Sog. »bunte Trübungen« sind für beide Krankheitsbilder charakteristisch, wobei die subkapsulären Veränderungen im Sinne von »Christbaumkugeln« bei der DM1 häufiger sind.

? 3 Welche Aussagen zu metabolischen Myopathien sind richtig?

a. Eine Belastungsintoleranz im jugendlichen Alter, welche sich durch belastungsinduzierte Muskelschmerzen, Krampi, Muskelsteifigkeit und Kontrakturen äußert, ist typisch für die McArdle-Krankheit.

b. Belastungsabhangige Myoglobinurie-Attacken sind häufiger Hinweis auf eine Lipidmyopathie, welche sich am zuverlässigsten durch eine Muskelbiopsie mit biochemischer Untersuchung nachweisen lässt.

c. Bei den Mitochondriopathien handelt es sich um Multisystemerkrankungen, bei denen die Muskulatur praktisch immer mit betroffen ist.

d. Beim MELAS-Syndrom kombinieren sich eine mitochondriale Enzephalomyopathie, eine Laktazidose und schlaganfallähnliche Episoden. Auch zerebrale Krampfanfälle und eine demenzielle Entwicklung sind häufig.

e. Die maligne Hyperthermie ist eine gefürchtete Narkosekomplikation, welche durch Inhalationsanästhestika oder depolarisierende Medikamente ausgelöst wird. Die Neigung zu einer malignen Hyperthermie lässt sich zuverlässig durch die histologische Beurteilung einer Muskelbiopsie nachweisen.

✓ Antworten

a. **Richtig.** Eine interindividuell durchaus variable Belastungsintoleranz ist das Leitsymptom des Muskelphosphorylasemangels – der Gykogenose Typ V oder McArdle-Krankheit. Im Kindesalter oder während der Adoleszenz zeigen sich meist erstmals belastungsinduzierte Muskelschmerzen und Muskelkrämpfe, sowie eine Schwäche und Steifigkeit der Muskulatur mit Kontrakturen. Myoglobinurien treten nur in etwa 50% der Fälle auf. Ein sog. Second-wind-Phänomen zeigt sich auch bei etwa 50% der Fälle: die Betroffenen erfahren eine Linderung ihrer Beschwerden, wenn sie die Belastung auf geringem Niveau fortsetzen. Durch dieses Manöver werden biochemisch freie Fettsäuren mobilisiert, die im Muskel zur Energiegewinnung genutzt werden können.

b. **Richtig.** Belastungsabhängige Myoglobinurieattacken sind typisch für Lipidmyopathien, jedoch für diese Krankheitsgruppe nicht spezifisch. Sie kommen auch bei Glykogenosen (McArdle-Krankheit, Muskelphosphofruktokinasemangel) vor; stets sollte beim Auftreten von Myoglobinurieattacken jedoch der Lipidstoffwechsel mit untersucht werden. Häufig ist insbesondere ein Carnitin-Palmitoyltransferase-2-Mangel.

c. **Falsch.** Mitochondriopathien sind Multisystemerkrankungen, welche die Muskulatur zwar häufig mit einbeziehen (mit Mitochondrienagglomerationen in der Biopsie, sog. »ragged red fibers«), jedoch nicht obligat. So können bei der Leber'schen hereditären Optikusneuropathie (LHON) oder dem NARP-Syndrom (Neuropathie, Ataxie und Retinitis pigmentosa) myopathische Veränderungen fehlen.

d. **Richtig.** Neben den namensgebenden Symptomen des MELAS-Syndroms sind zerebrale Krampfanfälle und eine Demenz bei 90% der Patienten nachweisbar. Die Patienten erkranken praktisch alle vor dem 40. Lebensjahr, wobei eine Belastungsintoleranz und die schlaganfallähnlichen Episoden Leitsymptom sind. »Ragged red fibers« sind bei 97% nachweisbar, eine Laktazidose besteht bei über 90% der Patienten.

e. **Falsch.** Die histologische Untersuchung einer Muskelbiopsie vermag nicht die Veranlagung zu einer malignen Hyperthermie zuverlässig auszuschließen. Zwar gibt es Strukturmyopathien, die mit einem erhöhten malignen Hyperthermierisiko einhergehen und damit einen Hinweis auf dieses Risiko liefern. Zuverlässig kann die Diagnose der Anlage zu einer malignen Hyperthermie derzeit nur mit Hilfe des Halothan-Koffein-Kontrakturtests in vitro an frischem Muskelgewebe gestellt werden.

❓ 4 Welche Aussagen zu Myositiden sind richtig?

a. Anhand klinischer Befunde, histologischer Kriterien und Laboruntersuchungen lassen sich 4 Formen der Myositis differenzieren: Polymyositis (PM), Dermatomyositis (DM), nekrotisierende Myositis (NM), Einschlusskörperchenmyositis (sporadic inclusion body myositis – sIBM).

b. Die Behandlung von PM, DM oder NM erfolgt primär mit Kortikoiden; bei der sIBM können intravenöse Immunglobuline (IVIG) versucht werden.

c. Bei der PM ist eine Tumorassoziation deutlich häufiger als bei den anderen Myositiden.

d. Leitsymptom der Myositiden sind v. a. morgendliche Muskelschmerzen.

e. Diagnostisch relevante Antikörper sind Anti-Jo-AK, Anti-Mi2-AK und Anti-SRP-AK.

✅ Antworten

a. **Richtig.** Von den schon länger bekannten Myositissyndromen (Polymyositis, Dermatomyositis und sporadische Einschlusskörperchenmyositis) wird seit wenigen Jahren auch die nekrotisierende Myositis mit proximalen Paresen und deutlicher CK-Erhöhung differenziert. Klinisch sieht das Krankheitsbild damit ähnlich wie die Polymyositis aus. Im histologischen Befund zeigen sich nicht primär entzündliche Veränderungen, sondern deutliche Muskelfasernekrosen mit sekundären Abräumreaktionen. Die nekrotisierende Myositis ist mit viralen Infektionen, einer Tumorerkrankung oder myotoxischen Medikamenten assoziiert; bei einem Teil der Patienten können »Anti-signal-recognition-particle« (Anti-SRP)-Antikörper nachgewiesen werden.

b. **Richtig.** Die Behandlung von Polymyositis, Dermatomyositis oder nekrotisierender Myositis erfolgt primär mit Kortikosteroiden gewichtsadaptiert:

Beginn mit 1–2 mg/kgKG für ca. 3 Wochen, danach vorsichtige Dosisreduktion. Als steroidsparende Substanzen werden Azathioprin (3 mg/kgKG), Methotrexat (7,5–20 mg/Woche), Ciclosporin (2,5–5 mg/kgKG/Tag), Cyclophosphamid (0,5 g/m² Körperoberfläche als Bolustherapie) oder Mycophenolatmofetil (2 g/Tag) eingesetzt. In therapierefraktären Fällen kommt die Gabe von intravenösen Immunglobulinen (IVIG) oder des Anti-CD 20-Antikörpers Rituximab in Frage. Bei der sporadischen Einschlusskörperchenmyositis werden primär IVIG eingesetzt. Erste positive Daten gibt es bezüglich des monoklonalen Antikörpers gegen CD 52 Alemtuzumab.

c. **Falsch.** Eine Tumorassoziation (paraneoplastisches Auftreten) ist am häufigsten bei der Dermatomyositis. Das relative Malignomrisiko ist bei DM-Patienten vervierfacht, bei Polymyositispatienten verdoppelt. Dabei kann das Auftreten der Myositis dem Nachweis der malignen Erkrankung bis zu 5 Jahre vorausgehen. Die sporadische Einschlusskörperchenmyositis kann mit Autoimmunerkrankungen assoziiert sein, ein gehäuftes Auftreten von Malignomen findet sich jedoch nicht.

d. **Falsch.** Leitsymptom der Myositiden sind Paresen, welche nur bei 40–50% mit Schmerzen auftreten. Bei der Polymyositis, Dermatomyositis und nekrotisierenden Myositis sind es v. a. proximal betonte Paresen, welche mit einer deutlichen CK-Erhöhung einhergehen. Bei der sporadischen Einschlusskörperchenmyositis sind die Paresen oft distal betont, wobei v. a. die Fußheber und die Fingerbeuger in asymmetrischer Verteilung betroffen sind. Alle Formen der Myositis können im Verlauf zu einer Beteiligung der Schluck-, Nacken- und Atemmuskulatur führen. Bei der Dermatomyositis treten charakteristische Hautveränderungen auf. Eine Herzbeteiligung kommt mit Ausnahme der Einschlusskörperchenmyositis bei allen anderen Formen vor.

e. **Richtig.** Yo-1-Antikörper zählen zu den Anti-Synthetase-Antikörpern, welche mit der klinischen Kombination von Polymyositis, interstitieller Lungenerkrankung, Arthritis und Raynaud-Phänomen einhergehen (Anti-Synthetase-Syndrom). Anti-Mi2-Antikörper sind v. a. bei der paraneoplastischen und der juvenilen Dermatomyositis nachzuweisen. Anti-SRP-Antikörper finden sich v. a. bei der nekrotisierenden Myositis. Allerdings sind Sensitivität und Spezifität der Antikörper unzureichend, um sie für Therapieentscheidungen oder ein Therapiemonitoring heranziehen zu können.

1.2   Myasthene Syndrome

? 5 Welche Aussagen zu neuromuskulären Übertragungsstörungen treffen zu?

a.   Leitsymptom ist die abnorme Ermüdbarkeit der Muskulatur mit Zunahme von schmerzlosen Paresen bei Belastung und im Tagesverlauf. Entsprechend helfen Belastungstests bei der klinischen Diagnosestellung.

b.   Die okuläre Myasthenie, bei der nur die Augenmuskeln betroffen sind, macht 50% aller Myasthenien aus.

c.   Bei Myastheniepatienten ist einer der drei relevanten Antikörper – Anti-Acetylcholinrezeptor-(AchR)-AK, Antikörper gegen die muskelspezifische Tyrosinkinase (Musk)-AK oder Anti-Titin-AK – nachweisbar.

d.   Die myasthene Krise ist eine lebensgefährliche Komplikation, die v. a. bei interkurrenten Infekten, Medikamenteneinnahmefehlern und unzureichender Immunsuppression auftritt.

e.   Eine Thymektomie ist – unabhängig vom bildgebenden Befund, der Klinik und dem Antikörperstatus – zwischen dem 15. und 50. Lebensjahr indiziert. Der Nachweis eines Thymoms macht altersunabhängig eine OP erforderlich.

✓ Antworten

a.   **Richtig.** Leitsymptom sind belastungsabhängig zunehmende schmerzlose Lähmungserscheinungen, welche verschiedene Körperregionen betreffen können, häufig die Augen und die bulbären Muskelgruppen (Dysarthrie, Dysphagie), im Tagesverlauf zunehmen und sich nach Ruhepausen verbessern. Beim Simpson-Test wird der Patient aufgefordert nach oben zur Decke zu sehen – bei einer Myasthenie entwickeln sich typischerweise innerhalb einer Minute eine ein- oder beidseitige Ptosis und ggf. Doppelbilder.

b.   **Falsch.** Die okuläre Myasthenie, bei der dauerhaft nur die Augenmuskeln betroffen sind, macht 15% aller Myasthenien aus. Bei der Mehrzahl der Patienten entwickelt sich im Verlauf eine generalisierte Myasthenie (meist innerhalb von ein bis zwei Jahren). Von einer generalisierten Myasthenie wird gesprochen, sobald Gesichts-, Schlund-, Hals-Nacken- oder sonstige Skelettmuskulatur mitbetroffen ist.

c.   **Falsch.** Nicht alle Patienten mit einer Myasthenia gravis zeigen spezifische Autoantikörper im Serum (sog. seronegative Patienten). Anti-Acetylcholinrezeptor-(AchR)-AK sind bei bis zu 90% aller Patienten mit generalisierter Myasthenia gravis positiv, bei etwa 50% der Kranken mit okulärer Myasthenie. Praktisch alle Patienten, die ursächlich ein Thymom haben, haben auch AchR-AK nachweisbar. Die Antikörper gegen muskelspezifische Tyrosinkinase (Anti-Musk) sind bei etwa 5% aller generalisierten Myastheniepatienten ohne Nachweis von Acetylcholinrezeptorantikörpern positiv. Anti-Titin-Antikörper weisen bei Patienten im Alter unter 60 Jahren auf ein Thymom hin; bei älteren Patienten können diese Antikörper auch ohne Krankheitswert nachweisbar sein. Immerhin 60% aller Myastheniepatienten zeigen auch Autoantikörper gegen Skelettmuskulatur.

d. **Richtig.** Myasthene Krisen werden am häufigsten durch interkurrent auftretende Infekte, Medikamenteneinnahmefehler oder eine nicht genügende Immunsuppression ausgelöst. Auch das abrupte Absetzen einer immunsuppressiven Therapie kann eine myasthene Krise provozieren. Besonders gefährdet sind Patienten mit bulbären Symptomen oder einer Beteiligung der Atemmuskulatur. Die myasthene Krise führt auch unter intensivmedizinischer Behandlung einschließlich einer Plasmapherese noch bei 5% der Betroffenen zum Tode.

e. **Falsch.** Zwar sollte eine Thymektomie bei generalisierter Myasthenie zwischen dem 15. und 50. Lebensjahr stets erfolgen, auch wenn sich in der Bildgebung (CT oder MRT des Thorax) keine Thymushyperplasie oder ein Thymom nachweisen lassen. Bis zum 15. Lebensjahr wird zumeist eine Thymektomie ohne Tumornachweis nicht durchgeführt. Eine Thymektomie sollte auch nicht bei rein okulärer Myasthenie oder generalisierter Myasthenie mit Musk-Antikörpern erfolgen. Richtig ist, dass bei Nachweis eines Thymoms stets altersunabhängig eine Operation durchgeführt werden sollte, da es sich auch um ein Thymuskarzinom handeln kann, welches der entsprechenden zusätzlichen Therapie (Bestrahlung, Chemotherapie) bedarf.

❓ 6 Aufgaben zu den neuromuskulären Übertragungsstörungen

a. Schildern Sie die neurophysiologische Diagnostik bei Verdacht auf neuromuskuläre Übertragungsstörung.

b. Bei einer Myasthenie verbessern Cholinesterasehemmer die Paresen vorübergehend. Schildern Sie die Durchführung typischer pharmakologischer Tests.

c. Welche nichtpharmakologischen Tests kennen Sie?

d. Nennen Sie besonders gefährliche Medikamente bei Myasthenie, auf die Sie den Patienten hinweisen müssen.

e. Welche Therapieoptionen gibt es bei einer myasthenen Krise?

✔ Antworten

a. Mittels EMG wird der sog. Dekrement-Test durchgeführt: es erfolgt die supramaximale repetitive Nervenstimulation typischerweise des N. accessorius oder des N. facialis mit 3 Hz. Von einem Dekrement wird gesprochen, wenn zwischen dem 5. und 7. Stimulus die Amplitude um 15% oder mehr bzw. die Fläche um 10% oder mehr abnimmt. Der Dekrement-Test ist bei 80% aller

Kranken mit generalisierter Myasthenie positiv, bei 20% der Patienten mit okulärer Myasthenie. Beim myasthenen Syndrom Lambert-Eaton zeigt sich in der 3-Hz-Serienreizung auch zunächst ein Dekrement, jedoch eine Amplitudenzunahme (Inkrement um mehr als 100%) bei der 20- bis 50-Hz-Serienreizung.

b. Der klassische Medikamententest ist der sog. Tensilon-Test. Es werden 1 ml Edrophoniumchlorid (10 mg) mit 9 ml physiologischer Kochsalzlösung verdünnt. Von den 10 ml werden zunächst 2 ml injiziert und auf etwaige Nebenwirkungen geachtet. Der Rest wird innerhalb von etwa einer Minute gegeben und die klinischen Symptome werden beobachtet. Der Patient muss während des Testes überwacht werden, das Antidot Atropinsulfat sollte injektionsfertig bereit liegen. Eine Alternative zu Edrophoniumchlorid stellt Neostigmin dar, bei dem die Wirkung später einsetzt, aber länger anhält als bei Tensilon. Gefährdet durch die pharmakologischen Tests sind insbesondere Kranke mit bradykarden Herzrhythmusstörungen, Asthma bronchiale oder Orthostaseneigung. In der Praxis kommt alternativ der orale Pyridostigmin-Test mit der Gabe von 30–60 mg per os in Frage. Der Patient nimmt die Tablettendosis ein, der Effekt zeigt sich nach 45–60 Minuten. Auch hier sollte der Patient im Intervall beobachtet werden.

c. Ein typischer nichtpharmakologischer Test für die Myasthenia gravis ist der Eispack-Test: das Aufbringen von Eispacks auf die Augen verbessert vorübergehend bestehende okuläre Symptome (Ptose, Doppelbilder). Der Cogan-lid-twitch-Test ist bei okulärer Myasthenie ebenfalls sehr sensitiv (ca. 75%). Der Patient blickt nach unten; bei Rückkehr in die horizontale Blickposition kommt es zu einer überschießenden Lidhebung.

d. Bei einer Myasthenie besteht eine stark erhöhte Empfindlichkeit gegenüber muskelrelaxierenden Substanzen, Benzodiazepinen und einer Reihe von Antibiotika. Zu diesen zählen Aminoglykoside, Tetracycline, Gyrasehemmer und Makrolide. Wegen ihres Membraneffekts sind auch Kortikosteroide gefährlich und können myasthene Symptome verschlechtern. Aus diesen Gründen sollte eine höherdosierte Kortikoidgabe nur unter stationären Bedingungen erfolgen. Das langsame Eindosieren ist auch ambulant möglich – der Patient sollte aber wissen, wann er sich melden muss. Penicillamin und Chloroquin können bei Gesunden ein myasthenes Syndrom auslösen.

e. Patienten mit einer myasthenen Krise müssen auf einer Intensivstation überwacht werden. Als gleichwertige Methoden können intravenöse Immunglobuline (IVIG) in einer Dosis von 0,4 g/kgKG an 5 aufeinander folgenden Tagen gegeben werden oder es wird eine Plasmaseparation bzw. Immunabsorption durchgeführt (typischerweise 6 Sitzungen).

? 7 Welche Aussage zur Myasthenia gravis trifft zu?

a. Die Myasthenia gravis kommt in allen Altersgruppen vor und ist bei Frauen doppelt so häufig wie bei Männern.

b. Ein Teil der Patienten weist eine zweite Autoimmunerkrankung auf.

c. Neben der Acetylcholinrezeptor-Antikörper-vermittelten Myasthenia gravis gibt es auch sog. seronegative Myasthenia-gravis-Patienten.

d. Bei Myasthenia gravis stehen belastungsabhängige, schmerzhafte Muskelschwächen im Vordergrund.

e. Okuläre Symptome sind meist Initialsymptome einer späteren generalisierten Myasthenia gravis.

✓ Antworten

a. **Richtig.** Die Myasthenia gravis kommt in allen Altersgruppen vor. Weniger als 10% aller Patienten sind Kinder jünger als 16 Jahren. Frauen sind etwa doppelt so häufig betroffen wie Männer. Die Inzidenz liegt zwischen 0,25 und 2,0/100.000 Einwohnern.

b. **Richtig.** Etwa 10–20% der Patienten weisen autoimmune Mehrfacherkrankungen wie eine Hashimoto-Thyreoiditis, M. Basedow oder einen systemischen Lupus erythematodes (SLE) auf.

c. **Richtig.** Die häufigste Form der Myasthenia gravis wird durch pathogene Autoantikörper gegen Acetylcholinrezeptoren an der neuromuskulären Synapse hervorgerufen. Aber es gibt auch seronegative Myasthenia-gravis-Patienten. Bei einem Teil dieser Patienten spielen Antikörper gegen MuSK (muskelspezifische Rezeptortyrosinkinase) offenbar eine pathogenetische Rolle.

d. **Falsch.** Kardinalsymptom der Myasthenia gravis ist die belastungsabhängige aber schmerzlose Muskelschwäche.

e. **Richtig.** Okuläre Symptome sind oft Initialsymptom einer späteren generalisierten Myasthenia gravis. Nur 10–20% der Patienten behalten eine okuläre Myasthenie. Der Zeitraum bis zur Generalisierung liegt meist bei maximal 24 Monaten.

? 8 Welche Aussage zur Myasthenie trifft zu?

a. Das Stadium IIb nach Ossermann definiert die mittelschwere generalisierte Myasthenie mit leichten bulbären Symptomen.

b. Als Simpson-Test wird das Aufbringen eines Eisbeutels auf die Augenlider für 1 Minute bezeichnet. Der Test ist positiv wenn nach Entfernung des Eisbeutels die Lidspalte mehr als 2 mm weiter ist.

c. Bei der generalisierten Myasthenie sind die Muskelgruppen alle gleichmäßig schwer betroffen.

d. Auslösefaktoren für eine myasthene Krise können Infekte, Operationen, Entbindung und Pharmaka sein.

e. Eine cholinerge Krise ist durch Miosis, Bradykardie, Bronchialsekretion, gerötete und warme Haut gekennzeichnet.

 Antworten

a. **Richtig.** Die ursprünglich von Ossermann 1958 entworfene Klassifikation zur Myasthenia gravis ist in der Folge modifiziert worden. Sie dient nicht zur Messung des klinischen Behandlungserfolgs, sondern beschreibt den klinischen Schweregrad. Das Stadium IIb bezeichnet eine mittelschwere generalisierte Myasthenie mit leichten bulbären Symptomen.

b. **Falsch.** Als Simpson-Test wird der klinische Belastungstest mit der Aufforderung an den Patienten 60 Sekunden nach oben zu blicken verstanden. Bei (okulärer) Myasthenie stellt sich eine Ptosis ein. Bei klinisch manifester Ptosis kann auch der Ice-on-the-eyes-Test (Ice-pack-Test) angewendet werden: ein Eisbeutel wird für 2 Minuten auf die geschlossenen Augenlider gelegt. Der Test ist positiv, wenn nach Entfernung des Eisbeutels die Lidspalte mehr als 2 mm weiter ist.

c. **Falsch.** Bei der generalisierten Myasthenie sind die verschiedenen Muskelgruppen meist unterschiedlich stark betroffen. Bestimmte Muskelgruppen wie die stammnahe Schultergürtelmuskulatur und die Halsmuskulatur sind oft schwerpunktmäßig betroffen. Eine Schwäche der von den kaudalen Hirnnerven innervierten Muskeln ist aufgrund der vitalen Bedrohung besonders gefürchtet.

d. **Richtig.** Eine myasthene Krise ist der Zustand einer rasch eintretenden generalisierten Muskelschwäche, bei der es zu einer Lähmung des Zwerchfells mit der Gefahr der Ateminsuffizienz kommt und Symptome einer myasthenen Pseudobulbärparalyse zur Gefahr des Verschluckens und der Aspiration führen können. Dieser intensivmedizinische Notfall kann durch grippale Infekte, Operationen, Entbindung und Pharmaka getriggert werden.

e. **Richtig.** Die cholinerge Krise wird durch ein Überangebot an Acetylcholin bedingt und äußert sich mit akuter Muskelschwäche sowie muskarinerge Nebenwirkungen wie Magen-Darm-Spasmen, Durchfällen, Bradykardie, Hypersalivation und Miosis; sie ist aber sehr selten.

② 9 Welche Aussage zur Diagnostik der Myasthenie trifft zu?

a. Zielparameter des Tensilon-Tests ist die Besserung der Muskelschwäche.

b. Als Antidot sollte Atropin immer injektionsbereit vorbereitet hinzugenommen werden.

c. Acetylcholinrezeptor-Antikörper sind in 50% bei okulärer Myasthenie, in 90% bei generalisierter Myasthenie positiv.

d. Das Vorhandensein von Anti-Titin-Antikörpern schließt ein Thymom aus.

e. Die Analyse von HLA-B8 und HLA-DR3 ist diagnostisch gemäß den Ossermann-Diagnosekriterien zu fordern.

✅ **Antworten**

a. **Richtig.** Zielparameter des Tensilon-Tests ist die Besserung einer myasthenen Paresesymptomatik innerhalb von 90 Sekunden.

b. **Richtig.** Beim Tensilon-Test sollte stets das Antidot Atropin 0,5–1 mg injektionsfertig bereit liegen und bei ausgeprägten muskarinergen Nebenwirkungen wie Bradykardien, hypertone Kreislaufreaktion und Bronchospasmus verabreicht werden.

c. **Richtig.** Acetylcholinrezeptor-Antikörper sind zu 50% bei okulärer Myasthenie, zu 90% bei generalisierter Myasthenie und in nahezu 100% bei paraneoplastischer Myasthenie mit einem Thymom nachweisbar. Autoantiköpper gegen Skelettmuskulatur sind bei 60% aller Myastheniepatienten positiv und bei etwa 80% der Patienten mit Thymom.

d. **Falsch.** Anti-Titin-Antikörper sind bei Patienten jünger als 60 Jahren gehäuft mit einem Thymom assoziiert.

e. **Falsch.** Zwar ist die Myasthenie wie viele Autoimmunerkrankungen, mit HLA-Merkmalen assoziiert, so haben Träger des Antigens HLA-B8 und HLA-DR3 ein signifikant höheres Risiko an Myasthenie zu erkranken. Dies hat jedoch wenig differenzialdiagnostische Aussagekraft.

❓ **10 Welche Aussagen zur Diagnostik und Differenzialdiagnostik der Myasthenie treffen zu?**

a. In der Elektromyographie mit repetitiver Stimulation kommt es nach supramaximaler Nervenreizung mit einer Frequenz von 3 Hz zu einem initialen Amplitudenabfall, dem sog. Dekrement.

b. Zum Nachweis einer Thymusvergrößerung ist ein Thorax-CT mit Kontrastmittel oder Thorax-MRT mit Gadolinium sinnvoll.

c. Etwa 2/3 der Patienten weisen im Thymus eine Thymitis mit lymphofollikulärer Hyperplasie mit Keimzentren als Ausdruck eines aktiven immunologischen Prozesses auf.

d. Einzige Differenzialdiagnose zur Myasthenie ist das Lambert-Eaton-Myasthenie-Syndrom (LEMS).

e. Die Acetylcholinrezeptor-Antikörper-Bestimmung ist wenig spezifisch für die Diagnose einer Myasthenie.

✅ Antworten

a. **Richtig.** Die elektrophysiologische Untersuchung mit repetitiver Stimulation eines peripheren Nerven wird supramaximal mit einer Frequenz von 3 Hz durchgeführt. Während sich bei Gesunden die Amplitude nicht verändert, kommt es bei einer Myasthenie zu einem initialen Amplitudenabfall, dem sog. Dekrement. Als pathologisch gilt ein Amplitudenabfall von wenigstens 8%.

b. **Richtig.** Zum Nachweis einer Thymusvergrößerung wird eine Thorax-CT mit Kontrastmittel oder eine Thorax-MRT mit Gadolinium durchgeführt. Während Thymome im CT oder MRT relativ leicht zu diagnostizieren sind, ist eine Differenzierung zwischen normalem Thymusgewebe und einer Thymushyperplasie schwierig.

c. **Richtig.** Bei 2/3 der Myasthenie-Patienten sind im Thymus lymphofollikuläre Hyperplasien mit Keimzentrum als Ausdruck eines aktiven immunologischen Prozesses nachzuweisen. Ursächlich scheint eine Störung der Toleranzinduktion gegenüber dem Acetylcholinrezeptor im Thymus zu sein.

d. **Falsch.** Neben dem LEMS sind die kongenitale Myasthenie, medikamenteninduzierte myasthene Symptome, Myositiden, die okulopharyngeale Muskeldystrophie, Motoneuronerkrankungen, das Guillain-Barré-Syndrom und die endokrine Orbitopathie als Differenzialdiagnosen zu nennen.

e. **Falsch.** Die Acetylcholinrezeptorantikörper sind spezifisch und auch recht sensitiv.

❓ 11 Welche Aussagen zur Therapie der Myasthenie treffen zu?

a. Gewöhnlich kommen Patienten mit leichter und mittelschwerer Myasthenie mit einer Gesamtdosis von 120 bis maximal 360 mg Pyridostigmin verteilt auf vier bis fünf Einzeldosen aus.

b. Azathioprin ist das Medikament zur Wahl der Langzeiteinstellung der mäßig bis schweren generalisierten Myasthenie im Erwachsenenalter.

c. Allopurinol muss bei Azathioprin-Komedikation in doppelter Dosis gegeben werden.

d. Patienten jünger als 50 Jahre scheinen am deutlichsten von einer Thymektomie zu profitieren, wenn diese ein bis zwei Jahre nach Diagnosestellung durchgeführt wird.

e. Nach einer Thymektomie sollte zunächst die präoperativ verabreichte Dosis der Cholinesterasehemmer erhöht werden.

✅ Antworten

a. **Richtig.** Die gebräuchlichsten Medikamente bei der Myasthenie sind: Pyridostigminbromid (Mestinon, Kalymin), Neostigminbromid und Ambenoniumchlorid. Die Behandlung beginnt mit kleinen Dosen, die allmählich erhöht werden. Meist sind 120–360 mg bei Patienten mit leichter bis mittelschwerer Myasthenie ausreichend. Diese sind auf vier bis fünf Einzeldosen zu verteilen. Cholinerge Nebenwirkungen entwickeln sich meist zu Beginn der Therapie mit Bauchkrämpfen, Diarrhöe Übelkeit, Speichel- und Tränenfluss und vermehrtem Schwitzen, während nikotinartige Nebenwirkungen meist erst nach längerer Behandlung auftreten. Sie sind durch Faszikulationen aber auch durch Muskelschwäche charakterisiert.

b. **Richtig.** Azathioprin ist das Mittel der Wahl zur Langzeiteinstellung einer mäßigen und schweren generalisierten Myasthenie im Erwachsenenalter. Üblicherweise wird die Therapie mit 2–3 mg/kgKG aufgeteilt auf drei Einzeldosen begonnen, nach vielen Jahren stabiler Remission kann eine Dosisreduktion auf 1 mg/kgKG versucht werden. Das zeitversetzte Einsetzen der Wirkung erst nach drei Monaten ist einzuplanen. Anfänglich sind vierzehntägige Laborkontrollen sinnvoll. Maßgeblich ist die absolute Lymphozytenzahl, die bei $1.000/\mu l$ liegen sollte

c. **Falsch.** Da Allopurinol den Abbau von Azathioprin hemmt, darf Azathioprin bei Komedikation nur in einer Dosis von 25% der Standarddosis eingenommen werden. Weiterhin ist bei Azathioprin zu beachten, dass Patienten mit fehlender TPMT-Aktivität (Häufigkeit 1:300) nicht mit Azathioprin behandelt werden können. Ein Mangel an Thiopurin-S-Methyltransferase führt zu einer starken Myelosuppression unter Azathioprin.

d. **Richtig.** Patienten im Alter zwischen 15 und 50 Jahren mit generalisierter Myasthenie profitieren am deutlichsten von der Thymektomie, wenn diese innerhalb von ein bis zwei Jahren nach Diagnosestellung durchgeführt wird. Allerdings kann die Thymektomie auch bei therapieresistenten Acetylcholinrezeptor-positiven Patienten mit okulärer Myasthenie erwogen werden. Patienten mit MuSK-Antikörpern scheinen nicht von der Thymektomie zu profitieren.

e. **Falsch.** Vor der Operation sollten die Patienten auf die kleinste ausreichende Dosis von Cholinesterasehemmern eingestellt werden. Postoperativ kann mit einer deutlichen Besserung der myasthenen Symptome gerechnet werden, weshalb die präoperativ verabreichte Dosis keinesfalls unkritisch übernommen werden sollte.

? 12 Richtig oder falsch?

a. Eine Thymushyperplasie ist v. a. bei generalisierter Myasthenie bis zum 45. Lebensjahr zu erwarten.

b. Eine Myasthenie ist sehr selten paraneoplastisch bedingt.

c. Beim Lambert-Eaton-Myasthenie-Syndrom (LEMS) spielen AChR- und Musk-Antikörper pathogenetisch keine Rolle.

    d. In der immunsuppressiven Dauertherapie ist Mycophenolat-Mofetil (MMF) wirksamer als Azathioprin.

    e. Bei den Cholinesterasehemmern entsprechen 1 mg i.v. 30 mg oral.

✅ Antworten

    a. **Richtig.** Eine lymphofolikuläre Hyperplasie des Thymus ist v. a. bei der sog. »Early onset Myasthenia gravis« (EOMG), welche etwa 20% aller Myasthenien ausmacht, zu erwarten. Diese Untergruppe profitiert am meisten von einer Thymektomie. Sie sollte auch dann durchgeführt werden, wenn CT oder MRT keine pathologischen Veränderungen im Mediastinum zeigen.

    b. **Falsch.** Die thymomassoziierte Myasthenia gravis macht bis zu 15% aller Myasthenien aus und stellt damit das häufigste paraneoplastische Syndrom in der Neurologie überhaupt dar. Dabei können alle Altersgruppen betroffen sein. Nahezu alle dieser Patienten weisen Acetylcholinrezeptor-Antikörper auf, viele Anti-Titin-Antikörper.

    c. **Richtig.** Beim Lambert-Eaton-Myasthenie-Syndrom (LEMS) finden sich in 85% Antikörper gegen die präsynaptischen spannungsabhängigen Kalziumkanäle (VGCC-Antikörper). Acetylcholinrezeptor- und Musk-Antikörper sind typischerweise nicht nachzuweisen. Charakteristisch sind neben dem Dekrement in der 3-Hz-Serienreizung v. a. das Inkrement um mehr als 100% bei Doppelreiz und in der 20- bis 50-Hz-Serienreizung sowie autonome Symptome wie Mundtrockenheit oder Potenzstörungen. Das LEMS ist häufig paraneoplastisch; Vorkommen v. a. beim kleinzelligen Bronchialkarzinom.

    d. **Falsch.** Neben Azathioprin kommt in erster Linie Ciclosporin A als evidenzbasierte Behandlung in Frage. Für Mycophenolatmofetil liegen zwar kleinere Studien vor, die Evidenz ist aber bei weitem nicht so gut wie für Azathioprin oder Ciclosporin A, sodass auch häufig die Krankenkassen die Kosten dieses teureren Präparats nicht übernehmen.

    e. **Richtig.** Im Allgemeinen entsprechen 1 mg i.v. etwa 30 mg oral. Diese Umrechnung ist wichtig zu kennen, wenn Patienten im Rahmen einer krisenhaften Verschlechterung oder bei Operationen auf eine parenterale Gabe umgestellt werden müssen.

❓ 13 Welche Aussagen zum Lambert-Eaton-Myasthenie-Syndrom (LEMS) treffen zu?

    a. Die Erkrankung tritt zu 60% paraneoplastisch auf, zumeist beim kleinzelligen Bronchialkarzinom.

    b. Antikörper gegen Kalziumkanäle (VGCC) differenzieren zwischen paraneoplastischer und autoimmuner Genese.

c. Das Lambert-Eaton-Syndrom ist nicht mit anderen Autoimmunerkrankungen assoziiert.

d. Diagnostisch fällt nach längerer willkürlicher Muskelkontraktion die ausgeprägte Abnahme der Amplitude des Muskelaktionspotenzials auf.

e. Beim Lambert-Eaton-Myasthenie-Syndrom ist die Verabreichung von 3,4-Diaminopyridin therapeutisch aussichtsreich.

✔ Antworten

a. **Richtig.** Die Erkrankung tritt in 60% der Fälle paraneoplastisch in Verbindung mit kleinzelligen Bronchialkarzinomen auf. Umgekehrt kann bei 3% der Patienten mit kleinzelligem Bronchialkarzinom ein Lambert-Eaton-Myasthenie-Syndrom festgestellt werden.

b. **Falsch.** Die VGCC-Antikörper vom P-Q-Subtyp (»voltage-gated calcium channel«) treten etwa gleichhäufig bei LEMS-Patienten mit und ohne kleinzelligem Bronchialkarzinom auf, nämlich bei über 90%. Ein serologischer Marker, der zwischen paraneoplastischer und nichtparaneoplastischer Unterform unterscheidet, existiert nicht.

c. **Falsch.** Das LEMS ist mit verschiedenen Autoimmunerkrankungen wie rheumatoide Arthritis, systemischem Lupus erythematodes, Sjögren-Syndrom, Vitiligo, Zöliakie und Colitis ulcerosa vergesellschaftet. Bei dieser Form des LEMS sind v. a. junge Frauen und auch z. T. Kinder betroffen.

d. **Falsch.** Elektromyographisch lässt sich nach längerer willkürlicher Muskelkontraktion eine ausgeprägte Zunahme der Amplitude des Muskelaktionspotenzials, das sog. Inkrement nachweisen. Eine ähnliche Erhöhung kann durch repetitive hochfrequente Nervenstimulation ausgelöst werden.

e. **Richtig.** 3,4-Diaminopyridin ist in einer Dosierung von 20 mg ein- bis dreimal täglich das Mittel der ersten Wahl. Die Substanz blockiert den Ausstrom über Kaliumkanäle an der Präsynapse, sodass während der Depolarisationsphase die Kalziumkanäle länger offen gehalten werden und länger Acetylcholin freigesetzt werden kann.

1.3   Neuropathien

❓ 14 Welche Aussagen zu Polyneuropathien treffen zu?

a. Diabetes mellitus und Alkohol sind in Deutschland für mindestens die Hälfte aller Polyneuropathien verantwortlich.

b. Bei der diabetischen Polyneuropathie ist der distal-symmetrische Manifestationstyp 10-mal so häufig wie die asymmetrischen Formen.

c. Für die Bleipolyneuropathie ist ein Steppergang bei Fußheberparese besonders typisch.

d. Diabetische und alkoholtoxische Polyneuropathie lassen sich klinisch oft
anhand der Schweißsekretion unterscheiden.

e. Weltweit häufigste Ursache einer Polyneuropathie ist die Lepra.

✔ Antworten

a. **Richtig.** Die häufigsten Ursachen einer Polyneuropathie in den westlichen
Industrienationen sind der Diabetes mellitus Typ II und übermäßiger Alkoholkonsum. In nicht spezialisierten Einrichtungen ist der Prozentsatz wahrscheinlich noch höher. Weitere wichtige Ursachen einer Polyneuropathie
sind die entzündliche Genese (Polyneuritis), die Vaskulitis des peripheren
Nervensystems, Malabsorption, paraneoplastische Genese sowie die hereditären Formen. Nach Ausschöpfung aller diagnostischen Möglichkeiten einschließlich Muskel-Nerv-Biopsie bleiben etwa 20% der Ursachen offen, d. h.
bis zu 80% aller Polyneuropathien können ätiologisch geklärt werden.

b. **Richtig.** Etwa jeder zweite Typ-II-Diabetiker entwickelt im Laufe seiner Erkrankung eine distal symmetrische Polyneuropathie; diese Manifestations-
form tritt bei 50% aller Diabetiker auf. Die häufigste asymmetrische Manifestation, nämlich die diabetische Amyotrophie (Plexus-lumbalis-Läsion),
zeigt sich in 5%. Die isolierten Hirnnervenmanifestationen (z. B. diabetische
Okulomotoriusparese) zeigt eine Häufigkeit von 0,5%.

c. **Falsch.** Bei der toxisch verursachten Bleipolyneuropathie ist eine Fallhand
bei schwerpunktmäßiger Miteinbeziehung des N. radialis typisch.

d. **Richtig.** Bei der diabetischen Polyneuropathie sind häufig die vegetativen
Fasern mit betroffen. Die autonome diabetische Neuropathie (Vorkommen
bei 30% aller Diabetiker) führt nicht nur zu kardialen Störungen (Herzfre-
quenzstarre, Ruhetachykardie, schmerzloser Herzinfarkt), gastrointestinalen
Störungen (nächtliche Diarrhöen bei Obstipation tagsüber) und Blasen- sowie Potenzstörungen, sondern auch zu neurotrophischen Störungen der
Haut (schmerzloses Ulkus, Ödem) mit Schweißsekretionsstörung: d. h. bei
der diabetischen Polyneuropathie findet sich häufig an den Akren eine besonders trockene Haut. Beim chronischen Alkoholmissbrauch ist hingegen
eine Hyperhidrose charakteristisch. Diese findet sich auch bei Vorliegen einer Polyneuropathie.

e. **Richtig.** Mit 10–20 Mio. Fällen weltweit ist Lepra die häufigste Ursache einer Polyneuropathie. Die Infektion mit Mycobacterium leprae führt zu hy-
popigmentierten Hautveränderungen, in deren Bereich die Schmerzempfindung herabgesetzt oder ausgefallen ist (dissoziierte Empfindungsstörung).
Bei der lepromatösen Lepra zeigen sich die Hautveränderungen v. a. im Bereich von Nase und Ohren. Die dissoziierte Empfindungsstörung begünstigt

das Auftreten von Verletzungen in den Ländern der 3. Welt, wo die Lepra heimisch ist. Sekundäre Infektionen bedingen dann die Komplikationen mit häufig Verlust von Zehen, Fingern und Osteoarthritiden. Therapeutisch werden gegen die säurefesten Stäbchen Dapson und Rifampicin eingesetzt

❓ 15 Welche Aussagen zur diabetischen Polyneuropathie sind richtig?

a. Schmerzhafte Bauchmuskelparesen bei Patienten mit Diabetes mellitus sind auf eine Radikulopathie zurückzuführen.

b. Bei der diabetischen Polyneuropathie ist der distal-symmetrische Manifestationstyp pathogenetisch anders zu erklären als die asymmetrischen Formen.

c. Für die Lumbosakralplexopathie (Bruns-Garland-Syndrom) ist eine unilaterale Fußheberparese besonders typisch.

d. Die diabetische autonome Polyneuropathie wird mittels neurophysiologischer Spezialtests objektiviert.

e. Entscheidend ist bei der Therapie der diabetischen Polyneuropathie die Normalisierung des HbA1c-Werts.

✅ Antworten

a. **Richtig.** Gürtelförmige Schmerzen mit sensiblen Ausfällen im entsprechenden Dermatom an Brust oder Bauch sowie bei Miteinbeziehung motorischer Fasern segmentalen Bauchmuskelparesen sind typische klinische Zeichen einer diabetischen Radikulopathie im Rumpfbereich. Sie werden häufig als Interkostalneuralgie oder Bauchwandhernie fehlinterpretiert.

b. **Richtig.** Die häufigen Manifestationsformen der diabetischen Polyneuropathie, nämlich der distal symmetrischen Manifestationstyp und die vegetative Polyneuropathie, sind direkte Folge der Stoffwechselstörung und korrelieren mit dem HbA1c-Wert. Für die asymmetrischen Neuropathieformen hingegen ist die vaskuläre Nervenschädigung entscheidend. Dies erklärt auch, warum sowohl die diabetische Plexopathie als auch die diabetische Okulomotoriusparese akut unter Schmerzen auftreten und eine gute Rückbildungsprognose haben. Die asymmetrischen Formen treten nicht selten auch in Phasen eines relativ gut metabolisch eingestellten Diabetes mellitus auf.

c. **Falsch.** Schwerpunktmäßig betroffen bei der asymmetrischen Lumbosakralplexopathie des Diabetikers sind die Mm. iliopsoas und quadriceps femoris. Die Symptomatik tritt unter heftigen Schmerzen auf, der Patellarsehnenreflex fällt aus, sensible Störungen finden sich hingegen nicht. Typische Fehldiagnose ist die einer Wurzelkompression L4 bei Bandscheibenvorfall. Entscheidend ist die genaue klinische und neurophysiologische Untersuchung.

d. **Richtig.** Bei Verdacht auf diabetische autonome Polyneuropathie sollte eine Ableitung der sympathischen Hautantwort und die Bestimmung der Herzfrequenzvariation unter Hyperventilation erfolgen bzw. der 30/15-Quotient

oder der Valsalvaquotient ermittelt werden. Hilfreich ist auch der Kipptisch-
test, bei dem es häufig zu einer hypoadrenergen Dysregulation mit fehlen-
dem kompensatorischem Anstieg der Herzfrequenz kommt.

e. **Richtig.** Wesentliche therapeutische Maßnahme ist eine Optimierung
der diabetischen Einstellung mit dem Ziel der Normalisierung des HbA1c-
Werts.

16 Welche Aussagen zu den hereditären Polyneuropathien sind richtig?

a. Sowohl die neurale Muskelatrophie vom Typ Charcot-Marie-Tooth als auch
die hypertrophische Neuropathie vom Typ Dejerine-Sottas werden heute
unter der Gruppe der hereditären motorisch-sensiblen Neuropathien
(HMSN) subsummiert.

b. Routinemäßig sollte bei Verdacht auf eine hereditäre Polyneuropathie der
Genort für das periphere Myelinprotein 22 (PMP-22-Gen) auf Chromosom 17 untersucht werden.

c. Die häufigste Form der HMSN ist das Refsum-Syndrom.

d. Bei den hereditären Neuropathien sind die autonomen Fasern nicht mit
betroffen.

e. Bei der tomakulösen Neuropathie lässt sich in 85% ein Gendefekt an
Chromosom 18 nachweisen.

Antworten

a. **Richtig.** Die früher mit diesen Eigennamen benannten Krankheitsbilder
sind in die Gruppe der hereditären motorisch sensiblen Neuropathien
(HMSN) einzuordnen. Dabei sind bei der autosomal dominant vererbten
Charcot-Marie-Tooth-Krankheit zwei Typen zu unterscheiden, die heute als
HMSN 1 (CMT 1) mit sehr langsam progredienter motorischer Polyneuropathie mit peronealem Schwerpunkt (Steppergang, Storchenbeine, Krallen-
hand) und die HMSN 2 (CMT 2) – der neuronale Typ mit axonaler Degeneration – zu unterscheiden. Das Dejerine-Sottas-Syndrom wird heute als
DMSN Typ 3 bezeichnet. Wie bei der HMSN 1 handelt es sich um eine demyelinisierende Neuropathie mit ausgeprägten Zwiebelschalenformationen
und tastbar verdickten Nerven. Diese Form manifestiert sich häufig bereits
im Kindesalter und führt zu früher Invalidität. Sowohl bei der HMSN 1 als
auch bei dem Typ 3 sind massiv verlangsamte Nervenleitgeschwindigkeiten
charakteristisch.

b. **Richtig.** Bei Verdacht auf die HMSN 1 oder die hereditäre Neuropathie mit
Neigung zu Druckparesen (HNPP) sollte ein EDTA-Röhrchen mit Vollblut
eingesandt werden zur Untersuchung des PMP-22-Gens. Hierbei handelt es
sich um die Lokalisation der häufigsten Gendefekte; ein entsprechend positiver Befund erspart dem Patienten die Nervenbiopsie.

c. **Falsch.** Die häufigste Form der HMSN ist der Typ 1, bei dem sich moleku-
largenetisch eine Duplikation auf dem kurzen Arm von Chromosom 17
nachweisen lässt. Das Refsum-Syndrom, welches auch als HMSN 4 bezeichnet wird, ist eine seltene autosomal rezessive Erkrankung mit genetisch de-
terminierter Abbaustörung der Phytansäure. Diese peroxysomale Fettspei-
cherkrankheit führt zu Phytansäureablagerungen in zahlreichen Organen.
Neben einer sensomotorischen Neuropathie mit Tiefensensibilitätsstörung
und verzögerten Nervenleitgeschwindigkeiten finden sich eine Retinitis pigmentosa und eine zerebelläre Ataxie. Die Phytansäure ist mit erhöhten Spie-
geln im Serum nachweisbar; im Liquor findet sich ein erhöhtes Liquorei-
weiß. Die Patienten müssen eine phytansäurearme Diät einhalten, wobei
insbesondere tierische Fette, Eier, ungeschältes Obst, Schokolade, Nüsse und
Kakao vermieden werden müssen.

d. **Falsch.** Zwar ist bei den HMSN-Formen eine autonome Beteiligung selten
(Pupillenstörungen kommen insbesondere bei der HMSN Typ 3 vor); aber
es gibt hereditäre sensible und autonome Neuropathien (HSAN); hier werden 5 verschiedene Formen unterschieden, bei denen sich häufig eine dissoziierte Empfindungsstörung mit Mutilationen an Händen und Füßen (ähnlich wie bei der Lepra) mit autonomen Symptomen kombinieren.

e. **Falsch.** Bei der tomakulösen Neuropathie oder hereditären Neuropathie mit
Neigung zu Druckparesen (HNPP) ist dasselbe Chromosom betroffen wie
bei der HMSN Typ 1, nämlich das Chromosom 17. Im Unterschied zur
HMSN 1 findet sich hier allerdings nicht eine Duplikation, sondern eine
Deletion des PMP-22-Gens.

❓ 17 Welche Aussage ist richtig, welche falsch?

a. Die Polyneuropathie bei monoklonaler Gammopathie unklarer Signifikanz
(MGUS) wird durch Anti-MAG-Antikörper ausgelöst und mit Plasmapherese behandelt.

b. Zum POEMS-Syndrom gehören Polyneuropathie, Organomegalie,
Endokrinopathie, monoklonales Protein und Hautveränderungen (»skin
changes«).

c. Bei MGUS ist eine Tumorsuche in regelmäßigen Abständen über Jahre erforderlich.

d. Bei der neuralgischen Schulteramyotrophie ist zumeist ein Diabetes mellitus
Typ 2 verantwortlich.

e. Beim Ramsay-Hunt-Syndrom handelt es sich um eine autoimmune Hirn-
nervenpolyneuritis.

✓ Antworten

a. **Falsch.** IgM-Antikörper, die gegen das myelinassoziierte Glykoprotein gerichtet sind (Anti-Mag) zeigen sich nur in etwa 50% der Fälle von IgM-Gammopathien, wobei die Antikörper fast ausschließlich die Leichtkette Kappa tragen. Während die monoklonalen Gammopathien vom IgG- und IgA-Typ relativ gut auf eine Plasmapheresetherapie ansprechen, ist der Effekt deutlich schlechter bei IgM-MGUS.

b. **Richtig.** Bei der chronischen demyelinisierenden Polyneuropathie im Rahmen eines osteosklerotischen Myeloms kombinieren sich eine monoklonale Gammopathie mit einer Organomegalie und Endokrinopathie.

c. **Richtig.** Die monoklonale Gammopathie unbestimmter Signifikanz kann Ausdruck eines multiplen Myeloms, eines Plasmozytoms, einer Makroglobulinämie Waldenström und einer Amyloidose sein. Dabei können sowohl die MGUS als auch die Polyneuropathie dem Tumornachweis über Jahre vorausgehen.

d. **Falsch.** Die neuralgische Schulteramyotrophie kommt als idiopathische Armplexusneuritis nach Infekten vor, aber auch nach Gabe von heterologen Antiseren im Rahmen von Impfungen (Tetanus, Diphtherie) – in diesen Fällen spricht man von einer serogenetischen Polyneuritis. Typischerweise ist der Gebrauchsarm betroffen. Das Krankheitsbild beginnt mit heftigen Schmerzen, innerhalb weniger Tage treten atrophische Paresen der Schultermuskulatur auf. Es handelt sich also um eine immunologisch vermittelte Neuritis, die in der Anfangsphase mit Kortikosteroiden behandelt werden kann. Ein Zusammenhang mit Diabetes mellitus Typ II besteht in der Regel nicht.

e. **Falsch.** Beim Ramsay-Hunt-Syndrom sind zwar der N. facialis und häufig auch der N. trigeminus, der N. statoacusticus und der N. glossopharyngeus betroffen mit begleitenden Ohrenschmerzen. Ursächlich ist aber ein Zoster oticus, bei dem die Bläschen sich häufig ausschließlich im äußeren Gehörgang zeigen. Im Liquor zeigt sich eine lymphomonozytäre Pleozytose, die Behandlung erfolgt mit intravenöser Gabe von Aciclovir. Bei gering ausgeprägter Symptomatik kann auch eine orale virustatische Behandlung erfolgen.

? 18 Welche Aussagen zur Therapie von Polyneuropathien treffen zu?

a. Das Garin-Bujadoux-Bannwarth-Syndrom wird mit Antibiotika behandelt.

b. Bei der diabetischen Polyneuropathie werden Schmerzen mit Trizyklika oder Antikonvulsiva behandelt.

c. Kortikoide und Chlorambucil werden bei schwerer Polyneuropathie bei MGUS empfohlen.

d. Bei der alkoholtoxischen Polyneuropathie sollten Vitamin B_1, B_6 und B_{12} parenteral verabreicht werden.

e. Das Miller Fisher-Syndrom wird ebenso wie das Elsberg-Syndrom mit IVIG behandelt.

✅ Antworten

a. **Richtig.** Das Garin-Bujadoux-Bannwarth-Syndrom ist Ausdruck einer Neuroborreliose. Die Meningopolyneuritis tritt im Stadium II, d. h. mehrere Wochen nach dem Zeckenbiss auf. Klinisch liegt eine häufig asymmetrische Polyneuritis mit Fazialisbeteiligung vor; im Liquor zeigt sich eine gemischtzellige Pleozytose. Beweisend ist die spezifische intrathekale Produktion von Antikörpern gegen Borrelia Burgdorferi. Die Behandlung besteht in der Gabe von Cephalosporin der 3. Generation oder alternativ von Doxycyclin.

b. **Richtig.** Trizyklische Antidepressiva wie Amitriptylin oder Antikonvulsiva wie Gabapentin, Carbamazepin oder Pregabalin können erfolgreich bei den Schmerzsymptomen im Rahmen einer distal symmetrischen Polyneuropathie eingesetzt werden. Die Nebenwirkungen insbesondere der trizyklischen Antidepressiva sind v. a. bei gleichzeitig vorliegender autonomer diabetischer Neuropathie zu beachten!

c. **Richtig.** Wenn bei einer monoklonalen Gammopathie ein maligner Prozess zugrunde liegt, sollte dieser nach onkologischen Kriterien behandelt werden. Aber auch bei MGUS muss bei schwerer sensomotorischer Polyneuropathie immunsuppressiv behandelt werden. Als Basistherapie werden die Gabe von Prednisolon 1 mg/kgKG über 4 Wochen in Kombination mit Chlorambucil 2 mg täglich über 4 Wochen empfohlen. Im Verlauf wird die Dosis konsekutiv reduziert. Alternativ können Azathioprin oder Cyclophosphamid eingesetzt werden.

d. **Falsch.** Entscheidend ist bei der alkoholtoxischen Polyneuropathie das vollständige Beenden des Alkoholmissbrauchs. Eine Vitamin-B-Substitution ist nur bei Nachweis eines entsprechenden Mangels indiziert. Vitamin B_1 wird in akuten Alkoholentzugssituationen blind gegeben, um einer Wernicke-Enzephalopathie vorzubeugen. Vitamin B_6 kann sogar durch Überdosierung zu einer sensiblen Polyneuropathie führen!

e. **Richtig.** Sowohl beim Miller Fisher-Syndrom (Ataxie, Areflexie, Ophthalmoplegie) als auch beim Elsberg-Syndrom (Blasen-/Mastdarmstörungen bei Polyradikulitis) handelt es sich um Varianten des Guillain-Barré-Syndroms, welche mit intravenösen Immunglobulinen behandelt werden können.

❓ 19 Welche Aussage ist richtig, welche falsch?

a. Nächtliche Krampi werden erfolgreich mit Antikonvulsiva behandelt.

b. Beim Botulismus kombinieren sich aufsteigende Lähmungen mit abdominellen Krämpfen, einer beidseitigen Mydriasis und Doppelbildern.

c. Tics sind Hyperkinesen, die willkürlich unterdrückt werden können.

d. Generalisierte schmerzhafte Muskelspasmen unter Miteinbeziehung der Gesichts- und Schlundmuskulatur sind Ausdruck eines Stiff-person-Syndroms.

e. Beim Tourette-Syndrom kombinieren sich vokale und motorische Tics.

✅ Antworten

a. **Falsch.** Weder die klassischen (Carbamazepin) noch die neueren (Gabapentin, Pregabalin) Antikonvulsiva helfen bei schmerzhaften nächtlichen Muskelkrämpfen. Eingesetzt werden können Magnesiumpräparate. Am besten wirksam sind Chininderivate, die allerdings wegen der möglichen ernsten Nebenwirkungen am Herzen und der Niere nur vorübergehend eingesetzt werden sollten.

b. **Richtig.** Das Exotoxin aus Clostridium botulinum führt zum Botulismus, meist durch Lebensmittelvergiftung. Das Gift wird durch Erhitzen auf 85°C inaktiviert. Botulinumtoxin hemmt die präsynaptische Freisetzung von Acetylcholin an der neuromuskulären Endplatte und anderen cholinergen Synapsen, sodass es Stunden nach der Vergiftung zu Übelkeit, Bauchschmerzen, Doppelbildern und weiten Pupillen kommt. Es bildet sich eine symmetrische Schwäche, ähnlich dem Guillain-Barré-Syndrom, aus. Die Patienten werden intensivmedizinisch betreut und beatmet. Das trivalente Immunglobulin vom Pferd sollte wegen des hohen Risikos einer Anaphylaxie nur in schweren Fällen gegeben werden.

c. **Richtig.** Im Unterschied zu Dystonien und anderen extrapyramidalen Hyperkinesen können Tics zumindest vorübergehend willkürlich unterdrückt werden.

d. **Falsch.** Die geschilderte Symptomatik ist typisch für den Tetanus bei nicht ausreichender Immunisierung. Das Exotoxin von Clostridium tetani interferiert mit inhibitorischen Transmittern in spinalen Interneuronen, was zu unkontrollierter Aktivität der Motoneurone führt. Zu den extrem schmerzhaften Muskelspasmen mit Opisthotonus und Ventilationsstörungen treten ein Gesichtsmuskelspasmus (Risus sardonicus), ein Trismus und eine Dysphagie hinzu. In der Elektromyographie fehlt die »silent period« nach einem Aktionspotenzial; die Patienten werden intensivmedizinisch überwacht und muskelrelaxiert (Dantrolen). Die Behandlung erfolgt durch die sofortige Gabe von Antitoxin; zusätzlich muss eine aktive Impfung erfolgen.

e. **Richtig.** Beim Gilles-de-la-Tourette-Syndrom kombinieren sich vokale und motorische Tics, meist im Kindes- oder jungen Erwachsenenalter; die symptomatische Behandlung erfolgt mit Neuroleptika wie Haloperidol oder Pimozid. Präparate, die zur Behandlung des hyperaktiven Syndroms bei Kindern eingesetzt werden, wie Methylphenidat, können Tics verstärken und müssen deswegen vermieden werden.

? 20 Welche Aussagen zu medikamentös-toxisch verursachten neuromuskulären Erkrankungen treffen zu?

a. Eine vorwiegend motorische Polyneuropathie wird durch die Gabe von Cisplatin, Metronidazol oder Almitrin ausgelöst.

b. Myalgien sind nicht nur unter der Gabe von Statinen, sondern auch unter Vincristin, Lithium oder Amiodaron eine häufige Nebenwirkung.

c. Acetazolamid und Betablocker können ein myotones Syndrom auslösen.

d. Eine vorwiegend demyelinisierende Polyneuropathie wird durch die Gabe von Amiodaron oder Perhexilin hervorgerufen.

e. D-Penicillamin kann nicht nur ein myasthenes Syndrom, sondern auch eine entzündliche Myopathie auslösen.

✓ Antworten

a. **Falsch.** Die 3 genannten Substanzen führen zu einer axonalen (vorwiegend sensiblen) Polyneuropathie, welche oft schwer zu behandeln ist.

b. **Richtig.** Statine können zu Myalgien und Krampi mit CK-Erhöhung führen. Unter Vincristin und Amiodaron kommt es darüber hinaus häufig zu einer proximalen Muskelschwäche. Auch Lithium kann mit Myalgien, Myokymien oder Krampi einhergehen.

c. **Richtig.** Sowohl Acetazolamid als auch Furosemid oder die Betablocker Propranolol und Pindolol können myotone Symptome auslösen, die sich auch in der Elektromyographie als myotone Entladungen zeigen.

d. **Richtig.** Die meisten toxischen Polyneuropathien zeigen ein axonales Schädigungsmuster. Aber unter Amiodaron oder Perhexilin kommt es zu einer auch neurophysiologisch nachweisbaren Demyelinisierung.

e. **Richtig.** Das Bild der Myasthenia gravis kann als Nebenwirkung unter D-Penicillamin auftreten. Bei der Einnahme werden nicht nur Myalgien und Krampi beobachtet, sondern tatsächlich auch proximale Paresen mit Nachweis einer Myositis, wenn eine Muskelbiopsie durchgeführt wird. Entzündliche Myopathien können auch beobachtet werden unter Phenytoin, Penicillin, Levodopa, Cimetidin und Propylthiouracil.

? 21 Welche Aussage ist richtig, welche falsch?

a. Beim Cushing-Syndrom ist mit einer allgemeinen Muskelschwäche zu rechnen.

b. Eine Rhabdomyolyse kann lebensgefährlich sein.

   c. Die maligne Hyperthermie tritt bei Narkosen auf.

   d. Schmerzhafte Muskelkrämpfe mit CK-Erhöhung weisen bei chronischem Alkoholmissbrauch auf eine Polyneuropathie hin.

   e. Eine toxische Optikusschädigung kann nicht nur durch Methanol, sondern auch durch Äthylalkohol ausgelöst werden.

✅ Antworten

   a. **Richtig.** 90% aller Kranken mit einem Cushing-Syndrom zeigt eine allgemeine Muskelschwäche, welche durch eine Myopathie ausgelöst wird. Eine Myopathie mit proximal akzentuierter Muskelschwäche ist auch typisches Symptom einer Steroidmyopathie, welche sich unter Langzeittherapie mit Kortikosteroiden manifestiert. Insbesondere bei der Behandlung von Myositiden kann die Abgrenzung eines Rezidivs der Myositis und einer Steroidmyopathie schwierig sein.

   b. **Richtig.** Bei den akuten Muskelfaserdestruktionen der Rhabdomyolyse kommt es zu einer massiven CK-Erhöhung und zur Myoglobinurie, welche zum Nierenversagen sowie zu lebensgefährlichen Elektrolytstörungen führen können. Eine Rhabdomyolyse wird toxisch durch Amphetamine und Heroin ausgelöst, und eine akute Myoglobinurie kann auch nach Einsatz von Statinen, Isoniazid, Theophyllin, selektiven Serotoninwiederaufnahmehemmern (SSRI), Chlorpromazin, Diazepam oder Lithium gesehen werden.

   c. **Richtig.** Die maligne Hyperthermie tritt bei entsprechender Prädisposition unter Narkosen mit Inhalationsnarkotika auf. Leitsymptome sind allgemeine Muskelrigidität, Hyperthermie, Azidose, Hyperkaliämie, disseminierte intravasale Gerinnung und ggf. Nierenversagen. Auslösende Substanzen sind Chloroform, Halothan, Ketamin, Enfluran und Suxamethonium.

   d. **Falsch.** Bei dieser Konstellation ist eine Myopathie im Rahmen des chronischen Alkoholmissbrauchs wesentlich wahrscheinlicher. Unterschieden werden die chronische alkoholische Myopathie, die akute nekrotisierende Myopathie, welche mit einer Rhabdomyolyse einhergehen kann, sowie die akute hypokaliämische Myopathie, bei der neben der CK-Erhöhung auch eine Hypokaliämie auffällig ist.

   e. **Richtig.** Übermäßiger Alkoholkonsum in Verbindung mit Nikotinabusus kann zur sog. Tabak-Alkohol-Amblyopie führen. Medikamente, welche eine toxische Schädigung des 2. Hirnnerven hervorrufen, sind Ethambutol, Chloroquin, Streptomycin, Chloramphenicol und Phenothiazin.

? 22 Welche Aussagen zur chronisch inflammatorisch demyelinisierenden Polyneuropathie (CIDP) treffen zu?

a. Motorische und sensible Ausfälle sind über mehr als 8–12 Wochen progredient.

b. Die motorischen Ausfälle sind meist proximal und symmetrisch betont, die Sensibilitätsstörung meist distal symmetrisch mit Hypästhesien, Parästhesien und Pallhypästhesie.

c. Typisch für eine CIDP ist eine Eiweißerhöhung im Liquor bis 1500 mg/l bei normaler Zellzahl.

d. Bei distal normaler oder nur leicht verzögerter NLG braucht eine F-Wellenmessung bei CIDP nicht durchgeführt werden, da sie nicht zur Diagnose beiträgt.

e. Zur positiven Diagnose einer CIDP ist eine Muskel-Nerv-Biopsie erforderlich.

✓ Antworten

a. **Richtig.** Die CIDP ist definiert als eine chronisch inflammatorisch demyelinisierende Polyradikuloneuropathie mit Progredienz der motorischen und sensiblen Ausfälle über mehr als 8–12 Wochen, wobei die unteren Extremitäten häufiger betroffen sind.

b. **Richtig.** Die Paresen sind bei der CIDP oft proximal betont und symmetrisch, während die Sensibilitätsstörungen meist distal symmetrisch mit Hypästhesien und Parästhesien auftreten. Auch das Vibrationsempfinden kann früh gestört sein. Eine autonome Beteiligung ist kaum vorhanden. ZNS-Läsionen sind sehr selten beschrieben.

c. **Richtig.** Liquordiagnostisch ist die zytoalbuminäre Dissoziation mit einer Eiweißerhöhung bis 1500 mg/l und einer normalen oder nur leicht erhöhten Zellzahl unter 10/µl typisch.

d. **Falsch.** Charakteristisch für die CIDP sind motorisch und sensibel deutliche NLG-Verlangsamungen, DML-Verlängerungen, Leitungsblocks und temporale Dispersionen sowie verlängerte und ausgefallene F-Wellen. Dabei kann auch bei normaler oder nur leicht verzögerter NLG die Durchführung der F-Wellenmessung diagnostisch wegweisend sein, da es bei ausgeprägter fokaler Demyelinisierung und bevorzugtem Befall von Nervenwurzeln und proximalen Nervensegmenten ausschließlich hier pathologische Befunde geben kann. Auch proximale Nervenstimulation oder segmentale SEP-Ableitungen können bei distal normaler NLG diagnostisch wegweisend sein.

e. **Falsch.** Die Nervenbiopsie kann zum Ausschluss anderer Ursachen, z. B. von Vaskulitiden sinnvoll sein. Zum positiven Nachweis einer CIDP ist sie jedoch nicht indiziert.

? 23 Welche Aussagen zur Therapie der CIDP treffen zu?

a. Für die Akuttherapie der CIDP sind Steroide, intravenöse Immunglobuline (IVIG) oder eine Plasmapherese in den ersten 6 Wochen gleichwertig.

b. Bei erfolgreicher Initialtherapie sollte diese als Dauertherapie fortgeführt werden, wobei eine Dosisreduktion angestrebt werden sollte.

c. Bei CIDP erfolgt eine einmalige Plasmapheresesitzung zur Beurteilung der Effektivität in der Akuttherapie.

d. Bei den regelmäßigen Immunglobulinbehandlungen sind regelmäßige Blutzuckerkontrollen, Magenschutz, Osteoporoseprophylaxe und Knochendichtemessung erforderlich.

e. In der Dauertherapie wird zur Dosisreduktion der Kortikosteroide bei wesentlichen Restsymptomen eine Immunsuppression z. B. mit Azathioprin eingesetzt.

? Antworten

a. **Richtig.** In der Akuttherapie der CIDP sind Steroide, intravenöse Immunglobuline (IVIG) und Plasmapherese während eines Behandlungszeitraumes von 6 Wochen entsprechend den Leitlinien der Deutschen Gesellschaft für Neurologie gleichwertig.

b. **Richtig.** Die Dauertherapie richtet sich nach der initial erfolgreichen Therapie. Bei Kortikosteroiden ist eine Dosisreduktion, bei Immunglobulinen und Plasmapharese eine Intervallstreckung anzustreben.

c. **Falsch.** Plasmapheresen sind bei chronisch inflammatorisch demyelinisierender Polyneuropathie mit 5 Behandlungen über 1–2 Wochen zu planen. Kontraindikationen sind eine Herzinsuffizienz, ein akuter Infekt oder eine Gerinnungsstörung. Nebenwirkungen sind kardiovaskuläre Komplikationen und Anaphylaxie gegen Albumin.

d. **Falsch.** Die in der Aussage genannte Nebenwirkungsprophylaxe mit Blutzuckerkontrollen, Magenschutz, Osteoporoseprophylaxe, Knochendichtemessung sind bei einer Kortikosteroidtherapie sinnvoll. Intravenöse Immunglobuline sind bei Überempfindlichkeit gegen homologe Immunglobuline und bei dekompensierter Herzinsuffizienz kontraindiziert. Als Nebenwirkungen treten Kopfschmerzen, anaphylaktische Reaktionen, insbesondere bei IgA-Mangel und eine Erhöhung des Kreatininspiegels auf.

e. **Richtig.** Insbesondere bei Kortikosteroiden, aber auch bei den anderen Therapien, sollte bei Restsymptomatik und hohen Dosiserfordernissen eine Dauertherapie mit Immunsuppressiva angestrebt werden. Hierfür besteht am meisten Erfahrung mit Azathioprin, aber auch Ciclosporin, Mykophenolatmofitil, Methotrexat und Rituximab können versucht werden.

? 24 Welche Aussagen zur multifokal motorischen Neuropathie (MMN) treffen zu?

a. Die multifokal motorische Neuropathie unterscheidet sich klinisch oft von der CIDP durch die asymmetrische distale Betonung der oberen Extremität.

b. Klinisch kommen häufig Faszikulationen und Muskelatrophien vor, es fehlen hingegen sensible Defizite.

c. Eine Variante mit leichten sensiblen Störungen wird multifokal erworbene demyelinisierende sensible und motorische Neuropathie (MADSAM), früher Lewis-Sumner-Syndrom, genannt.

d. Der Liquor ist im Regelfall pathologisch.

e. Die Elektroneurographie zeigt zumeist pathologische distal motorische Latenzen.

✓ Antworten

a. **Richtig.** Bei der multifokal motorischen Neuropathie ist charakteristisch, dass es zu progredienten, vorwiegend distalen, oft asymmetrischen Paresen kommt. Diese sind zumeist an der oberen Extremität ausgeprägter.

b. **Richtig.** Klinisch kommen häufig Faszikulationen und Muskelatrophien vor, hingegen keine sensiblen Defizite.

c. **Richtig.** Sensible Defizite treten bei der MMN nicht auf. Sehr selten kommt es zu leichten sensiblen Störungen. Dies wurde früher Lewis-Sumner-Syndrom genannt. Heute wird die Bezeichnung MADSAM (multifokal erworbene demyelinisierende sensible und motorische Neuropathie) bevorzugt.

d. **Falsch.** Bei der multifokal motorischen Neuropathie ist der Liquorbefund meist normal, allenfalls leichte Eiweißerhöhungen sind nachweisbar.

e. **Falsch.** Die distale Elektroneurographie ist häufig normal. Manchmal kommt es zu F-Wellen-Latenz-Verzögerungen. Charakteristisch sind jedoch die multifokalen Leitungsblocks, die v. a. Dingen bei proximaler Stimulation nachweisbar sind. Diese Leitungsblocks persistieren oft über Jahre in gleicher Lokalisation. Diagnostisch wegweisend ist ansonsten die Labordiagnostik mit in 40–60% erhöhtem Titer gegen GM1-Antikörper im Serum. Die Muskelbiopsie zeigt eine neurogene Atrophie, die Nervenbiopsie leichte Entmarkungszeichen.

? 25 Welche Aussagen zu den paraproteinämischen Neuropathien treffen zu?

a. Demyelinisierende Neuropathien mit IgG- und IgA-Paraproteinen sollen anders als die CIDP behandelt werden.

b. Axonale paraproteinämische Neuropathien sprechen nicht auf Immuntherapien an.

c. Demyelinisierende Neuropathien mit IgM-Paraproteinen sprechen schlechter auf die Standardtherapie der CIDP an.

d. IgM-assoziierte Neuropathien sind klinisch häufig distal betont.

e. Das Akronym POEMS-Syndrom steht für Polyneuropathie, Orbitopathie, Eiweißerhöhung, Myelitis und Sexualfunktionsstörung.

✔ Antworten

a. **Falsch.** Demyelinisierende Neuropathien mit IgG- und IgA-Paraproteinen unterscheiden sich im klinischen Bild und im Ansprechen der Therapie nicht wesentlich von der CIDP und können daher nach den Grundsätzen der CIDP behandelt werden.

b. **Falsch.** Auch axonale Polyneuropathien bei Paraproteinämie können auf Immuntherapien ansprechen und sollten deshalb davon nicht ausgeschlossen werden.

c. **Richtig.** Demyelinisierende Polyneuropathien mit IgM-Paraproteinen sind in ihrem Ansprechen auf die Therapie schlechter als die Neuropathien bei IgA- und IgG-Paraproteinen.

d. **Richtig.** Charakteristisch ist bei der IgM-assoziierten demyelinisierenden paraproteinämischen Neuropathie (insbesondere bei Anti-Mag-Antikörpern) die distale Betonung im Bereich der Hände und Füße mit sehr langsamen NLGs und verlängerten DMLs.

e. **Falsch.** Das Akronym POEMS-Syndrom steht für Polyneuropathie, Organomegalie, Endokrinopathie, M-Protein- und Hautveränderungen (»skin changes«).

❓ 26 Welche Aussagen zur multifokal motorischen Neuropathie (MMN) treffen zu?

a. Patienten mit multifokal motorischer Neuropathie sollten mit Kortikosteroiden behandelt werden.

b. Die Erhaltungsdosis bei Therapie mit intravenösen Immunglobulinen (IVIG) sollte bei der MMN 0,4 g/kgKG alle 4–8 Wochen betragen.

c. Bei multifokal motorischer Neuropathie kann zusätzlich eine Immuntherapie versucht werden.

d. Zur multifokal motorischen Neuropathie liegen aufgrund der Seltenheit nur kleine offene Beobachtungsstudien vor, sodass andere Therapien von der Deutschen Gesellschaft für Neurologie nur als Versuch empfohlen werden.

e. Eine wichtige Differenzialdiagnose der MMN ist die ALS.

Antworten

a. **Falsch.** Bei der multifokal motorischen Neuropathie sollten primär intravenöse Immunglobuline als Therapie der ersten Wahl versucht werden.

b. **Richtig.** Entsprechend dem Schema der CIDP ist eine Erhaltungstherapie alle 4–8 Wochen mit 0,4 g/kgKG anzustreben.

c. **Richtig.** Eine Immuntherapie mit Cyclophosphamid kann bei MMN zusätzlich zur Immunglobulintherapie versucht werden.

d. **Richtig.** Es liegen nur wenig gute Studiendaten zur MMN vor. Neben der randomisierten kontrollierten Studie zu IVIG als Therapie der ersten Wahl gibt es nur wenig andere kontrollierte Studien zur MMN.

e. **Richtig.** Eine wichtige Differenzialdiagnose zur MMN ist die ALS. Die Abgrenzung der MMN von anderen Erkrankungen des zweiten Motoneurons ist oft nur durch den Nachweis des multifokalen Leitungsblocks in motorischen Nerven möglich.

27 Welche der folgenden Aussagen zu Nervenwurzelläsionen treffen zu?

a. Bei Vorliegen von Sensibilitätsstörungen spricht die Amplitudenabnahme bei der sensiblen Neurographie für eine periphere Nervenläsion und gegen eine radikuläre Ursache.

b. Bei einer motorischen Wurzelläsion C6 sind die Armbeuger paretisch und der Bizepssehnenreflex sowie der Brachioradialissehnenreflex herabgesetzt.

c. Der dorsolaterale Bandscheibenvorfall zwischen dem 4. und 5. Lendenwirbelkörper führt zu einer Wurzelläsion L4.

d. Wenn bei einer Fuß- und Zehenheberparese der Tibialis-posterior-Reflex ipsilateral ausgefallen ist, spricht dies für eine radikuläre Genese.

e. Ein positives Trendelenburg-Zeichen ist in erster Linie bei einer Wurzelkompression S1 zu erwarten.

Antworten

a. **Richtig.** Die sensible Neurographie ist bei unklaren sensiblen Störungen von großer differenzialdiagnostischer Bedeutung. Auch eine ausgeprägte Nervenwurzelschädigung mit Sensibilitätsverlust im entsprechenden Dermatom führt nicht zu einer Amplitudenreduktion des sensiblen Nervenaktionspotenzials (SNAP). Jede Läsion im Spinalganglion oder distal davon (periphere Neuropathie) zeigt hingegen eine Amplitudenabnahme bis hin zum Potenzialverlust.

b. **Richtig.** Zum Myotom der Wurzel C6 zählen die Armbeuger, d. h. der M. biceps brachii und der M. brachioradialis. Entsprechend sind die korrespondierenden Reflexe auch herabgesetzt.

c. **Falsch.** Nur der extrem lateral gelegene Bandscheibenvorfall im Segment L4/5 führt zu einer Kompression der hier austretenden Nervenwurzel L4.

Typischerweise wird beim wesentlich häufigeren dorsolateralen Bandscheibenvorfall die eine Etage tiefer austretende Nervenwurzel L5 komprimiert.

d. **Richtig.** Bei einer Fuß- und Zehenheberparese hilft der Tibialis-posterior-Reflex in der Differenzialdiagnose Radikulopathie L5 versus N.-peronaeus-Läsion. Der Tibialis-posterior-Reflex geht monoradikulär über die Wurzel L5, sodass bei einer L5-Wurzelkompression mit Fuß- und Zehenheberparese eine Abschwächung bzw. ein Ausfall dieses Reflexes zu erwarten ist. Peripher gehört der Tibialis-posterior-Reflex zum N. tibialis und nicht zum N. peronaeus, sodass bei einer peronaeusbedingten Fuß- und Zehenheberparese der Reflex erhalten oder sogar im Vergleich zur Gegenseite (wegen des fehlenden Antagonisten) leicht lebhafter auslösbar ist.

e. **Falsch.** Ein positives Trendelenburg-Zeichen mit Verkippung des Beckens beim Einbeinstand ist bei einer Wurzelkompression L5 zu erwarten. Die elektromyographische Untersuchung des M. gluteus medius empfiehlt sich auch zur neurophysiologischen Differenzierung L5 vs. N. peronaeus bei Fuß- und Zehenheberparese.

② 28 Welche Aussagen zur Differenzialdiagnose von Nervenwurzelschädigungen treffen zu?

a. Gehstreckenabhängige Lumboischialgien mit Besserung bei Endlordosierung sprechen für die Diagnose eines engen lumbalen Spinalkanals.

b. Bei der diabetischen lumbosakralen Plexopathie ist schwerpunktmäßig der N. peronaeus betroffen.

c. Das Tethered-cord-Syndrom manifestiert sich mit Rückenschmerzen und einer Konus-Kauda-Symptomatik vorwiegend im höheren Lebensalter (jenseits des 60. Lebensjahres).

d. Die Reizung des Iliosakralgelenkes führt zu Rückenschmerzen mit pseudoradikulärer Ausstrahlung in die Leiste oder Richtung Knie.

e. Sowohl bei der ISG-Blockade als auch bei einer Koxarthrose findet sich ein Rotationsschmerz der Hüfte. Das Lasègue-Zeichen ist hingegen negativ.

✔ Antworten

a. **Richtig.** Bei einer Lumbalkanalstenose kommt es zu gehstreckenabhängigen Lumboischialgien, welche durch eine Kompression der Cauda equina hervorgerufen sind. Im Unterschied zur peripheren arteriellen Verschlusskrankheit hilft das Stehenbleiben alleine nicht, der Patient muss sich hinsetzen oder vornüber beugen, um ein Nachlassen des Schmerzes zu erreichen. Typischerweise können diese Patienten auch lange Strecken Fahrrad fahren, ohne dass es zum Auftreten von Schmerzen kommt.

b. **Falsch.** Bei der diabetischen lumbosakralen Plexopathie sind schwerpunkt-mäßig der M. iliopsoas und der M. quadriceps femoris betroffen, also vom N. femoralis versorgte Muskeln. Nach initialen heftigen reißenden Schmerzen treten die Paresen auf, welche noch mit Atrophien einhergehen (diabetische Amyotrophie). Die genaue klinische und neurophysiologische Untersuchung zeigt, dass auch andere motorische Nerven mit betroffen sind, die typischen Sensibilitätsstörungen einer Femoralisläsion anderer Genese fehlen hingegen. Die Patienten (typischerweise ältere Typ-II-Diabe-tiker) können gleichzeitig eine distal symmetrische Polyneuropathie mit Tiefensensibilitätsstörung aufweisen. Die häufige Verwechslung mit einer L4-Wurzelkompression mit unnötiger Diagnostik und Therapie lässt sich durch eine genaue klinische und neurophysiologische Untersuchung ver-meiden. Etwa 5% aller Typ-II-Diabetiker entwickelt diese asymmetrische, vermutlich vaskulär bedingte Neuropathie. Die Prognose ist gut – in der Akutphase werden Analgetika eingesetzt, die gezielte Krankengymnastik dient der Rehabilitation.

c. **Falsch.** Beim Tethered-cord-Syndrom ist das Filum terminale des Rücken-marks im Bereich der Wirbelsäule verwachsen und die Rückenschmerzen sowie eine etwaige Konus-Kauda-Symptomatik zeigen sich vorwiegend im Kindes- und Jugendalter, nämlich dann, wenn Wachstumsschübe dazu füh-ren, dass die Wirbelsäure mehr wächst als das Rückenmark und damit Zug auf das Rückenmark hervorgerufen wird.

d. **Richtig.** Eine der häufigsten Ursachen für pseudoradikuläre Schmerzen, welche als Lumboischialgie fehlgedeutet werden können, ist die Reizung des Iliosakralgelenks (ISG-Blockade). Die Patienten beklagen Rückenschmer-zen, welche in die Leiste oder über die Oberschenkelvorderseite zum Knie ausstrahlen. Neurologische Ausfallerscheinungen fehlen.

e. **Richtig.** Während bei einer Wurzelkompression von L4 bis S1 das Lasègue-Zeichen positiv ist mit Schmerzauslösung im entspechenden Dermatom und bei einer Wurzelkompression L3 oder L4 das umgekehrte Lasègue-Zei-chen positiv wird (Hebung des Beines in Bauchlage nach oben), ist sowohl bei der ISG-Blockade als auch bei der Koxarthrose ein Rotationsschmerz der Hüfte zu erwarten. Typischerweise zeigt sich bei der Reizung des Iliosakral-gelenks auch eine Druckdolenz über dem Gelenk. Durch die lokale Infiltra-tionsbehandlung mit einem Anästhetikum lässt sich der Schmerz vorüber-gehend ausschalten; dies belegt die Richtigkeit der Diagnose und ist Thera-pie der Wahl.

? **29** **Welche Aussagen zu Nervenläsionen der oberen Extremität treffen zu?**

a. Die obere Armplexusparese geht typischerweise mit einem ipsilateralen Horner-Syndrom einher.

b. Leitsymptom einer Axillarisläsion ist die Parese des M. deltoideus.

c. Die Differenzialdiagnose einer proximalen gegenüber einer distalen Kompression des N. medianus ist möglich durch die Untersuchung des M. opponens pollicis.

d. Bei einer Läsion des N. ulnaris in der Loge de Guyon können Sensibilitätsstörungen vollständig fehlen.

e. Wenn bei einer Radialisläsion der M. triceps brachii mit betroffen ist, muss die Ursache in der Achselhöhle gesucht werden.

✓ **Antworten**

a. **Falsch.** Bei der oberen Armplexusparese sind die proximalen Armmuskeln betroffen, insbesondere die Armhebung (M. deltoideus). Der Arm wird typischerweise innenrotiert gehalten (Erb-Lähmung). Eine Hirnnervenbeteiligung gehört nicht zu dieser Läsion, welche v. a. posttraumatisch auftritt (Motorradfahrer, Reiter). Bei der unteren Armplexusparese (Klumpke-Lähmung) sind die Hand- und Fingermuskeln betroffen, der 4. und 5. Finger zeigt eine sensible Störung. Hier ist ein begleitendes Horner-Syndrom häufig. Wichtige Ursachen sind die Infiltration des Plexus im Rahmen von bösartigen Tumoren (Mamma-, Bronchialkarzinom) und eine radiogene Genese (Auftreten Jahre nach Strahlentherapie eines Mammakarzinoms oder eines M. Hodgkin).

b. **Richtig.** Axillarisparesen treten vorwiegend nach stumpfen Schultertraumen oder bei Schultergelenksluxationen auf. Leitsymptom ist die Lähmung und die Atrophie des M. deltoideus. Sensible Ausfälle sind an der Außenseite über der mittleren Partie des M. deltoideus lokalisiert. Die Sensibilitätsprüfung in diesem Bereich vor Reposition einer Schulterluxation schützt vor dem späteren Vorwurf, dass die Axillarisschädigung erst durch das ärztliche Manöver hervorgerufen wurde!

c. **Falsch.** Eine Differenzierung des Karpaltunnelsyndroms von einer weiter proximal gelegenen Druckläsion des N. medianus wird möglich durch die Untersuchung des M. flexor pollicis longus, d. h. durch die Überprüfung der Beugung des Daumenendglieds. Liegt eine Läsion dieses Muskels vor, so muss der Ort der Schädigung proximal des Karpaltunnels liegen.

d. **Richtig.** Häufig wird bei einer Druckläsion über der sog. Loge de Guyon nur der Ramus profundus nervi ulnaris geschädigt, was zu Paresen der Interossei und der ulnaren Lumbrikales führt mit entsprechenden Atrophien v. a. im Spatium interosseum I. Unilateral findet sich eine entsprechende Schädigung bei der längeren Benutzung von Gehstöcken, bilateral als Radfahrerlähmung bei untrainierten Radfahrern, welche keinen Handschutz tragen.

e. **Richtig.** Der Ast zur Innervation des M. triceps brachii geht bereits am proximalen Oberarm ab, sodass nur eine Radialisläsion in Höhe der Axilla zu einem Mitbetroffensein dieses Muskels führt. Bei der typischen Schädigungsstelle am Übergang mittleres/unteres Humerusdrittel ist der M. triceps brachii intakt, aber der M. brachioradialis mit betroffen. Unterhalb des Ellbogens ist die Teilungsstelle des N. radialis in den Ramus superficialis (rein sensibel) und den Ramus profundus (rein motorisch).

? **30 Welche Aussagen zu Erkrankungen der Rumpfnerven treffen zu?**

a. Schmerzhafte thorakoabdominelle Radikulopathien sind oft diabetischer Genese.

b. Ein positives Beevor-Zeichen mit Verziehung des Nabels nach links spricht für eine ipsilaterale Bauchwandparese.

c. Eine Interkostalneuralgie sollte auch ohne neurologische Ausfälle an ein spinales Neurinom denken lassen.

d. Die thorakale einseitige sensible Radikulopathie kann auch ohne Vesikel Ausdruck eines Zoster segmentalis sein.

e. Eine bilaterale dissoziierte Sensibilitätstörung am Rumpf über mehr als 5 Segmente ist typisches Symptom einer Syringomyelie.

✓ Antworten

a. **Richtig.** Insbesondere bei nichtinsulinpflichtigen Typ II-Diabetikern können akut auftretende, anhaltende gürtelförmige Schmerzen im Thorakoabdominalbereich auftreten. Der Nachweis objektivierbarer sensibler oder motorischer Ausfälle kann schwierig sein. Unter einer symptomatischen Schmerztherapie und Verbesserung der metabolischen Situation ist die Prognose günstig.

b. **Falsch.** Das Beevor-Zeichen wird positiv bei einer einseitigen Bauchwandparese. Wenn der Patient sich aus liegender Position ohne Zuhilfenahme der Arme aufrichtet, verzieht sich der Nabel zur gesunden Seite, d. h. im geschilderten Fall muss die Lähmung auf der rechten Seite sein. Ein entsprechender Befund kommt bei der diabetischen Radikulopathie, nach Zosterinfektionen und bei raumfordernden Prozessen der BWS vor.

c. **Richtig.** Eine idiopathisches Interkostalneuralgie ist extrem selten und daher stets eine Ausschlussdiagnose. Spinale Neurinome gehen von der sensiblen Hinterwurzel aus und führen initial zu gürtelförmigen Schmerzen im Sinne einer Interkostalneuralgie. Erst wenn der Tumor durch das Foramen intervertebrale hindurch nach spinal wächst (Sanduhrwachstum) und hier das Rückenmark komprimiert, resultieren zusätzliche spinale Ausfälle, dann häufig unter dem Bild des Brown-Sequard-Syndroms. Bei einer entsprechenden Symptomatik sollte deshalb stets in der entsprechenden Höhe eine spinale Magnetresonanztomographie erfolgen.

d. **Richtig.** Der Zoster segmentalis kann selten auch ohne Bläschen sich manifestieren (Zoster sine zoster). Bei entsprechendem Verdacht sind die Serum- und Liquordiagnostik wegweisend.

e. **Richtig.** Dissoziierte Empfindungsstörungen finden sich bei der Syringomyelie häufig im Bereich der oberen Extremitäten und am Rumpf. Sie können auch ausschließlich am Rumpf vorkommen und betreffen hier häufig zahlreiche Segmente. Typisch sind weiterhin periphere schlaffe Paresen mit Muskelatrophien im Bereich der Hände und Arme sowie spastische Paresen im Bereich der Beine.

31 Welche Aussagen zu sensiblen Störungen bei peripheren Nervenläsionen treffen zu?

a. Bei einer Meralgia paraesthetica lässt sich der klinische Befund am besten durch Ableitung somatosensibel evozierter Potenziale objektivieren.

b. Die sensiblen Ausfälle bei einer Ulnarisläsion betreffen am Handrücken (dorsal) nur die Fingerendglieder.

c. Bei der Cheiralgia paraesthetica handelt es sich um ein rein sensibles schmerzhaftes Defizit bei distaler Radialiskompression.

d. Bei einer Varizenoperation ist v. a. der N. saphenus gefährdet.

e. Die Läsion des N. peronaeus profundus führt nicht zu sensiblen Ausfällen.

Antworten

a. **Richtig.** Die Meralgia paraesthetica führt zu einer Hyperpathie und Hyperästhesie im autonomen Versorgungsgebiet des N. cutaneus femoris lateralis an der Vorderaußenseite eines Oberschenkels. Typische Ursachen sind Adipositas, Lymphome im Bereich der Leiste, Leistenhernien oder Eingriffe in diesem Bereich (z. B. Hämatome nach Angiographien und Herzkathetereingriffen). Während die sensible Elektroneurographie unsicher ist, lässt sich im Seitenvergleich bei Ableitung somatosensibel evozierter Potenziale häufig eine Amplitudenreduktion, Latenzverzögerung oder gar ein Ausfall der kortikalen Antwort nachweisen.

b. **Falsch.** Bei einer sensiblen Ulnarisläsion sind der 5. Finger und die ulnare Hälfte des 4. Fingers dorsal ebenso wie volar betroffen, ebenso die angrenzende Handfläche. Dies unterscheidet die sensible Ulnarisläsion von einer Schädigung des N. medianus: hier sind volar die 3 ½ radialen Finger sowie die Handfläche betroffen, dorsal aber nur die Fingerendglieder. Der restliche Handrücken wird vom N. radialis sensibel enerviert.

c. **Richtig.** Bei der sog. Cheiralgia paraesthetica ist ausschließlich der Daumenrücken schmerzhaft betroffen beim Hantieren mit z. B. einer Schere, was zu einer Kompression sensibler Radialisendäste am Rücken des Daumengrundgelenks führt.

d. **Richtig.** Eine der häufigsten Ursachen für eine isolierte Saphenusläsion (Gefühlsstörung an der Innenseite des Unterschenkels) ist die Varizenoperation bzw. das Varizenstripping. Aber auch Eingriffe am Knie (Meniskotomie, Osteosynthesen) können zu einer isolierten Läsion dieses sensiblen Astes aus dem N. femoralis führen.

e. **Falsch.** Bei einer Läsion des N. peroneus profundus sind sensibel die einander zugewandten Flächen der 1. und 2. Zehe betroffen. Hier muss gezielt nach der Hypästhesie und Hypalgesie gesucht werden. Der Fußrücken ist nur bei einer gleichzeitigen Läsion auch des N. peroneus superficialis mit einbezogen.

❓ 32 Welche Aussagen zu Wurzelkompressionssyndromen treffen zu?

a. Bei einer Wurzelläsion C5 fehlen sicher verwertbare Reflexauffälligkeiten.

b. Eine Parese des M. gluteus medius spricht für eine Wurzelkompression L5.

c. Beim Kaudasyndrom ist der Achillessehnenreflex bilateral herabgesetzt.

d. Der Trömner-Reflex hilft in der Differenzialdiagnose von C8-Kompression versus Ulnarisläsion.

e. Eine Sensibilitätsstörung wie beim Karpaltunnelsyndrom ist radikulär bedingt am ehesten bei einer Wurzelkompression C8 zu erwarten.

✓ Antworten

a. **Richtig.** Bei einer Wurzelläsion C5 ist schwerpunktmäßig der M. deltoideus betroffen. Es finden sich keine sicheren Reflexauffälligkeiten.

b. **Richtig.** Eine Parese des M. gluteus medius mit Trendelenburg-Zeichen ist typisch für eine Wurzelkompression L5.

c. **Richtig.** Die Kompression der Cauda equina mit Blasen- und Mastdarmstörung sowie Sensibilitätsstörung im sog. Reithosenareal geht typischerweise mit einer bilateralen Herabsetzung des Achillessehnenreflexes einher. Entsprechend finden sich oft auch sensible Störungen im Dermatom S1 und eine Parese der Plantarflexion. Es handelt sich um einen neurologischen Notfall, welcher eine zeitnahe operative Intervention erforderlich macht.

d. **Falsch.** Sowohl bei einer Ulnarislähmung als auch bei einer Kompression der Wurzel C8 kommt es zu einer Herabsetzung des Trömner-Reflexes unilateral, sodass eine Differenzialdiagnose über diesen Reflex nicht möglich ist. Allerdings ist bei einer Wurzelkompression C8 oft auch der M. triceps brachii mit betroffen, sodass die gleichzeitige Herabsetzung des Trizepssehnenreflexes differenzialdiagnostisch verwertbar ist.

e. **Falsch.** Eine entsprechende Sensibilitätsstörung ist bei einer Wurzelkompression C6 zu erwarten.

❓ 33 Welche Aussagen zum Guillain-Barré-Syndrom (GBS) treffen zu

a. Beim Guillain-Barré-Syndrom erreichen die neurologischen Ausfälle innerhalb von 6 Wochen ihre maximale Ausprägung.

b. Gangliosid-Antikörper sind oftmals mit bestimmten Erregern oder besonderen klinischen Verläufen assoziiert.

c. Das Fehlen einer zytoalbuminären Dissoziation schließt ein GBS weitgehend aus.

d. Zu den Varianten eines GBS zählen das Miller Fisher- und das Elsberg-Syndrom.

e. Nächtliche Rückenschmerzen in Verbindung mit einer akuten Polyneuritis sprechen für eine erregerbedingte Genese.

✅ Antworten

a. **Falsch.** Definitionsgemäß müssen die neurologischen Ausfälle bei einem Guillain-Barré-Syndrom innnerhalb von 4 Wochen ihre maximale Ausprägung erreichen. Zu den weiteren diagnostischen Kriterien des GBS zählen die Areflexie, typische neurophysiologische Befunde (Verlangsamung der Nervenleitgeschwindigkeit, multifokaler oder proximaler Leitungsblock oder Amplitudenreduktion) sowie die zytoalbuminäre Dissoziation im Liquor nach einer Woche. Typischerweise beginnt die Rückbildung der neurologischen Ausfallserscheinungen 2–4 Wochen nach Erreichen des Maximums. Wenn die Symptome über 2 Monate oder mehr progredient sind, wird von einer CIDP (chronische inflammatorisch demyelinisierende Polyneuritis) gesprochen.

b. **Richtig.** Typische Infektionen im Vorfeld eines Guillain-Barré-Syndroms sind die Gastroenteritis durch Campylobacter jejuni und die Zytomegalie. Nach einer Campylobacterinfektion liegt häufig ein vorwiegend motorisches Guillain-Barré-Syndrom vor – es finden sich GM1-Antikörper. Nach einer Zytomegalie-Infektion der oberen Luftwege stehen häufig sensible Ausfallserscheinungen im Vordergrund und es finden sich GM2-Antikörper. Beim Miller Fisher-Syndrom (Ophthalmoplegie, Areflexie und Ataxie) besteht eine spezifische Assoziation mit GQ1b-Antikörpern.

c. **Falsch.** Die zytoalbuminäre Dissoziation im Liquor (normale Zellzahl bei deutlicher Eiweißerhöhung) zeigt sich oftmals erst eine Woche nach Beginn der klinischen Symptomatik. Aus diesem Grunde schließt ein Normalbefund in der Erstdiagnostik des Liquors die Diagnose nicht aus. Auch eine leichte Pleozytose kann beim Guillain-Barré-Syndrom vorkommen.

d. **Richtig.** Sowohl das Miller Fisher-Syndrom (Areflexie, Ataxie und Ophthalmoplegie) als auch das Elsberg-Syndrom (Polyneuritis mit im Vordergrund stehender Blasenstörung) sind Varianten des Guillain-Barré-Syndroms.

e. **Richtig.** Nächtliche Rückenschmerzen sind bei einem Guillain-Barré-Syndrom atypisch und sollten an eine erregerbedingte Genese, insbesondere Neuroborreliose, denken lassen. Weiter hilft hier die Lumbalpunktion mit entsprechender erregerbezogener Liquordiagnostik.

2 Kopfschmerzen

? **34 Welche Aussagen zum Analgetika- und Triptanübergebrauchs-kopfschmerz treffen zu?**

a. Die sicherste Methode einen Übergebrauchskopfschmerz zu verhindern, besteht in regelmäßigem Ausdauersport.

b. Triptane können schon bei einer Einnahme an mehr als 10 Tagen im Monat zu einem Übergebrauchskopfschmerz führen.

c. Ein Übergebrauchskopfschmerz unter Triptanen manifestiert sich als dumpf-drückender Dauerkopfschmerz.

d. Die kritische Einnahmefrequenz für Analgetika beträgt 15 Einnahmetage/Monat.

e. Übergebrauchskopfschmerz lässt sich anhand der Diagnosekriterien leicht von primären Kopfschmerzarten unterscheiden.

✓ Antworten

a. **Falsch.** Die einzige Methode einen Übergebrauchskopfschmerz zu verhindern liegt in der maßvollen Einnahme von Schmerzmitteln (Grenzwerte: ▶ b und ▶ d):

b. **Richtig.** Bei Triptanen entsteht schneller ein Übergebrauchkopfschmerz als bei Analgetika, die ab einer Einnahmefrequenz von >15 Tagen im Monat über 2–3 Monate zu einem Übergebrauchkopfschmerz führen.

c. **Falsch.** Der Übergebrauchskopfschmerz bei zu häufiger Einnahme von Triptanen hat häufig einen migräneartigen Kopfschmerzcharakter.

d. **Richtig.**

e. **Falsch.** Da der Übergebrauchskopfschmerz häufig den gleichen Charakter hat wie der primäre Kopfschmerz, aufgrund dessen die Schmerzmittel eingenommen werden, lässt sich der Kopfschmerz auch anhand der Diagnosekriterien nicht eindeutig von primären Kopfschmerzen unterscheiden. Ein wichtiges Kriterium ist das Verschwinden oder die Rückkehr der Kopfschmerzen zu dem früheren Auftretensmuster innerhalb von 2 Monaten nach Beendigung der Schmerzmittelmischpräparateeinnahme.

? **35 Welche Aussage zu Triptanen ist korrekt?**

a. Eine Kombination von Triptanen und Analgetika ist therapeutisch nicht sinnvoll.

b. Sumatriptan s.c. hat das günstigste Nebenwirkungsprofil im Vergleich mit anderen Triptanen.

c. Bei Migräne mit Aura ist die Gabe von Triptanen kontraindiziert.

d. Bei Einnahme von Triptanen sollte man warten, bis der Kopfschmerz die stärkste Intensität erreicht hat, weil sie dann die beste Wirksamkeit zeigen.

e. Triptane sind bei Spannungskopfschmerzen nicht wirksam.

✅ Antworten

a. **Falsch.** Die gleichzeitige Kombination oder sequenzielle Einnahme kann gerade bei einem Wiederkehrkopfschmerz bei Migränepatienten sinnvoll sein.

b. **Falsch.** Sumatriptan s.c. wirkt sehr schnell und auch stark, ist aber auch mit mehr Nebenwirkungen im Vergleich zu anderen Triptanen verbunden.

c. **Falsch.** Triptane sollten bei Patienten mit Migräne mit Aura nicht in der Aura selbst eingenommen werden, können nach Abklingen der Aura aber eingesetzt werden.

d. **Falsch.** Je früher ein Triptan eingenommen wird, desto wirksamer ist es.

e. **Richtig.** Aus diesem Grund können Triptane auch bei diagnostischen Schwierigkeiten in der Differenzierung einer Migräne und eines Kopfschmerzes eingesetzt werden. Aber auch damit gelingt nicht immer eine sichere diagnostische Zuordnung der Kopfschmerzen, da Patienten auch beide Kopfschmerzformen (Mischkopfschmerzen) haben können.

❓ 36 Welche Aussage zur Migräneaura ist korrekt?

a. Der Aura einer Migräneattacke liegt eine »cortical spreading depression« zugrunde.

b. Die Aura kann nicht nur mit neurologischen Ausfallserscheinungen, sondern auch neurologischen Reizsymptomen einhergehen.

c. Eine Aura kann auch isoliert ohne Kopfschmerzen auftreten.

d. Flunarizin ist bei Migräne mit Auren kontraindiziert, weil es Auren verstärkt.

e. Betablocker wirken nur bei Migräne ohne Aura.

✅ Antworten

a. **Richtig.** Die »cortical spreading depression« entspricht einer Depolarisationswelle, die über den Kortex wandert. Dies erklärt auch sich ausbreitende oder nacheinander auftretende gefäßterritoriumsübergreifende neurologische Ausfälle.

b. **Richtig.** Die visuelle Aura oder Parästhesien entsprechen neurologischen Reizsymptomen. Hypästhesien, Paresen oder Sprachstörungen entsprechen neurologischen Ausfallsymptomen.

c. **Richtig.** Insbesondere die Erstdiagnose einer isolierten Migräneaura stellt häufig ein diagnostisches Problem dar. In diesem Fall müssen differenzialdiagnostisch eine fokale Epilepsie (elementar partielle Anfälle) und eine akute zerebrovaskuläre Erkrankung (TIA) ausgeschlossen werden. Patienten haben oft sowohl typische Migränekopfschmerzen mit Aura als auch isolierte Auren.

d. **Falsch.** Der Kalziumantagonist Flunarizin ist ein nachweislich wirksames Migräneprophylaktikum und kann sowohl bei Migräne ohne als auch mit Aura eingesetzt werden. Es verstärkt keine Auren.

e. **Falsch.** Betablocker sind auch bei Migräne mit Aura prophylaktisch wirksam.

❓ 37 Welche Aussagen zur Diagnostik bei Migräne treffen zu?

a. Die Therapieplanung einer Prophylaxe sowie die Kontrolle des Therapieerfolgs sollte mit Hilfe eines Kopfschmerztagebuchs erfolgen.

b. Eine klinisch-neurologische Untersuchung ist verzichtbar, da sich bei der Migräne keine Auffälligkeiten finden.

c. Bei einer Migräne mit Aura sollte zum Ausschluss anderer Diagnosen bei der Erstdiagnose eine Kernspintomographie des Schädels erfolgen.

d. Eine Migräne mit Aura kann durch eine genetische Untersuchung nachgewiesen werden.

e. Die Diagnose einer Migräne mit Aura kann nach einer ersten migränetypischen Kopfschmerzattacke mit vorausgehenden über 5–60 Minuten anhaltenden visuellen oder sensiblen Symptomen gestellt werden.

✔️ Antworten

a. **Richtig.** Da der Erfolg einer prophylaktischen Therapie nur in einem Zeitraum von mindestens 3 Monaten beurteilt werden kann, sollte ein Kopfschmerztagebuch geführt werden.

b. **Falsch.** Bei allen primären Kopfschmerzpatienten muss initial eine genaue klinisch-neurologische Untersuchung durchgeführt werden, um Befunde, die für sekundäre Kopfschmerzen sprechen, auszuschließen.

c. **Richtig.** Die einmalige Durchführung einer Kernspintomographie des Schädels wird von den meisten Experten empfohlen.

d. **Falsch.** Bisher lässt sich nur die familiär hemiplegische Migräne als eine seltene Sonderform der Migräne mit Aura genetisch nachweisen.

e. **Falsch.** Die Diagnose kann erst nach mindestens 2 Attacken mit Auftreten einer Migräneaura gestellt werden.

❓ 38 Welche Aussage zur Migränetherapie ist richtig?

a. Bei der Auswahl von medikamentösen Prophylaktika sind Nebendiagnosen (Begleitdepression, Insomnie) zu berücksichtigen.

b. Verhaltenstherapeutische Maßnahmen und Entspannungsverfahren sollten nicht zusammen mit einer medikamentösen Migräneprophylaxe angewendet werden, weil sie das Vertrauen in die medikamentöse Therapie verringern.

c. Eine Heilung der Migräne ist mit migränechirurgischen Eingriffen möglich.

d. Ein offenes Foramen ovale bei Migränepatienten sollte verschlossen werden.

e. Magnesium ist in der Migräneprophylaxe wirksam.

✅ **Antworten**

a. **Richtig.** Neben möglichen Nebenwirkungen sind auch Nebendiagnosen wichtige Kriterien für die Auswahl der medikamentösen Migräneprophylaxe.

b. **Falsch.** Die Kombination von medikamentöser und nichtmedikamentöser Migräneprophylaxe ist besser wirksam als die beiden Einzeltherapien alleine.

c. **Falsch.** Eine »Heilung« der Migräne ist bisher nicht bekannt und schon gar nicht durch eine Migränechirurgie möglich.

d. **Falsch.** Die bisher durchgeführten randomisierten Studien haben keinen Nutzen des Verschlusses eines offenen Foramen ovale bei Migränepatienten erbracht.

e. **Richtig.** Hochdosiertes Magnesium (empfohlene Dosis 600 mg/Tag) ist als medikamentöse Migräneprophylaxe wirksam.

❓ **39 Welche Aussagen zur Diagnostik bei Gesichtsschmerzen treffen zu?**

a. Durch die klinische Untersuchung kann man eine klassische Trigeminusneuralgie von einer symptomatischen Form unterscheiden.

b. Eine Röntgenaufnahme der HWS gehört zur Basisdiagnostik von Gesichtsschmerzen.

c. Eine Untersuchung mittels Trigeminus-SEP kann die Genese vieler Gesichtsschmerzen aufklären.

d. Eine zahnärztliche Untersuchung ist bei Gesichtsschmerzen nicht notwendig.

e. Mittels MRT-Untersuchung lassen sich Tumore im Kleinhirnbrückenwinkel oder Entzündungsherde im Rahmen einer MS als Ursache einer Hirnnervenneuralgie nachweisen.

✅ **Antworten**

a. **Falsch.** Zwar kann die klinische Untersuchung Hinweise für eine symptomatische Form geben, aber eine sichere Unterscheidung ist nicht möglich, weshalb bei Erstdiagnose auch eine zerebrale Bildgebung durchgeführt werden sollte (nach Möglichkeit MRT).

b. **Falsch.** Obwohl oft durchgeführt, ist eine Röntgenaufnahme der HWS bei Gesichtsschmerzen nicht sinnvoll. Dagegen sollte eine Kernspintomographie des Schädels mit Darstellung des kraniozervikalen Übergangs erfolgen.

c. **Falsch.** Ein pathologisches Trigeminus-SEP kann zwar Hinweis auf eine symptomatische Genese sein, hilft aber nicht bei der Abklärung der Genese weiter.

d. **Falsch.** Bei unklaren Gesichtsschmerzen sollte auch eine fachzahnärztliche Untersuchung durchgeführt werden.

e. **Richtig.** Beides sind häufige Ursachen einer symptomatischen Hirnnerven-neuralgie.

? 40 Welche Aussagen zum Zoster segmentalis treffen zu?

a. Im höheren Alter verläuft eine Zosterinfektion leichter und mit geringerem Risiko einer postzosterischen Neuralgie.

b. Der Zoster segmentalis wird durch eine Reaktivierung des Varizella-Zoster-Virus verursacht.

c. Eine konsequente antivirale Therapie reduziert die Auftretenswahrschein-lichkeit einer postzosterischen Neuralgie.

d. Eine Komplikation des Zoster oticus ist die Ertaubung des betroffenen Ohres.

e. Der Zoster ophthalmicus sollte wegen der Augenbeteiligung in erster Linie lokal mit Augentropfen behandelt werden.

✓ Antworten

a. **Falsch.** Gerade bei älteren Patienten verläuft die Zosterinfektion schwerer und auch das Risiko einer postzosterischen Neuralgie ist erhöht. Deshalb wird bei Personen älter als 60 Jahre eine Impfung empfohlen.

b. **Richtig.** Es kommt zu einer Reaktivierung des Varizella-Zoster-Virus, das zur Familie der Herpesviren gehört. Der Varizella-Zoster-Virus (VZV) verbleibt nach einer Windpockeninfektion im Kindesalter latent in den Spinalganglien und wird bei Teilverlust der Immunität im Alter, ver-mehrt bei Immunsuppression, maligner Erkrankung oder Stress reakti-viert.

c. **Richtig.** Die frühzeitige Behandlung mit Aciclovir, Brivudin, Famciclovir oder Valaciclovir reduziert die Wahrscheinlichkeit einer postzosterischen Neuralgie.

d. **Richtig.** Durch den VZV kann es zu einem Befall des N. cochlearis und N. vestibularis kommen.

e. **Falsch.** Gerade beim Zoster ophthalmicus wird aufgrund der Gefahr der Erblindung eine systemische intravenöse Therapie durchgeführt.

? 41 Welche Aussagen zu plötzlich aufgetretenen Kopfschmerzen treffen zu?

a. Plötzlicher Kopfschmerz kann bei einem Posteriorinfarkt auftreten.

b. Bei einseitigem starkem periorbitalem Kopfschmerz, der mit Schleiersehen und Lichtempfindlichkeit einhergeht, muss differenzialdiagnostisch an einen akuten Glaukomanfall gedacht werden.

c. Bei plötzlich aufgetretenen stärksten Kopfschmerzen sollte primär eine Kernspintomographie des Schädels durchgeführt werden, um eine Thrombose der inneren Hirnvenen auszuschließen.

d. Das reversible zerebrale Vasokonstriktionssyndrom führt zu langsam zunehmenden, primär okzipital lokalisierten Kopfschmerzen.

e. Wenn eine hypertensive Krise mit Kopfschmerzen einhergeht, finden sich in der Regel fokal-neurologische Ausfälle.

✅ Antworten

a. **Richtig.** Insbesondere bei Infarkten im hinteren Hirnkreislauf kann es zu Kopfschmerzen kommen.

b. **Richtig.** Der akute Glaukomanfall kann zu starken plötzlichen periorbitalen Kopf- und natürlich auch Augenschmerzen führen.

c. **Falsch.** Bei plötzlich aufgetretenen stärksten Kopfschmerzen sollte in erster Linie eine Computertomographie zum Ausschluss einer Subarachnoidalblutung durchgeführt werden. Bei länger bestehenden, therapierefraktären Kopfschmerzen sollte eine Sinus- oder Hirnvenenthrombose ausgeschlossen werden.

d. **Falsch.** Das reversible zerebrale Vasokonstriktionssyndrom führt zu plötzlich auftretenden Kopfschmerzen (Thunderclap-Kopfschmerz) und stellt damit eine Differenzialdiagnose zur Subarachnoidalblutung dar.

e. **Falsch.** Bei einer hypertensiven Krise mit kritisch erhöhtem arteriellem Blutdruck finden sich bei der Mehrzahl der Patienten keine Hinweise auf akute hypertensive Organschädigungen, so also auch keine fokal-neurologischen Symptome.

❓ 42 Welche Aussagen zum Clusterkopfschmerz treffen zu?

a. Die Attacken dauern beim Clusterkopfschmerz zwischen 15 Minuten und 3 Stunden an.

b. Beim Clusterkopfschmerz treten die Attacken typischerweise bis zu 20-mal am Tag auf.

c. Der chronische Clusterkopfschmerz ist definiert als ein Auftreten der Clusterattacken über mindestens 6 Monate.

d. Beim Clusterkopfschmerz kommt es nicht zu einer visuellen Aura.

e. Eine beidseitige Ptosis in der Attacke schließt einen idiopathischen Clusterkopfschmerz aus.

✅ Antworten

a. **Richtig.**

b. **Falsch.** Beim Clusterkopfschmerz treten die Attacken in der Regel nicht häufiger als 8-mal am Tag auf. Bei der chronisch paroxysmalen Hemikranie treten die Kopfschmerzen häufiger (bis zu 30-mal/Tag) auf.

c. **Falsch.** Beim chronischen Clusterkopfschmerz treten die Attacken über einen Zeitraum von mehr als einem Jahr ohne Remission bzw. mit Remissionsphasen von weniger als einem Monat Dauer auf.

d. **Falsch.** Bei bis zu 10% der Clusterpatienten kann es zu Auren kommen. Ebenso können auch bei Migränepatienten vereinzelt trigeminoautonome Symptome auftreten.

e. **Falsch.** Eine beidseitige Ptosis in der Clusterattacke ist zwar selten, lässt aber nicht auf eine symptomatische Ursache – die aber natürlich bei Erstdiagnose immer ausgeschlossen werden muss – schließen.

? 43 Welche Aussagen zur Therapie des Clusterkopfschmerzes treffen zu?

a. Die Inhalalation von Sauerstoff führt bei ca. 40% der Clusterpatienten zu einer Attackenkupierung.

b. Verapamil sollte bei Clusterpatienten aufgrund der Gefahr von Bradykardien nicht höher als 3×240 mg/Tag verabreicht werden.

c. Lokale Anästhetika wie Lidocainspray sind beim Clusterkopfschmerz wirksam.

d. Lithium wird in der prophylaktischen Therapie des Clusterkopfschmerzes eingesetzt.

e. Bei chronischem Clusterkopfschmerz liegt eine Therapieoption in der operativen Isolation des N. trigeminus am Austritt aus dem Hirnstamm (Jannetta-Operation).

✓ Antworten

a. **Falsch.** Die Inhalalation von Sauerstoff ist in der Attackenbehandlung des Clusterkopfschmerz nach den Ergebnissen einer neuen randomisierten Studie deutlich häufiger bei 70–80% der Patienten wirksam.

b. **Falsch.** Unter regelmäßiger EKG-Kontrolle kann Verapamil bei Clusterpatienten deutlich höher dosiert werden. Einige Patienten benötigen eine Tagesdosis von über 1000 mg/d und vertragen diese auch gut.

c. **Richtig.** Lokale Anästhetika werden in die ipsilaterale Nasenöffnung gegeben und wirken bei einigen Clusterpatienten über eine Hemmung des Ganglion sphenopalatinum.

d. **Richtig.** Lithium ist neben Verapamil und Topiramat in der prophylaktischen Therapie des Clusterkopfschmerzes wirksam.

e. **Falsch.** Als operative Therapieverfahren kommen beim chronischen Clusterkopfschmerz die Okzipitalisstimulation oder tiefe Hirnstimulation infrage. Das Einbringen von Muskelgewebe oder Kunststoff zwischen eine verursachende Gefäßschlinge und den N. trigeminus wird bei der idiopathischen Trigeminusneuralgie als Jannetta-Operation eingesetzt.

? 44 Welche Aussagen zum Spannungskopfschmerz treffen zu?

a. Der Kopfschmerz vom Spannungstyp ist nach der Migräne der zweithäufigste primäre Kopfschmerz.

b. Ein halbseitiger Kopfschmerz schließt einen Spannungskopfschmerz aus.

c. Botulinumtoxin ist beim Spannungskopfschmerz nicht wirksam.

d. Amitriptylin sollte bei Kindern mit chronischem Spannungskopfschmerz aufgrund der Nebenwirkungen nicht eingesetzt werden.

e. Die progressive Muskelentspannung nach Jacobson ist in der prophylaktischen Therapie von Spannungskopfschmerzen wirksam, aber nicht bei Migräne.

✓ Antworten

a. **Falsch.** Der Kopfschmerz vom Spannungstyp ist mit einer Lebenszeitprävalenz von 40–80% der häufigste primäre Kopfschmerz.

b. **Falsch.** Der Spannungskopfschmerz ist zwar meistens ein beidseitig auftretender Kopfschmerz, er kann aber auch einseitig auftreten.

c. **Richtig.** In randomisierten Studien war Botulinumtoxin beim Spannungskopfschmerz nicht wirksam. Botulinumtoxin ist aber bei der chronischen Migräne wirksam.

d. **Falsch.** Amitriptylin kann auch bei Kindern in einer niedrigen Dosis (10–25 mg/d) in der medikamentösen Prophylaxe des chronischen Spannungskopfschmerzes eingesetzt werden und wird meistens gut vertragen. Problematisch ist der Einsatz von Trizyklika bei älteren Menschen wegen der anticholinergen Nebenwirkungen.

e. **Falsch.** Die progressive Muskelentspannung nach Jacobson ist sowohl beim Spannungskopfschmerz als auch bei der Migräne wirksam.

? 45 Welche Aussagen zu trigeminoautonomen Kopfschmerzen treffen zu?

a. Die paroxysmale Hemikranie spricht gut auf Sumatriptan s.c. an.

b. Die Attacken bei der paroxysmalen Hemikranie sind kürzer als beim Clusterkopfschmerz.

c. Bei der Hemicrania continua kommt es nicht zu Schmerzattacken.

d. Frauen sind von der paroxysmalen Hemikranie häufiger betroffen als Männer.

e. Indometacin sollte mit einem Magenschutz verabreicht werden und kann bei Bedarf auf bis auf 300 mg/d gesteigert werden.

✓ Antworten

a. **Falsch.** Mittel der Wahl bei der paroxysmalen Hemikranie ist Indometacin.

b. **Richtig.** Die Attacken bei der paroxysmalen Hemikranie dauern typischerweise 2–30 Minuten an.

c. **Falsch.** Neben dem charakteristischen halbseitigen Dauerkopfschmerz kommt es bei der Hemicrania continua häufig zu einer attackenförmigen Verstärkung.

d. **Richtig.** Die paroxysmale Hemikranie tritt bei Frauen ca. 3 mal häufiger als bei Männern auf.

e. **Richtig.** Das stark wirksame nichtsteroidale Antirheumatikum Indometacin wird bei der Hemicrania continua und paroxysmalen Hemikranie diagnostisch und therapeutisch eingesetzt und sollte stets mit einem Magenschutz eingenommen werden. Die meisten Patienten brauchen zwischen 100–200 mg/d, im Einzelfall kann aber bis 300 mg/d gesteigert werden.

? 46 Welche Aussagen zum Pseudotumor cerebri treffen zu?

a. Gesicherte Risikofakoren für einen Pseudotumor cerebri sind Übergewicht und ein M. Addison.

b. Beim Pseudotumor cerebri finden sich häufig bilaterale Fazialisparesen infolge des erhöhten Liquordrucks.

c. Eine sogenannte »empty sella« ist ein typischer MRT-Befund bei einem Pseudotumor cerebri.

d. Die wirksamste Therapie besteht in der Gabe von Acetazolamid.

e. Eine Sinusthrombose kann zu einem Pseudotumor cerebri führen.

✓ Antworten

a. **Falsch.** Nur Übergewicht ist ein gesicherter Risikofaktor. Es gibt bisher nur vereinzelte Hinweise, dass ein M. Addison ein möglicher Risikofaktor sein könnte.

b. **Falsch.** Leitsymptome sind Kopfschmerzen, Sehstörungen und beidseitige Stauungspapillen.

c. **Richtig.** Die Hypophyse ist (möglicherweise durch einen »Hypophysen-Apoplex«) infolge des erhöhten intrakraniellen Drucks nicht oder nur verkleinert darstellbar.

d. **Falsch.** Die wirksamste Therapie stellt die Gewichtsreduktion dar.

e. **Richtig.** Eine Sinusthrombose muss stets mittels venöser CT- oder MRT-Angiographie ausgeschlossen werden.

? 47 Welche Aussagen zum spontanen Liquorunterdrucksyndrom treffen zu?

a. Ein Meningismus spricht gegen die Diagnose eines spontanen Liquorunterdrucksyndroms.

b. Therapie der ersten Wahl bei Nachweis eines duralen Liquorlecks ist die Gabe von Theophyllin.

c. Im kranialen MRT kann sich bei einem spontanen Liquorunterdruck-syndrom eine Verdickung und Kontrastmittelanreicherung der Meningen zeigen.

d. Eine Komplikation des spontanen Liquorunterdrucksyndroms ist ein kraniales epidurales Hämatom.

e. Eine wichtige Differenzialdiagnose ist die Meningeosis carcinomatosa.

✅ Antworten

a. **Falsch.** Leitsymptom sind zwar Kopfschmerzen in aufrechter Position. Ein leichter Meningismus kann aber begleitend auftreten.

b. **Falsch.** Therapie der Wahl ist bei nachgewiesenem Duraleck ein epiduraler Blutpatch, die epidurale Fibrinkleberapplikation oder der chirurgische Verschluss des Lecks.

c. **Richtig.** Neben der Verdickung zeigt sich häufig eine KM-Aufnahme der Meningen.

d. **Falsch.** Eine mögliche Komplikation stellt die Entstehung eines Subdural-hämatoms durch Abriss von Brückenvenen dar.

e. **Richtig.** Daher sollte immer auch eine neuropathologische Beurteilung des Liquors erfolgen.

❓ 48 Welche Aussagen zur Riesenzellarteriitis treffen zu?

a. Die Arteriitis temporalis (Riesenzellarteriitis) ist eine Erkrankung im höheren Lebensalter.

b. Prädilektionsstellen für das Auftreten der Riesenzellarteriitis sind das intra-kranielle C1-Segment und die proximalen Anteile der Aa. cerebri media und anterior beidseits.

c. Leitsymptome sind Kopfschmerzen, eine Claudicatio masticatoria, Inappe-tenz, Gewichtsabnahme sowie subfebrile Temperaturen.

d. Bei >80% der Patienten mit Arteriitis cranialis besteht auch eine Schmerz-symptomatik der Schulter-, Becken- und Nackenmuskulatur.

e. Eine PET-Untersuchung ist bei negativer Temporalisbiopsie indiziert, auch zum Ausschluss eines okkulten Malignoms.

✅ Antworten

a. **Richtig.** Die Riesenzellarteriitis (Arteriitis temporalis Horton), ist die häu-figste primäre systemische Vaskulitis. Bei einer Prävalenz von 15–30 auf 100.000 Menschen betrifft sie hauptsächlich Patienten älter als 50 Jahre. Im Durchschnitt liegt der Erkrankungsbeginn um das 70. Lebensjahr.

b. **Falsch.** Prädilektionsstellen stellen die Äste der A. carotis externa, die A. temporalis und seltener die A. occipitalis dar. In 30% sind die A. ophtal-mica und die Aa. ciliares posteriores, in 15% der Aortenbogen und Aortenbogenäste befallen. Ganz selten ist auch eine intrakranielle Vaskulitis im Rahmen einer Riesenzellarteriitis beschrieben. Die in der Antwort beschriebenen Prädilektionsstellen des C1-Segments der A. carotis interna und der M1 und A1 sind typische Prädilektionsstellen für eine Moyamoya-Angiopathie, die idiopathisch als Moyamoya-Erkrankung auftreten oder als Moyamoya-Syndrom arteriosklerotisch bedingt sein oder nach Schädelbestrahlung, im Rahmen des Down-Syndroms oder der Neurofibromatose-Recklinghausen auftreten kann.

c. **Richtig.** Typisches Leitsymptom für eine Arteriitis temporalis sind neu aufgetretene Kopfschmerzen mit Verstärkung bei Kauen. Die Claudicatio masticatoria ist ein pathognomonisches Symptom als Hinweis auf Beteiligung der Äste der A. carotis externa. Typisch sind zudem Inappetenz, Gewichtsabnahme, subfebrile Temperatur, Abgeschlagenheit und ein allgemeines Krankheitsgefühl.

d. **Falsch.** Eine Polymyalgia rheumatica tritt bei 30–70% der Riesenzellarteriitiden auf. Zu den diagnostischen Kriterien der Polymyalgia rheumatica gehören neben subakut auftretenden Schmerzen im Bereich der Schulter und des Beckens sowie der Nackenmuskulatur eine Morgensteifigkeit mit Verbesserung über den Tag.

e. **Falsch.** Die diagnostischen Kriterien weisen bei 3 von 5 erfüllten Kriterien eine Sensitivität von 93,5% auf, sodass eine PET nicht erforderlich ist. Diese Kriterien sind im Einzelnen: Alter mehr als 50 Jahre, neu aufgetretene Kopfschmerzen, abnorme Temporalarterien, BSG >50 in der ersten Stunde und histologische Veränderungen in der Biopsie der Temporalarterie.

? 49 Welche Aussage zu Vaskulitiden trifft zu?

a. Bei V. a. Arteriitis temporalis sollte eine Biopsie der Temporalarterien erfolgen.

b. Die Therapie der Arteriitis temporalis erfolgt mit Prednisolon nach Körpergewicht dosiert, im weiteren Verlauf wird die Dosis BSG- bzw. CRP-gestützt reduziert.

c. Zur Kortikoideinsparung wird Methotrexat bei der Arteriitis temporalis empfohlen.

d. Die Takayasu-Arteriitis ist eine Riesenzellarteriitis mit Befall von Gefäßen des Aortenbogens.

e. Die primäre Angiitis des ZNS (isolierte Angiitis des ZNS, primäre ZNS-Vaskulitis) ist eine sehr häufige und unterdiagnostizierte Erkrankung, die eine wichtige Differenzialdiagnose des Schlaganfalls bei jungen Patienten darstellt.

Antworten

a. **Richtig.** Die Biopsie bei der Arteriitis temporalis ist im günstigsten Fall aus einer klinisch und sonographisch veränderten Temporalarterie (Halo-Zeichen) zu entnehmen. Wenn diese keine Veränderung aufweist, ist eine Biopsie auf der kontralateralen Seite auch nach Einleitung der Kortikosteroidtherapie empfehlenswert. Obwohl die hochauflösende Farbduplexsonographie mit dem Nachweis eines Halo-Zeichens eine hohe Spezifität aufweist, sollte grundsätzlich eine Biopsie erfolgen, da die Diagnose einer Arteriitis temporalis in der Regel eine mehrjährige immunsuppressive Therapie nach sich zieht.

b. **Richtig.** Die Therapie der Arteriitis temporalis erfolgt mit Prednisolon, zunächst mit 1 mg/kgKG, zu reduzieren innerhalb von 4 Wochen auf 40 mg, dann mit einer Dosisreduktion von 2,5 mg alle 2 Wochen. Ab einer Dosis von 20 mg sollte um 1 mg/Monat reduziert werden. Als additive Maßnahmen sollten eine Osteoporoseprophylaxe mit Kalzium und Vitamin D erfolgen, eine magenschützende Therapie mit Protonenpumpenhemmern und eine Gefäßprophylaxe mit ASS 100.

c. **Richtig.** Zur Kortikoideinsparung wird MTX 20 mg/Woche gegeben mit 10 mg Folsäure am Folgetag.

d. **Richtig.** Die Takayasu-Arteriitis ist eine Erkrankung v. a. jüngerer Frauen mit granulomatöser Aortitis. Die Riesenzellarteriitis betrifft die großen, vom Aortenbogen abgehenden Gefäße (A. subclavia bds, Truncus brachiocephalicus und A. carotis communis links). Typisch sind das Auftreten vor dem 50. Lebensjahr, die Claudicatio der Extremitäten, ein verminderter Brachialarterienpuls, eine Blutdruckdifferenz um mehr als 10 mmHg zwischen beiden Armen, Geräusche über der A. subclavia und Aorta und Auffälligkeiten bei der Arteriographie.

e. **Falsch.** Die primäre Angiitis des ZNS ist sehr selten.

3   Hirnnervenerkrankungen

? **50** Welche Aussagen zu Hirnnervenläsionen treffen zu?

a. Die bilaterale Fazialisparese (Diplegia facialis) sollte an ein Melkersson-Rosenthal-Syndrom denken lassen.

b. Eine rein äußere Okulomotoriusparese (»pupil sparing paresis«) ist charakteristisch für ein paralytisches Aneurysma des Ramus communicans posterior.

c. Zum Fissura-orbitalis-superior-Syndrom gehören Ausfälle der drei Augenmuskelnerven und des N. facialis.

d. Die Kombination von Ausfällen der Hirnnerven IX bis XI spricht für eine Ursache im Bereich des Foramen jugulare.

e. Die unilaterale Hypoglossusparese kann Leitsymptom einer Karotisdissektion sein.

✓ **Antworten**

a. **Richtig.** Das Melkersson-Rosenthal-Syndrom mit Makrocheilie und Makroglossie geht typischerweise mit die Seite wechselnden, auch bilateralen peripheren Fazialisparesen einher. Es handelt sich um eine vermutlich immunologisch bedingte unspezifische granulomatöse Entzündung, welche mit Kortikoiden behandelt wird. Weitere wichtige Ursachen einer Diplegia facialis sind die Polyneuritis cranialis, das Guillain-Barré-Syndrom, die Borreliose, die akute Sarkoidose (Heerfordt-Syndrom), Meningitiden (Tuberkulose), die Sarkoidose Boeck und die granulomatöse Polyangiitis (Wegener-Granulomatose). Auch bei einer Meningeosis carcinomatosa kann es zur Diplegia facialis kommen.

b. **Falsch.** Die autonomen Fasern des N. oculomotorius für die Innervation des M. sphincter pupillae sind besonders druckempfindlich, sodass bei einer Kompression des 3. Hirnnerven oft die Anisokorie mit erweiterter Pupille erstes Symptom ist (z. B. bei drohender Einklemmung!). Im Verlauf treten dann die Doppelbilder durch Augenmuskellähmung hinzu, schließlich auch die Ptosis durch Lähmung des M. levator palpebrae (»zuletzt fällt der Vorhang«). Eine rein äußere Okulomotoriusparese mit Doppelbildern und Ptose, bei der die Pupillomotorik intakt ist typisch für eine mikrovaskuläre Genese, z. B. bei Diabetes mellitus Typ II. Wenn die Pupille ausgespart ist, kann bei einem Diabetiker der Verlauf beobachtet werden, ohne dass notfallmäßig eine zerebrale Bildgebung durchgeführt werden muss. Bei einer Okulomotoriusparese mit Pupillenbeteiligung muss stets eine Raumforderung ausgeschlossen werden, wobei das Aneurysma des Ramus communicans posterior eine typische Ursache wäre.

c. **Falsch.** Durch die Fissura orbitalis superior ziehen die drei Augenmuskelnerven und der erste Ast des N. trigeminus (N. ophthalmicus). Dies bedeutet, dass eine Sensibilitätsstörung im Bereich der Stirn neben Doppelbildern
zu erwarten ist. Typische Ursachen sind Raumforderungen einschließlich
Gefäßfehlbildungen im Bereich der Fissur. Wenn der Sinus cavernosus betroffen ist, können auch die anderen Trigeminusäste mit beteiligt sein.
Kommt zu einem Fissura-orbitalis-superior-Syndrom auch eine Optikusschädigung hinzu, handelt es sich um das Syndrom der Orbitaspitze und
eine Raumforderung ist im Bereich der Augenhöhle zu suchen.

d. **Richtig.** Zum Vernet-Syndrom zählen Ausfälle der Hirnnerven IX, X und
XI, welche alle durch das Foramen jugulare ziehen. Es sind vorwiegend
Raumforderungen in diesem Bereich, welche das Syndrom bedingen.

e. **Richtig.** Die Karotisdissektion führt nicht nur häufig zu einem ipsilateralen
Horner-Syndrom, sondern auch zu einer Hypoglossusparese. Entscheidend
ist, in welchem Abschnitt das Dissekat zu einer lokalen Raumforderung und
damit zu Drucksymptomen führt. Die einseitige Hypoglossusparese kommt
auch nach operativen Eingriffen an der Karotis (nach Thrombendarteriek-
tomien) vor.

❓ 51 Welche Aussagen zu Störungen der Blickmotorik treffen zu?

a. Beim Anderthalbsyndrom kombinieren sich eine horizontale Blickparese
und eine Abduzensparese.

b. Ein dissoziierter Nystagmus ist oft Residuum einer internukleären Ophthal-
mologie.

c. Eine vertikale Blickparese spricht für eine mesenzephale Läsion.

d. Der Down-beat-Nystagmus sollte an Anomalien des kraniozervikalen Übergangs denken lassen.

e. Beim Up-beat-Nystagmus ist eine medikamentöse Verursachung häufig.

✅ Antworten

a. **Falsch.** Beim Anderthalbsyndrom kombinieren sich eine horizontale Blickparese und eine internukleare Ophthalmoplegie. Das bedeutet: der Patient
kann lediglich in einer Blickrichtung noch das Auge abduzieren mit mono-
kulärem Nystagmus, alle anderen Augenbewegungen in der horizontalen
Ebene sind ausgefallen. Das Anderthalbsyndrom gibt es bei Ischämien und
Blutungen im Bereich der Brücke, aber auch bei entzündlichen Prozessen
(z. B. Demyelinisierungsherden im Rahmen einer multiplen Sklerose).

b. **Richtig.** Bei der internukleären Ophthalmoplegie (INO) ist der Fasciculus
longitudinalis medialis betroffen, d. h. die Verschaltung von III. und
VI. Hirnnerv. Es resultiert beim Seitwärtsblick ein monokulärer Nystagmus
des abduzierenden Auges (dissoziierter Nystagmus) und eine Adduktions-

schwäche des adduzierenden Auges. Die Überprüfung der Konvergenzreaktion beweist, dass keine Lähmung des M. rectus medialis vorliegt – bei Konvergenz würde das betroffene Auge adduzieren. Wenn eine internukleäre Ophthalmoplegie (INO) sich zurückbildet, persistiert häufig der dissoziierte Nystagmus. Vorkommen v. a. bei der multiplen Sklerose, aber auch bei anderen Prozessen im Bereich der Brücke (z. B. nach Schlaganfall).

c. **Richtig.** Störungen der vertikalen Blickmotorik sprechen stets für eine Läsion im Bereich des Mesenzephalons. Pontine Läsionen bedingen horizontale Blickstörungen (horizontale Blickparese, internukleäre Ophthalmoplegie).

d. **Richtig.** Ein nach unten schlagender Nystagmus, welcher sich v. a. beim Seitwärtsblick zeigt, kommt häufig bei Fehlbildungen des kraniozervikalen Überganges (Arnold Chiari, basiläre Impression) vor. Auch degenerative oder vaskuläre Kleinhirnerkrankungen können zu dem Syndrom führen. Medikamentöse Auslöser sind Intoxikationen mit Carbamazepin, Phenytoin oder Lithium. Die Behandlung kann mit 4-Aminopyridin oder Baclofen erfolgen.

e. **Falsch.** Ein Up-beat-Nystagmus, welcher nach oben schlägt und bei Blickrichtung nach oben zunimmt, ist häufig Ausdruck einer Kleinhirnerkrankung oder eines Hirnstammprozesses. Ort der Schädigung ist der paramediane Hirnstamm in der pontomesenzephalen Haubenregion oder der Bereich der Medulla oblongata. Entsprechend können Hirnstamminfarkte, Hirnstammenzephalitiden oder die Wernicke-Enzephalopathie zu diesem Syndrom führen. Intoxikationen mit Drogen oder Organophosphaten können ebenfalls ursächlich sein. Medikamente hingegen führen eher zu einem Down-beat-Nystagmus.

? 52 Welche Aussagen zu Sehstörungen treffen zu?

a. Die flüchtige monokuläre Erblindung macht eine Duplexsonographie der hirnversorgenden Arterien erforderlich.

b. Bei persistierender plötzlicher unilateraler Amaurose ist bei älteren Patienten stets eine Bestimmung des CRP-Werts erforderlich.

c. Eine bitemporale Quadrantenanopsie spricht für eine chiasmale Läsion.

d. Einseitiger Visusverlust mit Schleiersehen spricht eher für eine Neuritis nervi optici als für eine AION.

e. Homonyme Gesichtsfeldausfälle belegen eine okzipitale Läsion.

✓ Antworten

a. **Richtig.** Die Amaurosis fugax wird am häufigsten durch die Embolisierung aus einer vorgeschalteten Stenose der A. carotis interna ausgelöst. Die A. ophthalmica ist das erste intrakraniell abgehende Gefäß. Ein Embolus führt zu der vorübergehenden Erblindung eines Auges (typischerweise von oben nach unten oder unten nach oben) für wenige Minuten. Wird eine höhergradige Karotisstenose ursächlich nachgewiesen, besteht die Indikation zur Thrombendarteriektomie (TEA). Bei geringgradigen Stenosen werden Thrombozytenaggregationshemmer eingesetzt. Weitere Ursachen einer Amaurosis fugax können ein Vasospasmus, retinale Erkrankungen, Störungen der Blutzusammensetzung (Koagulopathien) und ein Engwinkelglaukom sein.

b. **Richtig.** Die plötzliche Erblindung eines Auges sollte an die anteriore ischämische Optikusneuropathie (AION) denken lassen. Neben einer arteriosklerotischen Genese ist stets die arteriitische Genese im Rahmen einer Riesenzellarteriitis (Arteriitis cranialis) auszuschließen. Die Erblindung kann auch ohne Kopfschmerzen bei diesem Krankheitsbild auftreten; typisch sind die Erhöhung des C-reaktiven Proteins (CRP) und die Beschleunigung der Blutkörperchensenkungsgeschwindigkeit (BSG). Die Therapie erfolgt bereits bei begründetem Verdacht mit hochdosierten Kortikosteroiden, da der Patient sehr gefährdet ist auch auf dem kontralateralen Auge zu erblinden. Bei der AION zeigt sich am Augenhintergrund ein Papillenödem mit peripapillären Blutungen. Differenzialdiagnostisch sind beim plötzlichen monokulären Visusverlust ein Zentralarterienverschluss der Retina (kirschroter Fleck am Augenhintergrund) und ein Zentralvenenverschluss (Venendilatation und Retinablutungen am Augenhintergrund) zu bedenken. Daneben kommen die Neuroretinitis und Tumore differenzialdiagnostisch in Frage.

c. **Richtig.** Heteronyme Gesichtsfeldausfälle müssen stets an eine Läsion in Höhe des Chiasmas denken lassen. Tumoren der Hypophyse sowie granulomatöse Raumforderungen in diesem Bereich oder die Hypophysenapoplexie führen am häufigsten zu einer bitemporalen Hemianopsie, wobei diese sich aus einer bitemporalen Quadrantenanopsie entwickeln kann. Eine heteronyme binasale Hemianopsie durch Kompression bzw. Umwachsen des Chiasmas von außen ist extrem selten.

d. **Richtig.** Die AION führt typischerweise zu einer anhaltenden Erblindung eines Auges (Schwarzsehen). Bei einer Neuritis nervi optici sieht der Patient wie durch Milchglas mit deutlicher Visusreduktion, er ist aber nicht blind auf dem betroffenen Auge.

e. **Falsch.** Sämtliche Läsionen jenseits des Chiasma opticum führen zu einer homonymen Gesichtsfeldstörung. Hierzu zählen Läsionen des Tractus opticus, des Corpus geniculatum laterale, der Sehstrahlung und des visuellen Kortex. Am häufigsten tritt die homonyme Hemianopsie bei einem Posteriorinfarkt auf, aber auch Krankheitsprozesse in den anderen Regionen führen zu homonymen Gesichtsfeldausfällen.

❓ 53 Welche Aussagen zum Horner-Syndrom treffen zu?

a. Beim Horner-Syndrom liegt eine Schädigung der parasympathischen Nervenfasern vor.

b. Ein bilaterales Horner-Syndrom kann ein Zeichen einer diabetischen Neuropathie sein.

c. Bei einem Lungentumor kann es zu einem Horner-Syndrom kommen.

d. Die Miosis beim Horner-Syndrom ist in dunkler Umgebung besonders ausgeprägt.

e. Um die Miosis des Horner-Syndroms von einer physiologischen Anisokorie abzugrenzen werden Pilocarpin-Augentropfen eingesetzt.

✅ Antworten

a. **Falsch.** Beim Horner-Syndrom liegt eine Schädigung des sympathischen Nervensystems vor. Diese kann präganglionär im Hypothalamus oder Hirnstamm oder ganglionär/postganglionär liegen bei einer Läsion der austretenden Wurzeln auf Höhe C8 bis Th2 (dann ohne Hypo-/Anhidrose, da die sudomotorischen Fasern erst auf Höhe Th3 bis Th7 austreten), des Ganglion stellatum, Ganglion cervicale superius, des mit der A. carotis ziehenden Plexus caroticus oder bei einer Läsion des N. ophthalmicus oder Ganglion ciliare in der Orbita.

b. **Richtig.** Im Rahmen der autonomen Beteiligung der diabetischen Neuropathie kann es zu einem bilateralen Horner-Syndrom kommen. Andere (aber auch seltene) Ursachen eines bilateralen Horner-Syndroms sind eine Amyloidose oder ein M. Fabry.

c. **Richtig.** Ein Tumor in der Lungenspitze (sog. Pancoast-Tumor) kann den darüber verlaufenden sympathischen Grenzstrang infiltrieren und zu einem Horner-Syndrom führen. Typischerweise besteht dabei auch eine Schweißsekretionsstörung im oberen Quadranten (Affektion des Ganglion stellatum).

d. **Richtig.** Durch die Läsion des sympathischen Nervensystems mit konsekutivem Dilatationsdefizit ist die Miosis im Dunkeln ausgeprägter als im Hellen.

e. **Falsch.** Pilocarpin wirkt cholinerg und führt bei einer Intaktheit des parasympathisch innervierten Sphincter pupillae zu einer Miosis. Zur Abgrenzung einer einer physiologischen Anisokorie werden 5%ige Kokain-Augentropfen eingesetzt, die mit einer Latenz von ca. 60 Minuten über die Hemmung der Noradrenalinwiederaufnahme eine Mydriasis über den sympathisch innervierten M. dilatator pupillae bewirken. Eine physiologische Anisokorie nimmt darunter ab, bei einer persistierenden Anisokorie liegt ein Horner-Syndrom vor.

4   Spinale Erkrankungen und Syndrome

② 54 Welche Aussage zu Querschnittsyndromen trifft zu?

a. Akute komplette Querschnittsyndrome sind am häufigsten entzündlich bedingt.

b. Beim kompletten Querschnittsyndrom kommt es bei plötzlichem Auftreten zunächst zu einem spinalen Schock.

c. Eine hohe Querschnittsläsion zervikal oberhalb C5 führt häufig zum Tod, da es zu einer Atemlähmung kommen kann.

d. Bei Läsionen in Höhe von TH1/TH2 kann es zu einem Horner-Syndrom kommen.

e. Beim Konussyndrom kommt es zu Reithosensensibilitätsstörungen, Anal- und Bulbocavernosusreflex sind nicht auslösbar.

✓ Antworten

a. **Falsch.** Akute komplette Querschnittslähmungen sind am häufigsten traumatisch bedingt. Seltener sind Entzündungsprozesse wie bei der Myelitis transversa und spontane spinale Hämatome. Inkomplette Querschnittsyndrome sind dagegen am häufigsten durch Tumore oder vaskuläre Prozesse bedingt.

b. **Richtig.** Bei der plötzlichen Querschnittslähmung kommt es zunächst zum spinalen Schock. Unterhalb der Läsionshöhe kommt es zu schlaffen Paresen, schlaffer Blase, Mastdarmlähmungen und Ausfall der sensiblen Funktionen. Bleibt der Querschnitt bestehen, so kehrt, sofern die Läsion nicht tiefer als in Höhe des spinalen Segments L1 liegt, die Reflextätigkeit des Rückenmarks zurück und es kommt zu einer Hyperreflexie, einer Spastik mit gesteigerten Muskeleigenreflexen, Kloni und Pyramidenbahnzeichen.

c. **Richtig.** Eine hohe Halsmarkläsion oberhalb C5 ist lebensbedrohlich und führt häufig zum Tod, da es zu einer Atemlähmung kommt.

d. **Richtig.** Bei Läsionen in Höhe von Th1 kommt es durch Schädigung des Centrum ciliospinale zu einem Horner-Syndrom.

e. **Richtig.** Ein Konussyndrom (kaudal der Segmente L2) führt zu Sensibilitätsstörungen im Reithosengebiet, gestörtem Anal- und Bulbocavernosusreflex, schlaffem, gelähmtem M. sphincter ani, einer Stuhlinkontinenz und einer schlaffen autonomen Überlaufblase.

? **55 Welche Aussage zu spinalen Symptomen trifft zu?**

a. Zum Brown-Séquard-Syndrom kommt es bei einer kompletten Querschnittslähmung.

b. Beim Brown-Séquard-Syndrom kommt es kontralateral zu dissoziierten Sensibilitätsstörungen, ipsilateral kaudal der Läsion zu spastischen Paresen sowie Störung der Berührungsempfindung.

c. Beim hinteren Quadrantensyndrom kommt es ipsilateral zu einem segmentalen Ausfall aller sensiblen Qualitäten in Läsionshöhe, kaudal davon zu Störungen von Tiefensensibilität und taktiler Diskriminationsfähigkeit.

d. Die Gangstörung bei gestörter Tiefensensibilität wird mit Augenschluss besser, da eine bessere Konzentration möglich ist.

e. Bei der funikulären Myelose kann es zu einem Syndrom der Hinterstränge und der kortikospinalen Bahn kommen.

✓ **Antworten**

a. **Falsch.** Das Brown-Séquard-Syndrom ist ein halbes Querschnittsyndrom mit Beteiligung des Tractus spinothalamicus lateralis und anterior, der kortikospinalen Bahnen, spinozerebellären Bahnen, Seitenstränge und grauen Substanz.

b. **Richtig.** Ipsilateral kommt es zu segmental schlaffen Paresen und kompletter Anästhesie in Läsionshöhe, kaudal davon zu spastischen Paresen sowie Störung der Berührungsempfindung, taktiler Diskrimination und Tiefensensibilität. Kontralateral kommt es beim Brown-Séquard-Syndrom zu dissoziierten Sensibilitätsstörungen mit nur marginaler Herabsetzung des Berührungsempfindens kaudal der Läsion.

c. **Richtig.** Das hintere Quadrantensyndrom ist durch segmentalen Ausfall aller sensiblen Qualitäten in Läsionshöhe, kaudal davon durch Störung der Tiefensensibilität und taktilen Diskriminationsfähigkeit, Ataxie und ggf. spastische Paresen gekennzeichnet.

d. **Falsch.** Beim Hinterstrangsyndrom kommt es zur Beeinträchtigung des Lage- und Bewegungsempfindens, der Vibrationswahrnehmung und des Berührungsempfindens. Aufgrund der gestörten Tiefensensibilität besteht eine spinale Ataxie, die durch visuelle Kontrolle kompensiert wird und deshalb bei Augenschluss in der Gangprüfung deutlich schlechter wird.

e. **Richtig.** Die funikuläre Myelose durch Vitamin-B_{12}-Mangel kann zu einem Syndrom der Hinterstränge und der kortikospinalen Bahnen führen. Dies bedingt eine Störung des Lage- und Vibrationsempfindens, des Berührungsempfindens und der taktilen Diskriminationsfähigkeit sowie ggf. eine beinbetonte spastische Tetraparese.

? 56 Welche Aussage zu vaskulären spinalen Syndromen trifft zu?

a. Bei einem Verschluss der A. spinalis anterior kann es zu einer kompletten Querschnittsymptomatik kommen, im Verlauf kommt es jedoch häufig zu einer Besserung mit persistierenden zentromedullären Syndromen.

b. Typisch für ein A.-spinalis-anterior-Syndrom sind schlaffe Paresen bzw. spastische Paresen unterhalb der Läsion, dissoziierte Sensibilitätsstörungen und ggf. Mastdarm- und Blasenstörung.

c. Bei Verschluss der A. radicularis magna kommt es, je nach Lokalisation des Gefäßes, zu einem tiefthorakalen oder hochlumbalen Querschnitt.

d. Der Verschluss einer Sulcocommissuralarterie führt zu einem hinteren Quadrantensyndrom.

e. Bei Durchblutungsstörungen der beiden posterioren Spinalarterien kommt es zu einer Schädigung der Hinterstränge.

✓ Antworten

a. **Richtig.** Das A.-spinalis-anterior-Syndrom führt zunächst zu einer kompletten Querschnittsymptomatik mit dissoziierter Empfindungsstörung, die sich im weiteren Verlauf häufig zu einem zentromedullären Syndrom zurückbildet.

b. **Richtig.** Das A.-spinalis-anterior-Syndrom ist gekennzeichnet durch schlaffe Paresen und Reflexausfälle in Höhe der Läsion sowie spastische Paresen unterhalb der Läsion. Hinzu treten dissoziierte Sensibilitätsstörungen und ggf. Mastdarm- und Blasenstörungen.

c. **Richtig.** Die Höhenlokalisation der variabel angelegten A. radicularis magna ist unterschiedlich, sodass es, je nach Höhe der Einmündung in die A. spinalis anterior, bei Verschluss der A. radicularis magna zu einem tiefen thorakalen oder hochlumbalen Querschnitt kommen kann.

d. **Falsch.** Ein Verschluss der Sulcocommisurialarterie führt zu Ausfällen, die sich meist als Brown-Séquard-Syndrom, seltener als vorderes Quadrantensyndrom manifestieren können.

e. **Richtig.** Die Durchblutungsstörung der A. spinalis posterior führt zu Schädigungen der Hinterstränge und evtl. der dorsalen Anteile der Hinterhörner. Gestört sind die Tiefensensibilität und die epikritische Sensibilität, so dass es zu einer sensiblen Ataxie kommt.

? 57 Welche Aussage zur Neuromyelitis optica trifft zu?

a. Die Neuromyelitis optica (NMO) wurde als simultane bilaterale Neuritis nervi optici und Myelitis 1884 von Eugène Devic beschrieben (Devic-Syndrom).

b. Die Neuromyelitis optica ist eine longitudinale extensive Myelitis transversa über mehr als drei Wirbelkörpersegmente, bei der zerebrale MRT-Befunde nicht die Kriterien für eine multiple Sklerose (MS) erfüllen.

c. Bei der NMO sind bei der Mehrzahl der Patienten oligoklonale Banden im Liquor nachweisbar.

d. Bei der Neuromyelitis optica sind die meisten Patienten seropositiv für Aquaporin-4-Antikörper.

e. Therapeutisch kann Azathioprin oder in schwereren Fällen Rituximab eingesetzt werden.

✅ Antworten

a. **Richtig.** Die klassische von Eugène Devic 1884 beschriebene Verlaufsform der Neuromyelitis optica mit den simultanen bilateralen Optikusneuritiden zusammen mit einer Myelitis tritt allerdings nur selten auf.

b. **Richtig.** Typisch für die Neuromyelitis optica ist die longitudinale extensive Myelitis transversa über mehr als drei Wirbelkörpersegmente. Der MRT-Befund des Hirnschädels ist oft normal, zerebrale Läsionen schließen eine NMO jedoch nicht aus.

c. **Falsch.** Das häufige Fehlen von oligoklonalen Banden im Liquor erscheint bei der NMO im Gegensatz zur MS nicht verwunderlich, da der pathogenetische Antikörper im Serum und nicht im ZNS generiert wird. Werden oligoklonale Banden bei der NMO nachgewiesen, sind diese häufig inkonstant vorhanden und bei wiederholter Liquordiagnostik nicht mehr nachweisbar.

d. **Richtig.** Eine Seropositivität für NMO-IgG (Aquaporin 4-Antikörper) ist typisch für die Neuromyelitis optica. Immunpathogenetisch wird bei dieser B-Zell vermittelnden Erkrankung vermutet, dass in suszeptiblen Menschen ein unbekannter Triggerfaktor die Produktion des zirkulierenden Immunglobulins NMO-IgG stimuliert. Diese Antikörper binden ihre Zielantigene Aquaporin-4 auf Astrozyten der abluminalen Seite von Mikrogefäßen. Dies führt zu einer Komplementaktivierung und zu einer Immunantwort. Zytokine wie Interleukin 17 und Interleukin 8 führen zu einer inflammatorischen Reaktion.

e. **Richtig.** Therapeutisch kann neben der Langzeitbehandlung mit Azathioprin – als Monotherapie oder in Kombination mit oralem Prednisolon – in schweren Fällen Rituximab versucht werden.

❓ 58 Welche Aussagen zur Myelitis treffen zu?

a. Zur Abklärung einer Myelitis sollte eine Liquor- und Serumdiagnostik erfolgen.

b. Bei einem Teil der Patienten mit einer Myelitis ist ein Allgemeininfekt im vorangegangenen Monat zu eruieren. Ein weiterer Teil entwickelt im Verlauf eine multiple Sklerose.

c. HTLV1 kann eine Myelitis bedingen.

d. Eine subakut nekrotisierende Myelitis ist auch im Zusammenhang mit einem Bronchialkarzinom beschrieben.
e. Die Inzidenz einer Myelitis liegt bei 60 auf 100.000 Einwohner.

✅ **Antworten**

a. **Richtig.** In der Abklärung von entzündlichen Rückenmarkerkrankungen sollte nicht nur der Liquor untersucht werden, sondern auch gezielte Labordiagnostik im Serum zur differenzialdiagnostischen Abklärung erfolgen, mit Differenzialblutbild, CRP, Analyse von ANA, HTLV1, TPHA und HIV. Bei der Diagnostik der Neuromyelitis optica hat die Analyse der NMO-Antikörper (Aquaporin-4-Antikörper) einen besonderen Stellenwert.
b. **Richtig.** In Fallserien lassen sich bei 50% der Patienten mit einer akut verlaufenden Myelitis Allgemeininfekte im vorangegangenen Monat ausmachen, sodass diese Fälle als postinfektiös eingestuft werden. In mindestens 20% der Fälle stellt sich die Myelitis als Primärpräsentation einer MS heraus.
c. **Richtig.** Durch das humane T-lymphotrophe Virus 1 (HTLV1) kann die tropische spastische Paraparese hervorgerufen werden. Die Prävalenz dieser Erkrankung ist in den Tropen, insbesondere in Afrika, auf den westindischen Inseln und in Südjapan besonders hoch. In Europa ist das Virus selten. Die Infektion wird perinatal, sexuell oder über Blutkontakt übertragen. Die HTLV1-Myelitis äußert sich als chronische Meningomyelitis mit axonaler Degeneration, bevorzugt im unteren Thorakalmark.
d. **Richtig.** Paraneoplastische Myelitiden sind als subakut nekrotisierende Myelitis im Zusammenhang mit einem Bronchialkarzinom beschrieben, aber auch bei einer Reihe von anderen Tumoren. Der Mechanismus liegt wahrscheinlich in einer Kreuzantigenität mit Tumorbestandteilen und Myelinstrukturen. Der häufigste paraneoplastische Antikörper bei einer Myelitis ist das CRMP5-IgG (»collapsin response mediated protein 5«), der am häufigsten bei kleinzelligem Bronchialkarzinom auftritt.
e. **Falsch.** Genaue epidemiologische Zahlen für eine Myelitis liegen nicht vor. Die jährliche Inzidenz für die akut verlaufende Myelitis rangieren zwischen 1 und 5/1000.000 Einwohner.

❓ **59 Welche Aussagen zu Rückenmarkerkrankungen treffen zu?**

a. Ein plötzlich aufgetretenes Querschnittsyndrom mit Blasen-/Mastdarmstörung und dissoziierter Sensibilitätsstörung spricht für eine spinale Ischämie im Versorgungsgebiet der Aa. spinales posteriores.
b. Belastungsabhängige spinale neurologische Ausfallserscheinungen ohne Schmerzen sollten an eine Lumbalkanalstenose denken lassen.
c. Bei einer Monoparese des rechten Beines mit Babinski-Zeichen rechts spricht die Herabsetzung von Temperatur- und Schmerzempfindung links

unterhalb des Rippenbogens für eine Schädigung der rechten Rückenmarks-
hälfte im thorakalen Segment 7 oder 8.

d. Eine leichte spastische Paraparese der Beine mit Sensibilitätsstörung für alle
Qualitäten unterhalb der Brustwarzen kann durch ein zervikales Meningeom bedingt sein.

e. Eine funikuläre Myelose ist bei unauffälligem Vitamin-B_{12}- und Folsäurespiegel auszuschließen.

✅ Antworten

a. **Falsch.** Das hier geschilderte klinische Syndrom entspricht dem A.-spinalis-
anterior-Syndrom. Die A. spinalis anterior ist unpaarig und versorgt die vorderen zwei Rückenmarksdrittel. Entsprechend führt eine Ischämie durch
Verlegung dieses Gefäßes zu einer zentralen Lähmung mit Blasen- und
Mastdarmstörung sowie zu einer Schmerz- und Temperaturempfindungs-
störung (dissoziierte Sensibilitätsstörung) unterhalb der Läsion, da der
Tractus spinothalamicus betroffen ist. Bei intakten Hintersträngen bleiben
die sonstigen sensiblen Qualitäten erhalten. Die wesentlich seltenere Durchblutungsstörung der Aa. spinalis posteriores führt zu einem Hinterstrangsyndrom.

b. **Falsch.** Leitsymptom der Lumbalkanalstenose sind gehstreckenabhängige
Schmerzen, welche beim längeren Gehen, aber auch längeren Stehen auftreten und sich durch Endlordosierung (z. B. Hinsetzen) bessern. Wenn es unter Belastung zu sensiblen oder motorischen neurologischen Ausfallserscheinungen kommt, ohne dass Schmerzen vorliegen, ist in erster Linie an
eine vaskuläre Genese zu denken. Häufigste Ursache ist die spinale Durafis-
tel, ein Kurzschluss zwischen einer Wurzelarterie und den Venen an der
Rückseite des Rückenmarkes. Der arterielle Einstrom in die Venen führt zu
einer Aufweitung (Varikosis), welche bei Belastung (Blutdruckanstieg) zunimmt. Es resultiert eine kongestive Myelopathie, welche zunächst nur unter
Belastung zu neurologischen Symptomen führt, im Verlauf können persistierende Symptome bis hin zum Querschnittsyndrom resultieren. Entscheidend ist der rechtzeitige Verdacht auf das Vorliegen einer spinalen Durafis-
tel. In der MRT lassen sich die erweiterten Venen darstellen, die diagnostische Absicherung erfolgt über eine spinale Angiographie, welche die Fistel
beweist. Therapie der Wahl sind der interventionelle Verschluss der Fistel
durch Gewebekleber oder die operative Unterbindung der Fistel. Hierdurch
können persistierende Ausfälle verhindert werden.

c. **Richtig.** Das geschilderte Syndrom entspricht einem Brown-Séquard-Syndrom in Höhe Th8 (Rippenbogen). Die dissoziierte Empfindungsstörung erlaubt eine akkurate Höhendiagnose, wobei nicht selten im Dermatom oberhalb der Schädigung eine Hyperpathie vorliegt. Ursächlich können die

Kompression des Rückenmarkes von rechts (Meningeom, Neurinom), eine intramedulläre Rückenmarksläsion (Myelitis, Blutung, Ischämie – Sulco-commisuralissyndrom) oder auch knöcherne oder Bandscheibenprozesse, die zu einer Kompression des Rückenmarkes führen, sein.

d. **Richtig.** Die Sensibilitätsstörung ab Brustwarzenhöhe entspricht zwar dem Dermatom Th4, bei einer Kompression des Rückenmarks resultieren allerdings oft aufsteigende Symptome mit spastischer Paraparese der Beine und einer sensiblen Störung für alle Qualitäten, welche nicht dem Niveau der Raumforderung entsprechen muss. Aus diesem Grunde ist bei der geschilderten Befundkonstellation die Rückenmarksuntersuchung oberhalb von Th4, d. h. sowohl zervikal als auch hochthorakal, erforderlich.

e. **Falsch.** Bei einer funikulären Myelose mit entsprechendem Hinterstrangsyndrom und hyperchromer Anämie können der Vitamin-B_{12}- und der Folsäurespiegel im Serum normal sein. Stets müssen Holotranscobalamin und Methylmalonsäure zusätzlich bestimmt werden, um eine intrazelluläre Vitamin-B_{12}-Stoffwechselerkrankung auszuschließen. Wenn auch dieser Befund regelrecht ist, sollte auch der Kupferstoffwechsel mit untersucht werden, da auch ein Kupfermangel zu einer Myelopathie mit dem entsprechenden Syndrom führen kann.

? 60 Welche Aussagen zur amyotrophen Lateralsklerose (ALS) sind richtig?

a. Die ALS ist weltweit etwa so häufig wie die MS in Südeuropa.

b. Etwa 10% der ALS-Patienten zeigen eine Mutation im Gen der Kupfer-Zink-Superoxiddismutase.

c. Morgendliche Kopfschmerzen, Schlaf- und Konzentrationsschwierigkeiten bei fortgeschrittener ALS sind typischer Ausdruck einer reaktiven Depression und sollten frühzeitig mit SSRI behandelt werden.

d. Bei der bulbären ALS sollte bei häufigem Verschlucken, Aspirationen und Gewichtsverlust eine PEG-Anlage erfolgen.

e. Eine frontale Demenz ist bei 5% der ALS-Patienten zu erwarten.

✓ Antworten

a. **Richtig.** Die ALS ist die häufigste neurodegenerative Erkrankung mit einer weltweiten Inzidenz zwischen 1,4 und 3 auf 100.000 Einwohner. Dies entspricht der Häufigkeit der multiplen Sklerose in Südeuropa.

b. **Richtig.** Die Mutation bei der familiären Form der ALS betrifft in 10–15% die Superoxiddismutase. Die derzeit laufenden Studien zur Therapie und zur Abklärung der Äthiopathogenese der Erkrankung zielen u. a. auf dieses Enzym, welches zytotoxische freie Sauerstoffradikale entgiftet.

c. **Falsch.** Die hier geschilderten Symptome sind charakteristisch für eine sich entwickelnde CO_2-Narkose bei Ateminsuffizienz. Sie sollten Anlass für eine nächtliche Druckbeatmung sein.

d. **Richtig.** Eine PEG-Anlage ist bei zunehmender Dysphagie im Rahmen einer ALS wichtig, um einem Gewichtsverfall vorzubeugen. Die PEG-Anlage sollte rechtzeitig erfolgen, wenn es zu gehäuftem Verschlucken kommt, möglichst bevor eine Aspirationspneumonie auftritt.

e. **Richtig.** In etwa 5% der ALS-Patienten besteht die Assoziation mit einer frontotemporalen Demenz. Bei den anderen Patienten können mit detaillierter neuropsychologischer Untersuchung auch leichte frontale Störungen aufgedeckt werden, ohne dass hierdurch medikolegale Entscheidungsprozesse beeinträchtigt wären.

❓ 61 Welche Aussagen zur Diagnostik der amyotrophen Lateralsklerose (ALS) treffen zu?

a. Für die sichere Diagnose der ALS sind zu fordern: progrediente Symptome einer Läsion des ersten und zweiten Motoneurons in drei Regionen.

b. Der Nachweis von floriden Denervierungszeichen im EMG und Leitungsblöcken in der Elektroneurographie sprechen für die Diagnose einer ALS.

c. Der Nachweis von Gangliosidantikörpern schließt eine ALS aus.

d. Die Faszikulationen der ALS zeigen ein regelmäßiges Entladungsmuster.

e. Die »hot potatoe speech« ist typisch für die bulbäre Dysarthrie der ALS.

✅ Antworten

a. **Richtig.** Nach den El-Escorial-Kriterien müssen sich die Symptome oder EMG-Befunde einer Läsion des zweiten Motoneurons in mindestens drei Muskelregionen mit dem Nachweis einer Pyramidenbahnläsion (klinisch oder mittels MEP) kombinieren, und es muss sich um ein progredientes Krankheitsbild handeln, damit die sichere klinische Diagnose der ALS gestellt werden kann.

b. **Falsch.** Floride Denervierungszeichen in der Elektromyographie gehören zu den typischen Diagnostika der ALS. Der Nachweis von Leitungsblöcken in der Elektroneurographie hingegen ist mit dieser Diagnose nicht vereinbar und sollte vielmehr an eine multifokale motorische Neuropathie (MMN) – eine Variante der CIDP – denken lassen.

c. **Falsch.** Leichttitrig positive Gangliosidantikörper können bei der ALS vorkommen. Allerdings macht der Nachweis von Gangliosidantikörpern stets die gezielte Suche nach Leitungsblöcken in der Elektroneurographie erforderlich. Ein Behandlungsversuch mit intravenösen Immunglobulinen kann gerechtfertigt sein.

d. **Falsch.** Die Faszikulationen bei der ALS zeigen typischerweise ein unregelmäßiges Entladungsmuster und gehen mit anderen Denervierungszeichen in der Elektromyographie einher. Regelmäßige Faszikulationen v. a. der Wadenmuskulatur werden nach Belastung als sog. benigne Faszikulationen gesehen und können auch beim Faszikulations-Crampus-Syndrom beobachtet werden.

e. **Richtig.** Die bulbäre Dysarthrie der ALS führt zu einer hypophonen, schlecht artikulierten Sprechweise, welche akustisch tatsächlich so klingt, als würde jemand mit einer zu heißen Kartoffel im Mund reden.

? 62 Welche Aussagen zu Motoneuronerkrankungen sind richtig?

a. Spinale Muskelatrophien sind hereditäre Erkrankungen des ersten Motoneurons.

b. Die spinobulbäre Muskelatrophie ist eine X-chromosomal vererbte Trinukleotiderkrankung.

c. Die MMN (multifokale motorische Neuropathie) wird mit IVIG behandelt.

d. Die spinalen Muskelatrophien werden über den Nachweis des genetischen Defektes auf Chromosom 5 diagnostiziert.

e. Die spastischen Spinalparalysen werden meist autosomal dominant vererbt.

✓ Antworten

a. **Falsch.** Bei den spinalen Muskelatrophien (SMA) handelt es sich um hereditäre Erkrankungen des zweiten Motoneurons, welche mit peripheren Paresen, Reflexabschwächung, Muskelatrophien und Faszikulationen einhergehen. Es werden die häufigeren proximalen spinalen Muskelatrophien mit Betroffensein des Beckengürtels und die distalen spinalen Muskelatrophien vom Unterarm- und Peronealtyp unterschieden. Seltene Formen sind die progressive Bulbärparalyse des Kindesalters (Fazio-Londe-Syndrom) und die skapuloperoneale SMA.

b. **Richtig.** Wie die Huntington-Chorea und die myotone Dystrophie zählt die spinobulbäre Form der spinalen Muskelatrophie (Kennedy-Syndrom) zu den Trinukleotiderkrankungen. Ursache ist ein verlängertes CAG-Trinukleotid-Repeat auf dem X-Chromosom im Androgenrezeptor. Leitsymptom sind belastungsabhängige Muskelkrämpfe, Faszikulationen und Haltetremor. Das Krankheitsbild, welches nur Männer betrifft, geht mit einer Gynäkomastie, einer Hodenatrophie und einem Diabetes mellitus einher.

c. **Richtig.** Therapie der Wahl bei der multifokalen motorischen Neuropathie, einer Variante der CIDP, ist die Gabe von intravenösen Immunglobulinen (IVIG). Bei Therapieversagern kommt ein Versuch mit Cyclophosphamid in Frage. Kortikoide helfen nicht.

d. **Richtig.** Der genetische Defekt auf Chromosom 5 ist für die Diagnose der spinalen Muskelatrophien entscheidend. Hier lassen sich, jedoch nur bei einem Teil des SMA`s, Deletionen oder Mutationen nachweisen.

e. **Richtig.** Die verschiedenen Formen der spastischen Spinalparalyse sind in bis zu 80% autosomal dominant vererbt, nur 20% treten rezessiv auf. Leitsymptom ist die spastische Paraparese der Beine, welche zu Beugekontrakturen führen kann. Häufig finden sich auch eine Störung der Tiefensensibilität und eine Blasenstörung mit imperativem Harndrang.

❓ 63 Welche Aussagen zur Klinik von Motoneuronerkrankungen treffen zu?

a. Spinale Muskelatrophien (SMA) zeigen proximal betonte Paresen v. a. des Beckengürtels.

b. Die spinobulbäre Muskelatrophie zeigt sich mit belastungsabhängigen Muskelkrämpfen, Faszikulationen und Gynäkomastie.

c. Die MMN (multifokale motorische Neuropathie) zeigt ein asymmetrisches, oft armbetontes Paresemuster.

d. Bei den autosomal rezessiv vererbten spinalen Muskelatrophien ist beim Typ Kugelberg-Welander das Gehen mehr beeinträchtigt als beim Typ Werdnig-Hofmann.

e. Die spastischen Spinalparalysen führen oft zum pes cavus.

✅ Antworten

a. **Richtig.** Die häufigeren Formen der spinalen Muskelatrophien betreffen den Beckengürtel. Dabei werden der Typ 1, die akute infantile Form Werdnig-Hoffmann mit Tod meist im Kindesalter, der Typ 2, die chronische infantile Form mit ebenfalls eingeschränkter Lebenserwartung, der Typ 3, die juvenile Form Kugelberg-Welander und der Typ 4, die adulte Form mit normaler Lebenserwartung, unterschieden.

b. **Richtig.** Leitsymptome des Kennedy-Syndroms sind die hier geschilderten Symptome. Die nur bei Männern auftretende langsam progrediente Erkrankung geht auch mit einem Diabetes mellitus, einer Dysarthrie und einer Dysphagie einher.

c. **Richtig.** Bei der multifokalen motorischen Neuropathie (MMN) sind häufig die Arme mehr als die Beine betroffen und es zeigt sich ein asymmetrisches Paresemuster. Entscheidend für die Diagnose sind der Nachweis von Leitungsblocks und hochtitrig positive Gangliosidantikörper im Serum.

d. **Falsch.** Der Typ Werdnig-Hofmann ist die prognostisch ungünstigste Form der spinalen Muskelatrophie mit Tod meist schon im Kindesalter. Beim Typ Kugelberg-Welander ist die Erstmanifestation im juvenilen Alter mit meist normaler Lebenserwartung. Während die Kinder mit Werdnig-Hofmann-

Erkrankung praktisch nie zum Sitzen kommen, ist beim Typ Kugelberg-Welander das Gehen möglich, allerdings oft mit Einschränkung im Verlauf.

e. **Richtig.** Leitsymptom der spastischen Spinalparalyse ist die spastische Paraparese der Beine mit Entwicklung von Kontrakturen. Häufig entwickelt sich dabei ein pes cavus. Dieselbe Deformität wird auch bei der Friedreich-Ataxie, einer rezessiven Trinukleotiderkrankung mit afferenter Ataxie, spastischen Zeichen und Polyneuropathie, gesehen.

❓ 64 Welche Aussagen zu spinalen Tumoren treffen zu?

a. Häufigstes Symptom extraduraler spinaler Tumoren ist ein Liquoraufstau.
b. Metastasen sind die häufigsten extramedullären spinalen Tumoren.
c. Neurinome lassen sich mit Hilfe der Kernspintomographie leicht von Meningeomen abgrenzen, da sie kein Kontrastmittel aufnehmen.
d. Bei spinalen Tumoren ist die Kernspintomographie die Bildgebung der Wahl.
e. Eine spinales Kavernom ist eine wichtige Differenzialdiagnose zu spinalen intramedullären Tumoren.

✅ Antworten

a. **Falsch.** Häufigstes Symptom von extraduralen Tumoren sind lokale Schmerzen, gefolgt von typischen spinalen Syndromen mit motorischen und sensiblen Ausfällen, Blasen- und Mastdarmstörungen.
b. **Richtig.** Am zweithäufigsten sind Meningeome.
c. **Falsch.** Die Differenzialdiagnose kann sehr schwierig sein, da sowohl Neurinome als auch Meningeome kräftig Kontrastmittel aufnehmen.
d. **Richtig.** Durch die verschiedenen zur Verfügung stehenden Sequenzen sollte primär die Kernspintomographie in der Abklärung von spinalen Tumoren eingesetzt werden.
e. **Richtig.** Kavernome kommen sowohl supra- und infratentoriell als auch spinal vor.

5 Schwindel

❓ 65 Welche Aussagen zu Schwindelsyndromen treffen zu?

a. Eine bilaterale Vestibulopathie wird oft toxisch ausgelöst.
b. Die Vestibularisparoxysmie wird mit Kalziumantagonisten behandelt.
c. Ein über Stunden anhaltender Schwindel mit Oszillopsien belegt das Vorliegen einer Neuronitis vestibularis.
d. Ein dissoziierter Nystagmus ist typisches Symptom der multiplen Sklerose.
e. Die Vestibularisparoxysmie lässt sich durch Hyperventilation provozieren.

✅ Antworten

a. **Richtig.** Eine bilaterale Vestibulopathie tritt häufig nach Einsatz ototoxischer Präparate wie Aminoglykosiden auf.
b. **Falsch.** Wie die Trigeminusneuralgie tritt die Vestibularisparoxysmie bei einem pathologischen Gefäß-Nerv-Kontakt auf und wird mit klassischen Antiepileptika – insbesondere Carbamazepin – behandelt.
c. **Falsch.** Ein Stunden andauernder Schwindel mit Nystagmus tritt auch beim M. Meniere oder bei Hirnstammischämien auf.
d. **Richtig.** Bei einer internukleären Ophthalmoplegie (INO) tritt ein dissoziierter Nystagmus auf und ist ein typisches Syndrom der multiplen Sklerose.
e. **Richtig.** Die Vestibularisparoxysmie wird oft durch Hyperventilation ausgelöst.

❓ 66 Welche Aussagen zum Blickrichtungsnystagmus treffen zu?

a. Er tritt häufig bei einer bilateralen Vestibulopathie auf.
b. Er tritt häufig bei Medikamentenintoxikationen auf.
c. Er tritt häufig bei Alkoholintoxikationen auf.
d. Er ist ein typisches Symptom bei einem Thalamusinfarkt.
e. Er tritt häufig im Rahmen eines physiologischen Endstellnystagmus auf.

✅ Antworten

a. **Falsch.** Bei der bilateralen Vestibulopathie sind Oszillopsien und ein beidseits positiver Halmagyi-Kopfimpuls-Test pathognomonisch.
b. **Richtig.** Ein allseitiger Blickrichtungsnystagmus tritt am häufigsten bei einer Medikamentenintoxikation auf, insbesondere bei Überdosierung von Antiepileptika und Benzodiazepinen.
c. **Richtig.** Ein Blickrichtungsnystagmus tritt auch unter einer akuten Alkoholintoxikation durch die Wirkung des Alkohols auf das Cerebellum auf.

d. **Falsch.** Bei einem Thalamusinfarkt tritt kein Nystagmus auf.

e. **Falsch.** Der pathologische Blickrichtungsnystagmus ist vom physiologischen Endstellnystagmus zu unterscheiden. Der Blickrichtungsnystagmus tritt schon ab ca. 20° Seitblick auf, der Endstellnystagmus erst in Endstellung der Bulbi. Der Endstellnystagmus ist pathologisch, wenn er mehr als 20 Sekunden anhält.

? 67 Welche Aussagen zum Down-beat-Nystagmus treffen zu?

a. Er nimmt oft beim Seitblick zu.

b. Er ist die häufigste Form eines erworbenen zentralen Nystagmus.

c. Er ist häufig mit einem pathologischen Halmagyi-Kopfimpuls-Test verbunden.

d. Er beruht auf einer Mittelhirnschädigung.

e. Therapie der Wahl ist der Einsatz von Carbamazepin.

✓ Antworten

a. **Richtig.** Der Down-beat-Nystagmus verstärkt sich typischerweise beim Seitblick und Blick nach oben.

b. **Richtig.** Der Down-beat-Nystagmus tritt am häufigsten bei degenerativen Kleinhirnerkrankungen, Kleinhirnischämien oder Arnold-Chiari-Malformationen auf.

c. **Falsch.** Mit dem Halmagyi-Kopfimpuls-Test prüft man den vestibulookulären Reflex. Der Halmagyi-Kopfimpuls-Test ist in erster Linie bei einer peripher vestibulären Schädigung pathologisch.

d. **Falsch.** Der Down-beat-Nystagmus tritt am häufigsten im Rahmen einer beidseitigen Schädigung des Flokkulus auf.

e. **Falsch.** Therapie der Wahl ist der Kaliumkanalblocker 4-Diaminopyridin.

? 68 Welche Aussagen zum Nystagmus treffen zu?

a. Beim kongenitalen Nystagmus leiden die Patienten in der Regel nicht unter Oszillopsien.

b. Der kongenitale Nystagmus ist meist ein Blickrichtungsnystagmus.

c. Die Schlagrichtung eines Nystagmus wird nach der langsamen Phase benannt.

d. Beim benignen paroxysmalen Lagerungsnystagmus des rechten posterioren Bogengangs tritt bei Lagerung nach links im Dix-Hallpike-Manöver ein horizontal-rotatorischer Nystagmus zum rechten Ohr auf.

e. Der Up-beat-Nystagmus tritt bei einer Läsion beider Vestibularorgane auf.

✓ Antworten

a. **Richtig.** Aufgrund einer zentralen Kompensation leidet der Patient mit einem kongenitalen Nystagmus typischerweise nicht unter Oszillopsien.

b. **Falsch.** Der kongenitale Nystagmus ist meist spontan sichtbar. Er ist der einzige Nystagmus, der bei Fixation zunimmt (Frenzelbrille nicht erforderlich).

c. **Falsch.** Die Schlagrichtung eines Nystagmus wird nach der schnellen Phase benannt.

d. **Falsch.** Bei Lagerung nach links tritt bei einer Affektion des rechten posterioren Bogengangs typischerweise kein Nystagmus auf. Bei Lagerung nach rechts tritt ein horizontal-rotatorischer Nystagmus zum unten liegenden rechten Ohr auf.

e. **Falsch.** Der Up-beat-Nystagmus ist wie der Down-beat-Nystagmus ein Hinweis für eine zentral-vestibuläre Läsion.

? 69 Welche Aussagen zum benignen paroxysmalen Lagerungsnystagmus (BPLS) treffen zu?

a. Der BPLS ist die häufigste Ursache für rezidivierende Schwindelattacken beim Menschen.

b. Der BPLS betrifft am häufigsten den hinteren Bogengang.

c. Beim BPLS findet sich häufig auch ein positiver Provokationsnystagmus nach Kopfschütteln.

d. Therapie der Wahl ist Bettruhe für 2 Tage.

e. Der BPLS tritt bei ca. 10% der Betroffenen rezidivierend auf.

✓ Antworten

a. **Richtig.** In großen Schwindelambulanzen findet sich der BPLS bei bis zu 25% der Patienten.

b. **Richtig.** Am häufigsten ist der rechte hintere (posteriore) Bogengang betroffen.

c. **Falsch.** Beim BPLS tritt ein lagerungsabhängiger Nystagmus auf. Ein positiver Provokationsnystagmus findet sich am häufigsten bei Patienten mit einem residuell peripher-vestibulären Defizit nach einer Neuritis vestibularis.

d. **Falsch.** Therapie der Wahl ist die Durchführung eines dem Bogengang entsprechenden Befreiungsmanövers, um die Otholiten aus dem Bogengang herauszuspülen.

e. **Falsch.** Der BPLS tritt bei bis zu 50% der Patienten rezidivierend auf.

❓ 70 Welche Aussagen zum Schwindel bei älteren Menschen treffen zu?

a. Eine Polyneuropathie ist eine häufige Ursache für einen Schwankschwindel bei älteren Menschen.

b. Kardiale Erkrankungen können zu rezidivierenden Schwindelattacken führen.

c. Schwindel bei älteren Menschen ist oft multifaktoriell.

d. Bei älteren Menschen ist der phobische Schwankschwindel die häufigste Diagnose.

e. Eine zentral-vestibuläre Ursache ist bei älteren Menschen mit Schwindel seltener als bei jüngeren Menschen.

✓ Antworten

a. **Richtig.** Diese Patienten geben häufig einen dauerhaften Schwankschwindel oder eine Gangunsicherheit mit Zunahme beim Gehen in Dunkelheit an.

b. **Richtig.** Längere kardiale Pausen bei einem höheren AV-Block, Sick-Sinus-Syndrom oder auch Herzrhythmusstörungen wie Vorhofflimmern können zu Schwindelattacken führen.

c. **Richtig.** Deshalb ist eine genaue Anamnese (inkl. Medikamentenanamnese!) und klinische Untersuchung besonders wichtig bei dieser Patientengruppe. In der Regel sind mehrere Zusatzuntersuchungen notwendig.

d. **Falsch.** Der benigne paroxysmale Lagerungsschwindel ist die häufigste Schwindelursache in dieser Patientengruppe.

e. **Falsch.** Die häufigste Ursache des zentral-vestibulären Schwindels ist ein ischämischer Infarkt im Kleinhirn oder Hirnstamm. Da das Risiko für einen Hirninfarkt mit dem Alter steigt, kommt ein zentral-vestibulärer Schwindel häufiger bei älteren Menschen vor. Bei diesen Patienten sollte eine Kernspintomographie des Schädels erfolgen.

❓ 71 Welche Aussagen zum M. Meniere treffen zu?

a. Therapie der Wahl ist die Saccotomie.

b. Die häufigste Ursache ist eine abgelaufene Meningitis.

c. Beim M. Meniere ist nur ein Innenohr betroffen.

d. Die Therapie mit Betahistin wird beim M. Meniere in einer Dosierung von 2×6 mg täglich empfohlen.

e. Die intratympanale Applikation von Gentamycin stellt eine Therapieoption dar.

✓ Antworten

a. **Falsch.** Die Saccotomie ist nach den Ergebnissen einer randomisierten Studie nicht besser wirksam als ein Placebo-Eingriff.

b. **Falsch.** Die Ursache des Endolymphhydrops beim M. Meniere ist bisher nicht bekannt.

c. **Falsch.** Initial ist bei der Mehrzahl der Patienten mit einem M. Meniere nur ein Innenohr betroffen. Bei ca. 50% der Patienten ist im Verlauf aber auch das andere Innenohr betroffen.

d. **Falsch.** Die aktuellen Leitlinien empfehlen eine deutlich höhere Betahistin-dosis von 3×48 mg täglich oder mehr über mindestens 12 Monate.

e. **Richtig.** Bei Versagen der konservativen Therapie mit Betahistin kommt eine rezidivierende Gabe des ototoxischen Antibiotikums Gentamycin durch den HNO-Arzt als Therapieoption in Betracht.

6 Epilepsien und nichtepileptische Anfälle

6.1 Epilepsien

? 72 Welche Aussagen zu Häufigkeit und Vorkommen von epileptischen Anfällen trifft zu?

a. Bis zu 1% der Bevölkerung leiden an einer Epilepsie.

b. Bis zu 5% aller Menschen entwickeln einmal in ihrem Leben einen epileptischen Anfall.

c. Elektroenzephalographische Zeichen einer erhöhten zerebralen Erregbarkeit finden sich bei 10% der Erwachsenen.

d. Die Mehrzahl der Patienten mit einem ersten unprovozierten Anfall entwickeln innerhalb von einem Jahr weitere Anfälle.

e. Die Häufigkeit der Epilepsie ist im Kindesalter und im späten Erwachsenenalter am geringsten. Am häufigsten ist die Epilepsie zwischen dem 30. und 50. Lebensjahr.

✓ Antworten

a. **Richtig.** Die Prävalenz der Epilepsie liegt in der Bevölkerung bei 0,5–1%.

b. **Richtig.** Etwa 2–5% aller Menschen entwickeln einmal in ihrem Leben einen epileptischen Anfall.

c. **Richtig.** Bei etwa 10% der Gesunden findet man elektroenzephalographisch Zeichen der erhöhten zerebralen Erregbarkeit.

d. **Falsch.** Während es nur bei etwa 35% der Patienten nach einem ersten unprovozierten Anfall zu Anfallsrezidiven innerhalb von fünf Jahren kommt, ist das Risiko bei zwei oder drei unprovozierten Anfällen deutlich häufiger, so entwickeln 75% aller Patienten in den darauffolgenden vier Jahren weitere Anfälle.

e. **Falsch.** Die Inzidenz der Epilepsie ist deutlich altersabhängig, so besteht in der frühen Kindheit eine besonders hohe Inzidenz, im frühen und mittleren Erwachsenenalter ist sie am niedrigsten und steigt dann im älteren Erwachsenenalter wieder deutlich an. Im Kindes- und Jugendalter manifestieren sich überwiegend primär generalisierte Anfälle, während im Erwachsenenalter Epilepsien mit fokalen Anfällen vorherrschen.

? 73 Was passt zu einfach fokalen Anfällen?

a. Fokalmotorische Entäußerungen mit oder ohne Ausbreitung
b. Olfaktorische Halluzinationen
c. Dysmnestische Symptome, z. B. Déjà vu-Erlebnisse
d. Absencen mit atonischer Komponente
e. Symmetrische 3/Hz-Spike-wave-Komplexe mit frontozentralem Amplitudenmaximum

✓ Antworten

a. **Richtig.** Entsprechend der internationalen Klassifikation epileptischer Anfälle gehören zu den einfach fokalen Anfällen solche mit motorischen Zeichen, die fokalmotorisch mit oder ohne Ausbreitung versiv und die Körperhaltung betreffend sein können. Charakteristisch ist der »march of convulsion«.
b. **Richtig.** Einfach fokale Anfälle können sich auch mit olfaktorischen, gustatorischen oder visuellen und auditiven Wahrnehmungen äußern.
c. **Richtig.** Obwohl psychische Symptome häufiger bei komplex fokalen Anfällen auftreten, können auch dysmnestische Symptome wie Déjà vu-Erlebnisse, Illusionen (z. B. Makropsien) und szenische Halluzinationen bei einfach fokalen Anfällen gefunden werden.
d. **Falsch.** Absencen sind generalisierte Anfälle.
e. **Falsch.** Das geschilderte EEG-Muster mit bilateralen regulären, synchronen und symmetrischen 3/s-Spike-wave-Komplexen mit Amplitudenmaximum in der Frontozentralregion findet sich typischerweise bei der Absence-Epilepsie des Kindesalters, der Pyknolepsie. Die Häufigkeit im Kindesalter liegt zwischen 8 und 10%. Typischerweise dauert die Absence zwischen 5 und 15 s, dabei kommt es definitionsgemäß zu einer Bewusstseinspause, danach werden ohne postiktale Umdämmerung die Tätigkeiten fortgesetzt. Die intellektuelle Leistungsfähigkeit kann bei Kindern durch die Häufigkeit der Anfälle allerdings eingeschränkt sein.

? 74 Welche Aussage zu epileptischen Anfällen trifft zu?

a. Ein fokal-motorischer Status wird, wenn er auf wenige Muskelgruppen beschränkt Stunden, Tage oder Wochen andauert, als Epilepsia partialis continua bezeichnet.
b. Auren kommen bei der Temporallappenepilepsie sehr häufig als epigastrische Auren mit dem aufsteigenden Gefühl eines Unwohlseins vor.
c. Komplex fokale Anfälle sind im Erwachsenenalter eher selten.
d. Typische Symptome der komplex fokalen Anfälle sind Automatismen, Stereotypien, Kloni und szenische Handlungen.
e. Als Speech-Arrest wird ein Anfall mit epileptischen Entladungen im unteren Gyrus praecentralis verstanden.

✅ **Antworten**

a. **Richtig.** Umschriebene fokal-motorische Anfälle können, wie andere epileptische Anfälle auch, in einen Status übergehen. Halten sie Stunden, Tage oder Wochen an, bezeichnet man den fokalmotorischen Status als Epilepsie partialis continua oder als Koznevnikov-Status.

b. **Richtig.** Auren können isoliert auftreten, aber auch zu Beginn von komplex fokalen Anfällen. Bei Auren gelingt die lokalisatorische Zuordnung oft gut. Bei Temporalepilepsien finden sich häufig epigastrische Auren mit aufsteigendem Unwohlsein sowie gustatorische oder olfaktorische Auren. Außerdem entstehen oft Déjà vu-Erlebnisse und traumhafte Derealisationserlebnisse.

c. **Falsch.** Bei komplex fokalen Anfällen handelt es sich um die häufigste Anfallsform im Erwachsenenalter. In der Vergangenheit wurden die Begriffe psychomotorische Anfälle, Temporallappenanfälle oder limbische Anfälle synonym verwendet. Diese Terminologie wurde geändert, da komplex fokale Anfälle frontal, temporal, parietal oder auch okzipital ihren Ursprung nehmen können.

d. **Richtig.** Komplex fokale Anfälle gehen mit einer Einschränkung des Bewusstseins einher, fakultativ kommt es zu oralen Automatismen, Stereotypien wie Nesteln, Wischen und Hantieren, Kloni, dystonen Extremitätenbewegungen, Lautäußerungen und auch szenischen Handlungsabläufen.

e. **Richtig.** Unter Speech-Arrest versteht man einen einfach fokalen motorischen Anfall mit phonatorischen Störungen. Dabei kommt es zu einer vorübergehenden Unfähigkeit zu sprechen bei allerdings erhaltenem Sprachverständnis. Epileptischer Fokus ist hier der für die Artikulation zuständige untere Gyrus praecentralis.

❓ **75 Welche Aussagen zu generalisierten Anfällen treffen zu?**

a. Das iktuale EEG der Absencen zeigt ein 3/Hz-Spike-wave-Muster.

b. Myoklonische Anfälle treten bei der juvenilen Myoklonusepilepsie mit mentaler Retardierung auf.

c. Bei Fehlen von Auren kann bei tonisch-klonischen Anfällen ein fokaler Beginn ausgeschlossen werden.

d. In der tonischen Phase von generalisierten tonisch-klonischen Anfällen fallen geschlossene Augen und ein blasses Hautkolorit auf.

e. Bei einem CK-Anstieg auf unter 1000 U/l und einem fehlenden Prolaktinanstieg nach Anfallsereignis kann von psychogenen Anfällen ausgegangen werden.

✓ Antworten

a. **Richtig.** Bei Absencen kommt es zu nichtkonvulsiven Bewusstseinspausen. Die Dauer der Absencen beträgt 5–10 s und ist selten länger. Die Augen des Patienten sind geöffnet, der Blick starr, bisweilen beobachtet man eine leichte Hypotonie der Gesichtsmuskeln. Typischerweise findet man iktual ein symmetrisches regelmäßiges 3/Hz-Spike-wave-Muster.

b. **Falsch.** Die myoklonischen Anfälle äußern sich in Form morgendlicher symmetrischer Zuckungen der Schulter- oder Beckengürtelmuskulatur, wobei das EEG ein Polyspike-wave-Muster zeigt. Wie bei anderen idiopathischen generalisierten Epilepsieformen liegt in der Regel keine mentale Retardierung vor.

c. **Falsch.** Bei generalisierten tonisch-klonischen Anfällen kann es zu Auren unmittelbar vor dem Anfall kommen. Auren beweisen einen primär fokalen Beginn; andererseits kann beim Fehlen einer Aura ein primär fokaler Beginn nicht ausgeschlossen werden.

d. **Falsch.** Bei generalisierten tonisch-klonischen Anfällen werden eine tonische, eine klonische und eine postkonvulsive Phase unterschieden. Bei der tonischen Phase kommt es bei Bewusstlosigkeit mit tonischen Verkrampfung der Muskulatur und Sturz, die Augen sind geöffnet und nach oben verdreht. Es kann zu Zungen- und Wangenbiss kommen. Die Haut ist v. a. im Gesicht gerötet, oft bläulich. Dies ist bedingt durch die Behinderung des venösen Rückstroms. Die klonische Phase ist durch klonische Zuckungen gekennzeichnet, wobei es bei Beugekontraktionen der Arme zu heftigen Ausatemstößen kommt und durch Zungenkloni schaumiger, oft blutiger Speichel aus dem Mund tritt. Urin- und/oder Stuhlabgang sind möglich. In der postklonischen Phase ist die Atmung oft schnell, röchelnd und normalisiert sich, genau wie die Hautfarbe, im Verlauf. Es kommt zu einer verlängerten Reorientierungsphase mit z. T. Agitiertheit.

e. **Falsch.** Die Erhöhung der Kreatinkinase durch die enorme Muskelarbeit bei tonisch-klonischen Anfällen ist häufig auf über 1000 U/l zu verzeichnen, allerdings erlaubt ein fehlender Anstieg nicht die Ausschlussdiagnose. Selten kommt es auch zu höheren CK-Anstiegen bis zu einer Rhabdomyolyse. Die Ausschüttung hypothalamischer Hormone beim generalisierten tonisch-klonischen Anfall kann ebenfalls beim Fehlen nicht differenzialdiagnostisch verwendet werden. Umgekehrt kann der Prolaktinanstieg postiktual auf das 3- bis 30-fache ein Argument gegen psychogene Anfälle sein.

? 76 Welche Aussagen zu kindlichen Epilepsien treffen zu?

a.   Das West-Syndrom ist charakterisiert durch Blitz-Nick-Salaam (BNS)-Anfälle, Hypsarrhythmie im EEG und psychomotorische Entwicklungsstörungen.

b.   Das Lennox-Gastaut-Syndrom ist insbesondere bei Neugeborenen zu beobachten.

c.   Die Pyknolepsie hat eine genetische Komponente und wird am häufigsten zwischen dem sechsten und siebten Lebensjahr beobachtet.

d.   Die Rolando-Epilepsie wird auch als benigne Epilepsie des Kindesalters mit zentrotemporalen Spikes bezeichnet.

e.   Bei der juvenilen Absence-Epilepsie sind psychomotorische Auffälligkeiten, eine Persistenz der Absencen nach dem 25. Lebensjahr und eine pyknoleptische Anfallsfrequenz prognostisch ungünstig.

✓ Antworten

a.   **Richtig.** Das West-Syndrom ist gekennzeichnet durch BNS-Anfälle, psychomotorische Retardierung und neurologische Auffälligkeiten. Es tritt häufiger bei Jungen als bei Mädchen auf, v. a. im 3.–8. Lebensmonat. Charakteristisch ist die Hypsarrhythmie, therapeutisch wird Vigabatrin neben Valproat gegeben.

b.   **Falsch.** Das Lennox-Gastault-Syndrom ist eine Epilepsie-Form, die erst im frühen Kindesalter beginnt, meist zwischen dem 2. und 8. Lebensjahr. Beim Lennox-Gastault-Syndrom sind v. a. tonische Anfälle, aber auch atypische Absencen, atonische Anfälle, tonisch-klonische Anfälle, myoklonische Anfälle zu beobachten, außerdem eine psychomentale Retardierung. Die Prognose ist oft schlecht, es kommt oft zu einer geistigen Retardierung und Anfallsfreiheit ist kaum zu erreichen.

c.   **Richtig.** Die Absence-Epilepsie des Kindesalters wird auch als Pyknolepsie bezeichnet. Eine positive Familienananmnese ist oft zu finden, eine genetische Ätiologie ist wahrscheinlich. Die Erkrankung beginnt zwischen dem 6. und 7. Lebensjahr. Typisch sind die komplexen und langen Absencen mit 5–15 s Dauer in pyknoleptischer Häufung. Die Prognose ist günstig.

d.   **Richtig.** Die Rolando-Epilepsie wird als benigne Epilepsie des Kindesalters mit zentrotemporalen Spikes bezeichnet. Sie hat einen Häufigkeitsgipfel zwischen dem 4. und 8. Lebensjahr, eine genetische Determination spielt eine Rolle. Typisch sind sensomotorische Anfälle mit Paraesthesien im Lippen-Wangen-Bereich, tonisch-klonische Anfälle im Bereich des Mundes und der Kaumuskulatur. Es kann zu einem Speech-Arrest kommen, in etwa 20% treten sekundär generalisierte Anfälle auf. Meist kommt es zu einer Spontanremission in der Pubertät.

e. **Richtig.** Bei der juvenilen Absence-Epilepsie sind einige prognostisch ungünstige Faktoren beschrieben, hierzu zählen die pyknoleptische Anfallshäufung, diffuse oder Schlaf-Grand-mal-Anfälle, Absencen- oder Grand-mal-Status, psychomotorische Auffälligkeiten, Verlangsamung der Grundaktivität im EEG und eine Persistenz nach dem 25. Lebensjahr.

77 **Welche Aussagen zu provozierenden Faktoren epileptischer Anfälle treffen zu?**

a. Ein einzelner Alkoholexzess bei nicht alkoholabhängigen Patienten löst keinen epileptischen Anfall aus.

b. Schlafentzug ist ein bekannter und wichtiger anfallsprovozierender Faktor.

c. Typische metabolische anfallsprovozierende Faktoren sind eine Hyponatriämie, eine Hypokalzämie sowie eine Hypoglykämie.

d. Wichtiger Anfallsauslöser ist das plötzliche Weglassen einer dauerhaften Theophyllinmedikation aufgrund dessen anfallsschützender Wirkung.

e. Angiome, Sinusthrombosen, zerebrale Ischämien, Kontusionen und Hirnblutungen können epileptische Anfälle begünstigen.

Antworten

a. **Falsch.** Alkoholentzug ist einer der häufigsten auslösenden Mechanismen für epileptische Anfälle im Erwachsenenalter. Dabei kommt es bei Alkoholabstinenz zwischen 24 und 48 Stunden nach letztem Alkoholkonsum im Rahmen einer langjährigen Alkoholabhängigkeit zu Grand-mal-Anfällen. Allerdings kann auch der einmalige Alkoholexzess bei sonst gesunden Menschen ohne Alkoholabhängigkeit einen Anfall provozieren.

b. **Richtig.** Schlafmangel ist eine der wichtigsten anfallsprovozierenden Faktoren. Dabei ist v. a. das Schlafdefizit und weniger die Verschiebung der Schlafzeit relevant.

c. **Richtig.** Metabolische Ursachen können Störungen des Wasser- und Elektrolythaushalts, des Kohlenhydrathaushalts, des Aminosäurestoffwechsels aber auch Hyperthyreose, Eklampsie und Urämie sein.

d. **Falsch.** Theophyllin hat eine anfallsprovozierende Wirkung.

e. **Richtig.** Zerebrale Läsionen wie Angiome, Sinusthrombosen, Ischämien, Blutungen oder Kontusionen können Anfälle bedingen.

78 **Welche Aussage zur Therapie der Epilepsie trifft zu?**

a. Prinzip der antiepileptischen Therapie ist bei Versagen der Ersttherapie zunächst die alternative Monotherapie.

b. Etwa ⅓ der Patienten ohne ausreichenden Effekt einer Monotherapie profitieren von einem zweiten oder dritten Add-on-Antiepileptikum.

c. Der Begriff der Pharmakoresistenz ist obsolet, weil mit den neuen Antiepileptika die vorher scheinbar pharmakorefraktären Patienten alle anfallsfrei werden können.

d. Bei Antiepileptika empfiehlt sich das Ankreuzen des Aut-idem-Kästchens auf dem Rezept.

e. Um Therapierefraktärität zu beurteilen, muss der Therapieversuch angemessen und adäquat gewesen sein.

✅ Antworten

a. **Richtig.** Erwachsene Patienten mit Epilepsie werden mit dem ersten Medikament zu ca. 50%, mit Umstellung auf ein zweites Antiepileptikum in weiteren 20% anfallsfrei.

b. **Richtig.** Studien zeigten, dass etwa ⅓ der Patienten ohne ausreichenden Effekt des ersten allein eingesetzten Antiepileptikums von der Zugabe eines zweiten oder dritten Antiepileptikums in Kombinationstherapie profitieren.

c. **Falsch.** Die neueren Antiepileptika zeigen bei scheinbar pharmakorefraktären Patienten eine 10–20%ige Chance Anfallsfreiheit zu erreichen. Nach der Definition der internationalen Liga gegen Epilepsie soll von Pharmakoresistenz gesprochen werden, wenn nach adäquaten Behandlungsversuchen mit zwei vertragenen, geeigneten und angemessen angewendeten Antiepileptika (als Monotherapie oder in Kombination) keine anhaltende Anfallsfreiheit erreicht wird.

d. **Richtig.** Die Ad-hoc-Kommission der deutschen Gesellschaft für Epileptologie empfiehlt das Ankreuzen des Aut-idem-Kästchens beim Einsatz von Antiepileptika. Dabei geht es nicht um das grundsätzliche Nichtverordnen von Generika. Lediglich den Wechsel zwischen Generikum und Originalpräparat gilt es zu vermeiden.

e. **Richtig.** Die Ad-hoc-task-force der Kommission für therapeutische Strategien der internationalen Liga gegen die Epilepsie hat die medikamentös schwer behandelbare oder refraktäre Epilepsie neu definiert. Dabei ist ein Therapieversuch, der für die Beurteilung eines Ansprechens herangezogen werden soll, auf Angemessenheit und Adäquatheit zu überprüfen. Auch die Einnahme und Anwendung muss kontrolliert erfolgt sein.

❓ 79 Welche Aussage zur antiepileptischen Therapie mit Carbamazepin trifft zu?

a. Carbamazepin ist wirksam bei fokalen und fokal eingeleiteten sekundär generalisierten Anfällen.

b. Die Tagesdosis kann um 200 mg alle 2 Tage auf eine Zieldosis von 600–800 mg täglich bei Erwachsenen erhöht werden.

c. Keinesfalls darf die Dosis 1600 mg täglich überschreiten.

d. Bei myoklonischen Anfällen und Absencen ist Carbamazepin besonders wirksam.

e. Allergien sind bei Carbamazepin relativ häufig.

✅ **Antworten**

a. **Richtig.** Carbamazepin wird bei fokalen und sekundär generalisierten Anfällen eingesetzt.

b. **Richtig.** Die Tagesdosis wird alle zwei Tage auf 600–800 mg täglich gesteigert. Im höheren Lebensalter sind Dosen von 400 mg als Zieldosis oftmals ausreichend.

c. **Falsch.** Teilweise können auch Dosen über 1600 mg/Tag notwendig sein, sofern dies nicht zu intolerablen Nebenwirkungen führt.

d. **Falsch.** Bei Absencen und myoklonischen Anfälle kann Carbamazepin zu einer Verschlechterung der Symptomatik führen.

e. **Richtig.** Carbamazepin führt zu zahlreichen Nebenwirkungen, darunter auch Allergien und Hautausschlägen.

❓ **80 Welche Aussage zur antiepileptischen Therapie mit Gabapentin, Lamotrigin und Levetiracetam trifft zu?**

a. Gabapentin ist aufgrund des hohen Interaktionspotenzials bei älteren Patienten zu vermeiden.

b. Als Anfangsdosis von Gabapentin werden 300–400 mg täglich empfohlen.

c. Die gefährlichste Nebenwirkung von Lamotrigin stellt das potenziell lebensbedrohliche Steven-Johnson-Syndrom dar.

d. Lamotrigin wirkt vornehmlich bei der Absence-Epilepsie.

e. Bei Levetiracetam liegt die Initialdosis zwischen 500 und 1000 mg.

✅ **Antworten**

a. **Falsch.** Gabapentin wirkt weder leberenzyminduzierend noch -inhibierend. Das Interaktionspotenzial ist sehr niedrig. Deshalb ist es bei älteren Patienten gut einzusetzen. Im höheren Lebensalter oder bei eingeschränkter Nierenfunktion ist allerdings eine Reduktion der Zieldosis erforderlich.

b. **Richtig.** Bei Gabapentin kann die Anfangsdosis zwischen 300 und 400 mg täglich gewählt werden. Diese ist auf zunächst 1800 mg und danach, in Abhängigkeit von Wirkung und Verträglichkeit, auf bis zu 3600 oder sogar 4800 mg/Tag zu steigern.

c. **Richtig.** Die relevanteste Nebenwirkung von Lamotrigin sind Hautausschläge bis hin zu einem potenziell lebensbedrohlichen Stevens-Johnson-Syndrom, wobei hierfür das zu rasche Aufdosieren und die Kombination mit Valproinsäure prädisponieren.

d. **Falsch.** Das Wirkspektrum von Lamotrigin ist sehr breit. Es wirkt bei fokalen und generalisierten Anfällen.

e. **Richtig.** Vorteil von Levetiracetam ist die rasche Aufdosierbarkeit. Die Initialdosis wird meist zwischen 500 und 1000 mg gewählt. Bei Tagesdosen von 2000 mg ist mit vermehrten neurotoxischen Nebenwirkungen wie Müdigkeit und Schwindel zu rechnen, psychiatrische Nebenwirkungen wie Agitiertheit und Unruhe sind schon bei niedrigen Dosierungen möglich.

❓ 81 Welche Aussage zu Antiepileptika trifft zu?

a. Der Nachteil von Oxcarbazepin gegenüber Carbamazepin ist die hohe Rate an Hyponatriämien.

b. Oxcarbazepin wird hepatisch und renal eliminiert.

c. Phenytoin hat als Enzyminhibitor kaum Interaktionspotenzial.

d. Topiramat sollte mit 25–50 mg eindosiert und dann in ein- bis zweiwöchentlichen Schritten um 25–50 mg erhöht werden.

e. Topiramat kann zu einer Gewichtsabnahme als Nebenwirkung führen.

✅ Antworten

a. **Richtig.** Ein Nachteil von Oxcarbazepin gegenüber Carbamazepin besteht darin, dass es noch häufiger als bei Carbamazepin zu symptomatischen Hyponatriämien kommen kann.

b. **Richtig.** Die Elimination bei Oxcarbazepin ist zu 50% hepatisch und zu 50% renal.

c. **Falsch.** Phenytoin hat ein hohes Interaktionspotenzial, wirkt als Leberenzyminduktor, nicht als Leberenzyminhibitor. Es wird zu 90% hepatisch und zu weniger als 10% renal verstoffwechselt.

d. **Richtig.** Die Behandlung mit Topiramat ist mit 25–50 mg zu starten und dann alle ein bis zwei Wochen um 25–50 mg/Tag zu erhöhen. Manche Patienten profitieren bereits von niedrigen Dosen von 75–100 mg, während andere 300 mg/Tag benötigen und tolerieren.

e. **Richtig.** Eine relevante Nebenwirkung von Topiramat sind kognitive Einschränkungen, eine Gewichtsabnahme tritt bei 15% der Patienten auf.

❓ 82 Welche Aussage zur Behandlung des Status epilepticus trifft zu?

a. Die Initialbehandlung eines konvulsiven Status erfolgt üblicherweise mit Benzodiazepinen.

b. Lorazepam wird wegen der besseren Verträglichkeit und wegen einer überlegenen Wirksamkeit zunehmend gegenüber Diazepam und Clonazepam vorgezogen.

c. Beim nichtkonvulsiven Status epilepticus ist ein genauso aggressives Therapieprocedere wie bei einem konvulsiven Status epilepticus erforderlich.

d. Die Statusbehandlung mit Valproinsäure bietet den Vorteil einer fehlenden Sedierung.
e. Midazolam hat den Vorteil der intramuskulären Verabreichung.

✅ Antworten

a. **Richtig.** Die Initialbehandlung eines konvulsiven Status epilepticus erfolgt üblicherweise mit Benzodiazepinen. Bei Persistenz werden Phenytoin, Valproat, Levetiracetam oder Phenobarbital parenteral gegeben.
b. **Richtig.** Lorazepam wird nicht nur wegen der besseren Wirksamkeit, sondern auch wegen der besseren Verträglichkeit (geringer Sedierung oder Atemdepression!) Diazepam oder Clonazepam vorgezogen.
c. **Falsch.** Oftmals ist bei einem nichtkonvulsiven Status epilepticus eine weniger aggressive Therapie als beim Grand-mal-Status erforderlich. Die Behandlung eines nichtkonvulsiven Status erfolgt in der Regel mit Benzodiazepinen, womit ein kurz bestehender Status häufig innerhalb von Sekunden durchbrochen werden kann. Außerdem ist die Aufdosierung der vorbestehenden antiepileptischen Medikation sinnvoll.
d. **Richtig.** In der Statusbehandlung hat Valproinsäure den Vorteil einer fehlenden Sedierung.
e. **Richtig.** Midazolam hat den Vorteil der raschen und guten Wirkung bei auch intramuskulärer, buccaler oder nasaler Gabe.

6.2 Nichtepileptische Anfälle

❓ 83 Welche Aussage zu nichtepileptischen Anfällen trifft zu?

a. Wichtig sind Anamnese und Fremdanamnese zur Differenzierung der Anfallstypen.
b. Bei der differenzialdiagnostischen Abklärung von nichtepileptischen Anfällen sollte der Untersucher direkt hypothesengestützt Kontextmerkmale und Symptome abfragen und keinesfalls den Patienten frei erzählen lassen.
c. Bei vorübergehenden Bewusstlosigkeiten (TLOC, »transient loss of consciousness«) ist ein 12-Kanal-EKG differenzialdiagnostisch obligatorisch.
d. Der Begriff Synkope ist die adäquate Übersetzung des Begriffs »transient loss of consciousness«.
e. Synkopen sind pathophysiologisch durch eine globale Reduktion der Hirndurchblutung gekennzeichnet.

✅ Antworten

a. **Richtig.** Der erste Schritt zur Identifizierung der Anfallsentität ist die genaue Beschreibung des Anfalls. Gezielt sollten Semiologie, Dauer des Ereignisses und auslösende Faktoren erfragt werden.

b. **Falsch.** Bei der Eingrenzung nichtepileptischer Anfälle ist es wichtig, den Patienten und mögliche Anfallszeugen zu interviewen. Dabei sollten der Patient und der Zeuge erst einmal ausreichend Gelegenheit bekommen, die Erinnerungen an das Anfallsgeschehen mit eigenen Worten zu schildern. Der Untersucher sollte erst später bestimmte Kontextmerkmale und Symptome gezielt erfragen.

c. **Richtig.** Obligatorische Basisdiagnostik bei »transient loss of consciousness« ist neben Anamnese und körperlicher Untersuchung ein 12-Kanal-EKG.

d. **Falsch.** Der Begriff »kurzzeitige Ohnmacht« oder »kurzzeitiger Bewusstseinsverlust« entspricht dem »transient loss of consciousness« (TLOC). Fälschlicherweise wird oft synonym der Begriff »Synkope« verwendet, dieser ist jedoch reserviert für kurzzeitige Ohnmachten, die durch eine globale Reduktion der Hirndurchblutung verursacht sind.

e. **Richtig.** Synkopen stellen Sekunden bis Minuten bestehende Bewusstseinsstörungen bei einer globalen Minderung der Hirndurchblutung dar, dies ist der gemeinsame pathophysiologische Nenner aller Synkopenformen, die sich ätiologisch jedoch in ihrer Ursache sehr unterscheiden können.

❓ 84 Welche Aussagen zu den Ursachen von Synkopen treffen zu?

a. Ursächlich können die kardiogenen Synkopen von den neurogenen Synkopen unterschieden werden.

b. Kardiogene Synkopenursachen können Herzrhythmusstörungen oder strukturelle Herzerkrankungen sein.

c. Bei vasovagalen Synkopen sollten stets eine kraniale MRT und eine TEE durchgeführt werden.

d. Unterformen der vasovagalen Synkope sind die neurokardiogene Synkope, die blut- und verletzungsassoziierte Synkope, die Synkope durch viszerale Reizung und der hypersensitive Karotissinus.

e. Bei dissoziativen Anfällen ist die Dauer der Bewusstseinsstörung häufig länger als bei der Synkope und die Augen sind fest verschlossen.

✅ Antworten

a. **Richtig.** Synkopen können durch einen vorübergehenden Verlust der Pumpleistung des Herzens (kardiogene Synkopen) bedingt sein oder aber durch das Versagen der autonomen Kreislaufregulationsmechanismen (neurogene Synkopen).

b. **Richtig.** Kardiogene Synkopen können durch bradykarde Herzrhythmusstörungen (Sick-Sinus-Syndrom, AV-Blockierung zweiten und dritten Grades), tachykarde Herzrhythmusstörungen (ventrikuläre oder supraventrikuläre Tachykardien) und strukturelle Herzerkrankungen wie Aortenstenose, obstruktive Kardiomyopathie oder akuten Herzinfarkt bedingt sein.

c. **Falsch.** Bei der Diagnose von vasovagalen Synkopen ist die Anamnese in Verbindung mit unauffälligem körperlichen und EKG-Befund wegweisend, bei typischer Schilderung ist eine weitere Zusatzdiagnostik jedoch entbehrlich.

d. **Richtig.** Die vasovagale Synkope kann als neurokardiogene Synkope nach langem Stehen, als blut- oder verletzungsassoziierte Synkope, nach viszeraler Reizung beim Schlucken oder bei Miktion oder bei hypersensitivem Karotissinus durch lokalen Druck entstehen.

e. **Richtig.** Eine wichtige Differenzialdiagnose bei »transient loss of consciousness« und Synkopen stellen die dissoziativen Anfälle dar. Diese sind mit einem länger andauernden Fehlen der Reaktion auf Ansprache und geschlossenen Augen assoziiert.

⁇ 85 Welche Aussage zur Narkolepsie trifft zu?

a. Kernmerkmal der Narkolepsie ist die Kataplexie.

b. Die Verminderung der hypocretinsezernierenden Neurone im dorsolateralen Hypothalamus spielt eine Rolle.

c. Schlafattacken treten nicht nur in monotoner Umgebung, sondern auch am Steuer des Autos auf.

d. Der plötzlich einsetzende Tonusverlust der Skelettmuskulatur bei der Kataplexie wird affektgetriggert ausgelöst.

e. Hypnagoge Halluzinationen äußern sich durch das Sehen von Farbmustern.

✅ Antworten

a. **Falsch.** Die Narkolepsie tritt mit und ohne Kataplexie auf. Kernmerkmal der Narkolepsie ist die Tagesschläfrigkeit mit imperativen Einschlafattacken. Zusätzliche Symptome können fehlen, oft sind jedoch Kataplexie, Schlafparalyse und hypnagoge Halluzinationen assoziiert.

b. **Richtig.** Pathophysiologisch bestehen Dysfunktionen in mehreren Transmittersystemen. Am besten untersucht ist Hypocretin (Orexin). Eine Verminderung der hypocretinsezernierenden Neurone im dorsolateralen Hypothalamus stellt das wesentliche Korrelat der Narkolepsie dar. Der Nachweis eines deutlich erniedrigten Hypocretinspiegels im Liquor ist ein wichtiger Biomarker der Narkolepsie.

c. **Richtig.** Die Tagesschläfrigkeit und die imperativen Schlafattacken sind ein typisches Merkmal der Narkolepsie. Dies kann fast in allen Situationen auftreten, nicht nur in monotoner Umgebung, sondern auch während eines Gespräches oder am Steuer eines Autos.

d. **Richtig.** Bei Kataplexien handelt es sich um einen plötzlich einsetzenden Tonusverlust der Skelettmuskulatur. Die Bandbreite reicht von einer isolierten Schwächung der Gesichts- und Kiefermuskulatur bis zu Stürzen durch

Beinlähmungen. Auslösend wirken intensive Affekte wie Freude, Schreck und Belustigung.

e. **Falsch.** Hypnagoge Halluzinationen treten bei Narkolepsie auf und sind szenische visuelle oder akustische Halluzinationen, die vor dem Einschlafen oder nach dem Aufwachen in das Wachbewusstsein eindringen und der Traumaktivität des REM-Schlafs entsprechen.

? 86 Welche Aussagen zur Narkolepsie und den Parasomnien treffen zu?

a. Bei einer Narkolepsie ohne Kataplexie sind differenzialdiagnostisch andere Erkrankungen nicht auszuschließen.

b. Diagnostisch sollten der multiple Schlaflatenztest und die Bestimmung des Hypocretins im Liquor erfolgen.

c. Eine Differenzialdiagnose der Narkolepsie stellt das Schlaf-Apnoe-Syndrom dar.

d. Therapeutisch sind neben Stimulanzien wie Modafinil und Methylphenidat auch verhaltenstherapeutische Beratungen bei der Narkolepsie sinnvoll.

e. Schlafwandeln tritt hauptsächlich im Erwachsenenalter auf.

✓ Antworten

a. **Richtig.** Bei Verdacht auf Narkolepsie ohne Kataplexie ist im stärkeren Ausmaß an die differenzialdiagnostische Abgrenzung zu denken.

b. **Richtig.** Diagnostisch empfiehlt sich die Durchführung des multiplen Schlaflatenztests, bei dem mittels polysomnographischer Ableitung Einschlafphasen tagsüber analysiert werden. Bei der Narkolepsie sind eine Einschlaflatenz von <8 min sowie bei mindestens zwei von fünf aufgezeichneten Tagesschläfen der Nachweis von Sleep-Onset-REM, also von REM-Schlaf direkt nach dem Einschlafen typisch. Der fehlende Nachweis von Hypocretin im Liquor kann zur Diagnosesicherung herangezogen werden.

c. **Richtig.** Das Schlaf-Apnoe-Syndrom führt auch zu Hypersomnie und Tagesschläfrigkeit und stellt deshalb eine wichtige Differenzialdiagnose dar.

d. **Richtig.** Neben der medikamentösen Behandlung mit Stimulanzien wie Modafinil und Methylphenidat zur Behandlung der Tagesschläfrigkeit stellt auch die verhaltenstherapeutische Beratung des Patienten mit Erlangung von Verständnis für die Erkrankung und Identifizierung von Einflussfaktoren und deren Modifikation eine wichtige therapeutische Basis dar. So kann die Emotionskontrolle helfen kataplektische Anfälle zu vermeiden.

e. **Falsch.** Schlafwandeln als plötzliches Auftreten von zielgerichteten und komplexen Verhaltensweisen während des Tiefschlafs ist bis zum 12. Lebensjahr häufiger, im Erwachsenenalter selten.

7   Zerebrovaskuläre Erkrankungen

7.1   Schlaganfall und TIA

87 Welche Aussagen zur Kombinationstherapie Acetylsalicylsäure (ASS) und Clopidogrel in der langfristigen Sekundärprophylaxe des Schlaganfalls treffen zu?

a. Die Kombination ASS/Clopidogrel ist der Kombinationstherapie ASS/Dipyridamol überlegen.

b. Die Blutungsrate ist signifikant gegenüber einer ASS-Monotherapie erhöht.

c. Die Kombination sollte bei einem Patienten mit begleitender pAVK eingesetzt werden.

d. Die Kombination ASS/Clopidogrel sollte bei Schlaganfallpatienten mit dem Nachweis eines persistierenden Foramen ovale eingesetzt werden.

e. Die Kombination ASS/Clopidogrel ist einer Antikoagulation mit Marcumar bei Patienten mit Vorhofflimmern überlegen.

Antworten

a. **Falsch.** Beide Kombinationen wurden bisher nicht miteinander in der langfristigen Sekundärprophylaxe des Schlaganfalls verglichen.

b. **Richtig.** In der randomisierten MATCH-Studie war die Blutungsrate unter der doppelten Thrombozytenfunktionshemmung signifikant erhöht.

c. **Falsch.** Clopidogrel ist ASS zwar bei Patienten mit einer pAVK nach den Ergebnissen der CAPRIE-Studie überlegen; aufgrund der Ergebnisse der MATCH-Studie sollte aber wegen der erhöhten Blutungsrate die Kombination auch nicht bei Schlaganfallpatienten mit begleitender pAVK längerfristig eingesetzt werden.

d. **Falsch.** Die Kombination wurde noch nicht bei Schlaganfallpatienten mit einem persistierenden Foramen ovale in randomisierten Studien untersucht. Diese Patienten sollten nach einem ersten Schlaganfall mit alleiniger Gabe von ASS behandelt werden.

e. **Falsch.** Die orale Antikoagulation ist bei gleicher Blutungsrate durch eine Verhinderung ischämischer Schlaganfälle dieser Kombinationstherapie überlegen.

88 Welche Aussagen treffen auf den Kopfschmerz, der zu Beginn einer ASS/Dipyridamol-Therapie auftreten kann, zu?

a. Zur Therapie wird der Einsatz eines Betablockers in den ersten 14 Tagen empfohlen.

b. Der Kopfschmerz tritt zusammen mit trigeminoautonomen Symptomen auf.

c. Bei Auftreten von Kopfschmerzen sollte ASS/Dipyridamol abgesetzt werden.

d. Zur Therapie sollte ASS/Dipyridamol über 14 Tage nur einmal täglich (1×25/200 mg/Tag) mit zusätzlich 50 mg ASS/Tag eingesetzt werden.

e. Die Therapie der Wahl ist der Einsatz eines Triptans.

✓ Antworten

a. **Falsch.** Eine Wirksamkeit eines Betablockers über solch einen kurzen Zeitraum ist bei unter ASS/Dipyridamol aufgetretenen Kopfschmerzen noch nicht untersucht worden.

b. **Falsch.** Der Kopfschmerz hat einen migräneartigen Charakter, geht aber nicht mit trigeminoautonomen Symptomen einher.

c. **Falsch.** Der Kopfschmerz tritt meist nur transient über einige Tage auf und kann durch eine vorübergehende Dosisreduktion behandelt werden: ▶ d.

d. **Richtig.** Wichtig ist die zusätzliche Gabe von ASS, damit eine ausreichende Thrombozytenfunktionshemmung besteht.

e. **Falsch.** Der Kopfschmerz hat zwar migräneartigen Charakter, Triptane sollten aber aufgrund der vorhergegangenen zerebralen Ischämie aufgrund ihrer vasokonstriktorischen Eigenschaften nicht eingesetzt werden.

❓ 89 Welche Aussagen zur Sekundärprophylaxe mit einer oralen Antikoagulation treffen zu?

a. Eine orale Antikoagulation mit Phenprocoumon (Marcumar) sollte nicht bei Patienten über 80 Jahre aufgrund des erhöhten Sturzrisikos durchgeführt werden.

b. Bei Patienten >80 Jahren wird eine orale Antikoagulation »light« mit einem Ziel-INR von 1,4–2,8 empfohlen.

c. Phenprocoumon ist den Thrombozytenfunktionshemmern in der Sekundärprophylaxe einer symptomatischen intrakraniellen Stenose überlegen.

d. Phenprocoumon ist der Kombinationstherapie von ASS/Clopidogrel beim kardioembolischen Schlaganfall überlegen.

e. Bei den neuen oralen Antikoagulanzien (direkte Thrombinhibitoren und Faktor-Xa-Antagonisten) müssen im Gegensatz zu Phenprocoumon keine Gerinnungskontrollen erfolgen.

✓ Antworten

a. **Falsch.** Gerade Patienten >80 Jahre mit einem Vorhofflimmern haben das größte Schlaganfallrisiko und sollten daher möglichst antikoaguliert werden. Theoretisch muss ein Marcumarpatient ca. 250-mal stürzen, um dadurch eine Blutung auszulösen.

b. **Falsch.** Unter einem INR-Wert von 2,0 steigt das Risiko für einen ischämischen Schlaganfall an. Auch bei >80-jährige Patienten sollte der INR-Zielwert zwischen 2,0 und 3,0 liegen.

c. **Falsch.** Marcumar hat bei diesen Patienten ein erhöhtes Blutungs- und Mortalitätsrisiko ohne besseren Effekt.

d. **Richtig.** Marcumar verhindert bei Patienten mit kardioembolischem Schlaganfall (hauptsächlich Vorhofflimmern) signifikant häufiger ischämische Schlaganfälle. Die Blutungsrate ist unter Marcumar und ASS/Clopidogrel gleich.

e. **Richtig.** Die direkten Thrombinhibitoren und Faktor-Xa-Antagonisten werden in einer festen Dosis eingenommen und es muss keine Anpassung anhand der Messung von Gerinnungsparametern erfolgen.

? **90 Welche Aussagen zum Nachweis eines persistierenden Foramen ovale (PFO) bei einem Patienten mit einem erstmaligen kryptogenen ischämischen Schlaganfall treffen zu?**

a. Die Therapie der Wahl ist eine orale Antikoagulation mit Marcumar (Ziel-INR: 2–3).

b. Ein PFO ist sowohl bei jüngeren als auch älteren Patienten mit einem kryptogenen Schlaganfall häufiger nachweisbar als bei Patienten mit einer anderen Schlaganfallätiologie.

c. Die Therapie der Wahl ist der interventionelle Schirmchenverschluss des PFO.

d. Ein PFO findet sich bei 40% der Normalbevölkerung.

e. Die transösophageale Echokardiographie (TEE) ist die Methode der Wahl, um ein PFO nachzuweisen.

✓ Antworten

a. **Falsch.** Die Therapie der Wahl nach erstmaligem Schlaganfall ist die Gabe von Thrombozytenfunktionshemmern (ASS).

b. **Richtig.** Bei Patienten mit unklarer Schlaganfallursache (kryptogenem Schlaganfall) findet sich unabhängig vom Alter häufiger ein PFO als bei Patienten mit nachgewiesener Schlaganfallursache. Es ist allerdings immer noch nicht klar, welcher Pathomechanismus genau zu einem Schlaganfall bei Patienten mit einem PFO führt.

c. **Falsch.** Die randomisierte CLOSURE-I-Studie fand keinen Unterschied zwischen dem Schirmchenverschluss des PFO oder der Gabe von ASS, aber mehr Komplikationen bei den mit einem Schirmchenverschluss behandelten Patienten.

d. **Falsch.** In der Gesamtbevölkerung findet man bei etwa 25% ein persistierendes Foramen ovale.

e. **Richtig.** In der transösophagealen Echokardiographie kann man das PFO direkt durch den Übertritt von Kontrastmittel zwischen den Vorhöfen nachweisen. Indirekt erlaubt die transkranielle Dopplersonographie mit nichtlungengängigem Kontrastmittel den Nachweis (sog. Bubbles-Test).

? **91 Sekundärprophylaxe**

Sie müssen die Entscheidung über eine sekundärprophylaktische Therapie für eine 85-jährige Patientin mit einem kardioembolischen Schlaganfall bei paroxysmalem Vorhofflimmern treffen. Sie lebt mit ihrem Ehemann zu Hause und kann nach ihrem Schlaganfall ohne Hilfsmittel gehen und sich selbst versorgen, hat aber zwei künstliche Hüftgelenke und ist im letzten Jahr einmal gestürzt. Welche Therapie empfehlen Sie der Patientin?

a. Eine orale Antikoagulation mit dem Thrombinhibitor Dabigatran in der Dosis von 2×110 mg oder dem Faktor-Xa-Inhibitor Rivaroxaban in der Dosis von 1×20 mg.

b. Auf Grund der künstlichen Hüftgelenke und der damit erhöhten Sturz- und Blutungsgefahr 100 mg ASS/Tag.

c. Auf Grund des hohen Alters eine orale Antikoagulation mit Marcumar mit einem Ziel-INR von 1,4–2,8.

d. Eine orale Antikoagulation mit Marcumar mit einem Ziel-INR von 2–3.

e. Bei paroxysmalem Vorhofflimmern ist keine dauerhafte Antikoagulation oder Thrombozytenfunktionshemmung notwendig.

✓ **Antworten**

a. **Richtig.** Die beiden neuen Antikoagulanzien sind Alternativen zu Marcumar. Bei Patienten über 80 Jahren wird bei Dabigatran die niedrigere Dosis von 2×110 mg empfohlen. Die Standarddosis beträgt 2×150 mg.

b. **Falsch.** Nach aktuellen Studienergebnissen müsste die Patientin statistisch mindestens 250-mal stürzen, um darunter eine relevante Blutung zu erleiden. Eine Therapie mit ASS ist einer oralen Antikoagulation bei Vorhofflimmern signifikant unterlegen.

c. **Falsch.** Der Zielwert für Marcumar liegt auch bei Patienten über 80 Jahren bei 2,0–3,0. Unter dem Wert von 2,0 steigt das Risiko für einen embolischen Schlaganfall deutlich an.

d. **Richtig.** In diesem Zielbereich besteht die beste Schutzwirkung unter Marcumar.

e. **Falsch.** Patienten mit paroxysmalem Vorhofflimmern haben das gleiche Schlaganfallrisiko wie Patienten mit chronischem Vorhofflimmern.

? 92 A.-cerebi-media-Infarkt

Ein 60-jähriger Patient mit Vorhofflimmern, der bislang kein Marcumar eingenommen hat, wird mit einem Verschluss der A. cerebri media 8 Stunden nach Ereignisbeginn aufgenommen. In der Computertomographie demarkiert sich ein Infarkt im vorderen Mediastromgebiet. Welche Aussagen treffen zu?

a. Therapie der Wahl ist die systemische Thrombolyse mit rt-PA.
b. Aufgrund des bekannten Vorhofflimmerns ist keine weitere ätiologische Abklärung notwendig.
c. Therapie der Wahl ist die intraarterielle Thrombolyse mit Urokinase.
d. Therapie der Wahl ist die Gabe von 100 mg Acetylsalicylsäure/Tag in den ersten Tagen, gefolgt von einer oralen Antikoagulation (Ziel-INR: 2–3).
e. Therapie der Wahl ist der Beginn einer PTT-wirksamen Vollheparinisierung mit überlappendem Start einer oralen Antikoagulation mit Marcumar (INR-Ziel: 2–3).

✓ Antworten

a. **Falsch.** Die systemische Thrombolyse ist nur bis zu 4,5 h nach Symptombeginn zugelassen.
b. **Falsch.** Auch bei Nachweis einer offensichtlichen Ätiologie sollte, falls sich – wie in diesem Fall – daraus therapeutische Konsequenzen ergeben, nach anderen Ätiologien (insbesondere einer Makroangiopathie) gefahndet werden.
c. **Falsch.** Die intraarterielle Thrombolyse mit Urokinase war in den bisherigen Studien nur bis 6 h nach Symptombeginn von Nutzen.
d. **Richtig.** Aufgrund des erhöhten Blutungsrisikos sollte auch bei Schlaganfallpatienten mit Vorhofflimmern zumindest in den ersten 48 h keine Vollheparinisierung oder orale Antikoagulation erfolgen. Nicht bekannt ist aktuell aufgrund fehlender Studien der optimale Zeitpunkt des Beginns der oralen Antikoagulation. Bei größeren Infarkten wird empfohlen, zwischen 7–14 Tagen mit dem Start der oralen Antikoagulation zu warten.
e. **Falsch.** ▶ d

? 93 Welche Aussagen zur transitorisch ischämischen Attacke (TIA) treffen zu?

a. TIAs sind bei kardioembolischen Schlaganfällen häufiger als bei Patienten mit einer symptomatischen Karotisstenose.
b. Das Risiko nach einer TIA einen Schlaganfall zu erleiden liegt bei 30% in den ersten 3 Monaten.
c. Die ipsilaterale Amaurosis fugax ist ein häufiges TIA-Symptom bei Patienten mit einer Karotisstenose.
d. Patienten mit einer TIA-Symptomatik profitieren nicht von der Abklärung auf einer Stroke Unit.
e. Bei einer TIA findet sich kein Diffusionsdefizit in der Kernspintomographie.

✔️ **Antworten**

a. **Falsch.** TIAs treten häufiger bei Patienten mit arterioarteriellen Embolien aus einer Karotisstenose auf.

b. **Falsch.** Das Risiko liegt in den ersten 3 Monaten bei ca. 10–15%.

c. **Richtig.** Die monokuläre transiente Blindheit (Amaurosis fugax) ist ein klassisches Warnsymptom bei Patienten mit einer Karotisstenose, tritt im Unterschied zu sonstigen TIA-Symptomen auf der Seite der Stenose auf und dauert meistens nur wenige Minuten an.

d. **Falsch.** Die TIA ist genauso ein Notfall wie ein bereits klinisch manifester Schlaganfall und daher sollten auch Patienten mit einer TIA so schnell wie möglich diagnostisch abgeklärt und sekundärprophylaktisch behandelt werden, was am besten auf einer Stroke Unit geschieht.

e. **Falsch.** Eine Diffusionsstörung findet sich bei bis zu 50% der Patienten mit einer TIA.

❓ **94 Welche Aussagen zu Kleinhirninfarkten treffen zu?**

a. Ein Kleinhirninfarkt führt zur kontralateralen Hemiataxie.

b. Kleinhirninfarkte sind häufiger raumfordernd als Posteriorinfarkte.

c. Kopfschmerzen sind bei Kleinhirninfarkten seltener als bei Anteriorinfarkten.

d. Bei Kleinhirninfarkten findet sich häufig ein horizontaler Spontannystagmus.

e. Ein Tinnitus tritt häufiger bei Infarkten im Versorgungsgebiet der A. cerebelli inferior anterior als bei Infarkten der A. cerebelli superior auf.

✔️ **Antworten**

a. **Falsch.** Ein Kleinhirninfarkt führt zur ipsilateralen Hemiataxie.

b. **Richtig.** Aufgrund der Lage des Kleinhirns in der hinteren Schädelgrube und der Begrenzung nach oben durch das Tentorium cerebelli wirken Kleinhirninfarkte häufiger raumfordernd als Posteriorinfarkte und führen dann zu einem Liquoraufstau und Kompression des Hirnstamms mit der Notwendigkeit der Anlage einer Liquordrainage und/oder einer Entlastungskraniektomie.

c. **Falsch.** Kleinhirn- und Posteriorinfarkte führen am häufigsten zu Kopfschmerzen.

d. **Falsch.** Typischerweise tritt bei Kleinhirninfarkten ein Blickrichtungsnystagmus auf.

e. **Richtig.** Durch eine Miteinbeziehung der A. labyrinthii kann es zu einem Tinnitus kommen. Die A. labyrinthii ist bei über 80% der Menschen ein Endast der A. cerebelli inferior anterior.

? **95 Welche Aussagen zu Schlaganfallrisikofaktoren treffen zu?**

a. Rauchen ist der wichtigste Schlaganfallrisikofaktor bei Männern.

b. Die arterielle Hypertonie ist beim Herzinfarkt ein bedeutsamerer Risikofaktor als beim Schlaganfall.

c. Patienten mit einer Migräne mit Aura haben ein erhöhtes Schlaganfallrisiko.

d. Vorhofflimmern als Schlaganfallrisikofaktor nimmt mit dem Alter zu.

e. Die regelmäßige prophylaktische Einnahme von Folsäure reduziert als Antioxidans das Schlaganfallrisiko.

✓ Antworten

a. **Falsch.** Neben dem Alter ist die arterielle Hypertonie der wichtigste Risikofaktor für einen Schlaganfall.

b. **Falsch.** Die arterielle Hypertonie spielt beim Schlaganfall eine größere Rolle als beim Herzinfarkt, dagegen sind eine Hypercholesterinämie und Zigarettenrauchen beim Herzinfarkt die wichtigeren Risikofaktoren.

c. **Richtig.** Das Risiko ist um den Faktor 1,5 erhöht und spielt insbesondere bei Frauen eine Rolle, die gleichzeitig rauchen und orale Kontrazeptiva einnehmen.

d. **Richtig.** Vorhofflimmern ist bei älteren Patienten einer der bedeutendsten Risikofaktoren und ist bei ca. 10% der >80 Jährigen zu finden.

e. **Falsch.** Folsäure und auch andere Vitamine haben keine schlaganfallpräventive Wirkung.

? **96 Welche Aussage zur Akuttherapie des ischämischen Schlaganfalls trifft zu?**

a. Der Blutdruck sollte erst ab Werten >220/120 mmHg gesenkt werden.

b. Die systemische Thrombolyse wird mit 0,6 mg/kgKG rt-PA durchgeführt.

c. Patienten mit dem V. a. eine akuten ischämischen Infarkt sollten nach aktuellen Studienergebnissen 6 l/min Sauerstoff bekommen.

d. Patienten mit einem akuten ischämischen Infarkt sollten eine mehrtägige liegende Bettruhe einhalten, um die zerebrale Perfusion zu verbessern.

e. Bei begründetem V. a. einen akuten ischämischen Infarkt sollten durch den Notarzt 500 mg Aspisol i.v. verabreicht werden.

✓ Antworten

a. **Richtig.** In der Akutphase findet sich häufiger ein erhöhter Blutdruck, der erst ab diesen Werten vorsichtig gesenkt werden sollte. Bei Patienten, die eine Thrombolyse erhalten, sollten aber die Werte auf <180/100 mmHg vorsichtig gesenkt werden.

b.   **Falsch.** Die rt-PA-Dosis sollte 0,9 mg/kgKG betragen, davon werden 10% als Bolus verabreicht und der Rest über 1 h mittels Perfusor.

c.   **Falsch.** Es gibt bisher keine Studie, die nachgewiesen hat, dass die Sauerstoffgabe die Prognose von Schlaganfallpatienten günstig beeinflusst.

d.   **Falsch.** Bei hämodynamisch stabilen Patienten wird eine frühzeitige Mobilisation angestrebt, um Komplikationen wie Pneumonie oder Beinvenenthrombose vorzubeugen und als Teil der Frührehabilitation.

e.   **Falsch.** Es gibt keine sicheren klinischen Zeichen, die vor der zerebralen Bildgebung sicher zwischen einem ischämischen und einem hämorrhagischen Schlaganfall unterscheiden können. Daher dürfen in der Prähospitalphase keine gerinnungsaktiven Medikamente verabreicht werden.

? 97 Welche Aussagen zur systemischen Thrombolyse treffen zu?

a.   Patienten mit einem leichten Schlaganfall (NIHSS-Wert von <4) profitieren nicht von einer systemischen Thrombolyse.

b.   Die systemische Thrombolyse stellt bei Patienten >80 Jahre eine Off-label Behandlung dar.

c.   Ein Blutzuckerwert <50 mg/dl stellt eine Kontraindikation für die systemische Thrombolyse dar.

d.   6 Stunden nach erfolgter systemischer Thrombolyse wird ein Kontroll-CCT zum Ausschluss einer sekundären Blutung durchgeführt.

e.   Nach einer systemischen Thrombolyse sollte in den folgenden 3 Tagen kein ASS verabreicht werden.

✓ Antworten

a.   **Falsch.** Auch Patienten mit einem leichten Schlaganfall profitieren von einer Thrombolyse und ein NIHSS <4 stellt keine Kontraindikation für eine systemische Thrombolyse dar.

b.   **Richtig.** In der Zulassung ist ein Alter von 80 Jahren als Höchstalter angegeben, sodass eine Behandlung von >80-Jährigen eine Off-label-Behandlung darstellt und die Patienten bzw. Angehörigen entsprechend aufgeklärt werden müssen. Es liegen aber inzwischen genügend Daten vor, die zeigen, dass die Thrombolyse auch bei >80-Jährigen effektiv und sicher ist.

c.   **Richtig.** Der Blutzucker sollte zuerst mittels intravenöser Glukoseinfusionen in den Normbereich angehoben werden.

d.   **Falsch.** In der Regel wird 24 Stunden nach systemischer Thrombolyse eine zerebrale Kontrollbildgebung durchgeführt. Bei klinischer Verschlechterung sollte diese natürlich sofort erfolgen.

e.   **Falsch.** Im Anschluss an die Kontrollbildgebung nach 24 Stunden wird mit der antithrombotischen Sekundärprophylaxe begonnen.

? 98 Welche Aussagen zur Bildgebung und Klinik des Schlaganfalls treffen zu?

a. Die diffusionsgewichtete MRT-Bildgebung ermöglicht den Nachweis einer frischen Ischämie nach etwa 3 Stunden.

b. Intrazerebrale Blutungen lassen sich im CT sensitiver als im MRT nachweisen.

c. Die ischämische Penumbra kann im MRT mittels des Perfusions-Diffusions-Mismatches dargestellt werden.

d. Ein Gefäßverschluss der großen intrazerebralen Gefäße beim akuten Hirninfarkt kann mit der MR-Angiographie (MRA) oder CT-Angiographie (CTA) zuverlässig dargestellt werden.

e. Bei einem Patienten mit Blickwendung, hochgradiger Hemiparese, Kopfschmerzen und Erbrechen kann schon aus dem klinischen Befund auf eine intrazerebrale Blutung geschlossen werden.

✓ Antworten

a. **Falsch.** Eine Diffusionsstörung im MRT ist bei der Mehrzahl der Patienten schon nach einigen Minuten nachweisbar und damit sehr sensitiv für das beim ischämischen Infarkt sich entwickelnde zytotoxische Ödem.

b. **Falsch.** Eine intrazerebrale Blutung ist zwar für den ungeübten Betrachter im CT besser erkennbar; die Sensitivität des MRT ist aber unter Einbeziehung von T2*-gewichteten Sequenzen identisch.

c. **Richtig.** Beim akuten ischämischen Hirninfarkt ist der irreversibel geschädigte Infarktkern, der in der Diffusionswichtung dargestellt wird, von einem Gebiet kritisch minder perfundierten Hirngewebes, der sog. Penumbra, umgeben, die in der Perfusionswichtung dargestellt wird. Die Differenz entspricht dem »tissue at risk«, das durch eine erfolgreiche Rekanalisation des betroffenen Gefäßes gerettet werden kann.

d. **Richtig.** Beide Verfahren eignen sich zum Nachweis eines Verschlusses der großen intrazerebralen Gefäße und gehören inzwischen zur Standarddiagnostik bei akuten Schlaganfallpatienten.

e. **Falsch.** Nur mit Hilfe der zerebralen Bildgebung kann sicher zwischen einer Blutung und einer Ischämie unterschieden werden.

? 99 Welche Aussagen zu Thalamusinfarkten treffen zu?

a. Im Thalamus werden somatosensorische, vestibuläre, auditorische und olfaktorische Afferenzen moduliert.

b. Bei Thalamusinfarkten kann eine Vigilanzstöung auftreten.

c. Die Blutversorgung des Thalamus erfolgt überwiegend über die A. cerebri media.

d. Nach einem Thalamusinfarkt kann ein zentrales Schmerzsyndrom auftreten.

e. Eine Aphasie tritt bei isolierten Thalamusinfarkten nicht auf.

✓ **Antworten**

a. **Falsch.** Olfaktorische Afferenzen werden nicht moduliert, dafür aber zusätzlich visuelle, vestibuläre und gustatorische Afferenzen.

b. **Richtig.** Der Thalamus spielt eine wichtige Rolle bei der Regulation der Wachheit und wird deshalb auch das »Tor zum Bewusstsein« genannt. Ein plötzlich aufgetretener Stupor sollte auch ohne eindeutige Herdsymptome an einen Thalamusinfarkt denken lassen.

c. **Falsch.** Die Blutversorgung des Thalamus erfolgt überwiegend über die A. cerebri posterior und die A. communicans posterior.

d. **Richtig.** Dies ist eine typische Folge eines Thalamusinfarkts und wird primär mit membranstabilisierenden Antiepileptika (z. B. Carbamazepin oder Gabapentin) behandelt.

e. **Falsch.** Häufig weisen Patienten mit einem Thalamusinfarkt eine verminderte Spontansprache mit Wortfindungsstörungen und einer geringen Sprachverständnisstörung auf.

❓ **100 Welche Aussagen zu symptomatischen Karotisstenosen treffen zu?**

a. Eine 40%ige symptomatische Karotisstenose nach NASCET-Kriterien sollte innerhalb von 2 Wochen operiert werden.

b. Hochgradige Karotisstenosen führen häufiger zu hämodynamischen als embolischen Infarkten.

c. Die Duplexsonographie ist Methode der Wahl als Screeningmethode bei Schlaganfallpatienten.

d. Die Operation einer 70–99%igen symptomatischen Karotisstenose reduziert das Schlaganfallrisiko im Vergleich zur regelmäßigen Statineinnahme deutlich.

e. Das Stenting von symptomatischen Karotisstenosen ist der operativen Thrombendarteriektomie überlegen.

✓ **Antworten**

a. **Falsch.** Erst ab einer 50%igen Karotisstenose besteht eine relative Operationsindikation, für eine 70–99%ige Karotisstenose eine absolute Indikation, die dann auch innerhalb von 2 Wochen durchgeführt werden sollte.

b. **Falsch.** Auch bei hochgradigen Karotisstenosen sind arterioarterielle embolische Infarkte häufiger als hämodynamische Infarkte.

c. **Richtig.** Die Duplexsonographie besitzt eine ausreichende Sensitivität als Screeningmethode und ist außerdem nichtinvasiv.

d. **Richtig.** Die »number needed to treat«, um einen Schlaganfall zu verhindern, beträgt bei der Operation einer symptomatischen Karotisstenose 40, bei Statineinnahme 150.

e. **Falsch.** Nach den Ergebnissen mehrerer großer randomisierter Studien ist die operative Thrombendarteriektomie weiterhin als Methode der Wahl bei symptomatischer Karotisstenose anzusehen.

❓ 101 Welche Aussagen zu asymptomatischen Karotisstenosen treffen zu?

a. Angehörige von Patienten mit einer symptomatischen Karotisstenose sollten auf das Vorliegen von asymptomatischen Karotisstenosen mittels Ultraschall gescreent werden.

b. Das Schlaganfallrisiko bei asymptomatischen Karotisstenosen liegt bei ca. 5%/Jahr.

c. Asymptomatischen Karotisstenosen sollten aufgrund der niedrigeren Komplikationsrate primär gestentet werden.

d. Eine 70%ige asymptomatische Karotisstenose sollte nach etwa 6 Monaten per Ultraschall auf eine Progredienz kontrolliert werden.

e. Patienten mit einer asymptomatischen Karotisstenose sollten ASS 100 mg/Tag einnehmen.

✅ Antworten

a. **Falsch.** Ein solches Screening ist nicht kosteneffektiv.

b. **Falsch.** Nach neuen Studienergebnissen liegt das Schlaganfallrisiko unter der verbesserten medikamentösen Therapie bei ca. 0,5–1%/Jahr.

c. **Falsch.** Aufgrund des niedrigen Schlaganfallrisikos sollten asymptomatische Karotisstenosen nach den aktuellen Empfehlungen primär medikamentös behandelt werden. Bei einer raschen Progredienz sollte primär eine Thrombendarteriektomie durchgeführt werden; das Stenting ist der Thrombendarteriektomie nicht überlegen.

d. **Richtig.** Die Duplexsonographie ist die Methode der Wahl, um eine etwaige Progredienz einer Karotisstenose im Verlauf zu erfassen.

e. **Richtig.** Eine Thrombozytenfunktionshemmung mit ASS 100 mg/Tag sollte auch bei asymptomatischen Karotisstenosen erfolgen.

❓ 102 Welche Gefäßrisikofaktoren sind wenig sicher mit klinisch stummen Hirninfarkten vergesellschaftet?

a. Rauchen?

b. Diabetes mellitus?

c. Höheres Lebensalter?

d. Arterielle Hypertonie?

e. Hypercholesterinämie?

✅ Antworten

a. **Richtig.** Bezüglich des Rauchens gibt es widersprüchliche Befunde in populationsbasierten Querschnittstudien.

b. **Richtig.** Bezüglich Diabetes mellitus gibt es widersprüchliche Befunde in populationsbasierten Querschnittstudien.

c. **Falsch.** Höheres Alter ist ein sicherer Risikofaktor für klinisch stumme Hirninfarkte.

d. **Falsch.** Die arterielle Hypertonie war in den meisten Studien mit klinisch stummen Hirninfarkten assoziiert. Die meisten stummen Hirninfarkte sind lakunäre Infarkte, deren Ursache in der Regel eine zerebrale Mikroangiopathie ist.

e. **Richtig.** Für die Hypercholesterinämie fand sich kein positiver Zusammenhang mit stummen Hirninfarkten.

❓ 103 Welche Aussagen zur Karotisdissektion treffen zu?

a. Ipsilaterale Hals- und Kopfschmerzen sind ein typisches Symptom für eine Karotisdissektion.

b. Bei Karotisdissektionen tritt am häufigsten eine Fazialisparese als Hirnnervenbeteiligung auf.

c. Bei intrakranieller Dissektion der A. carotis kann es zu einer SAB kommen.

d. Ein ipsilaterales Horner-Syndrom ist ein typischer Befund bei einer Karotisdissektion.

e. Ein ischämischer Infarkt nach einer Karotisdissektion ist selten.

✅ Antworten

a. **Richtig.** Hals- und Kopfschmerzen treten bei mehr als 50% der Patienten auf.

b. **Falsch.** Am häufigsten findet sich eine Hypoglossusparese, gefolgt von Paresen der anderen kaudalen Hirnnerven.

c. **Richtig.** Die SAB ist eine besonders gefürchtete Komplikation bei intrakranieller Dissektion, tritt aber insgesamt selten auf.

d. **Richtig.** Durch die Mitbeteiligung von sympathischen Fasern in der Gefäßwand der A. carotis tritt häufig ein Horner-Syndrom auf.

e. **Falsch.** Ein Infarkt tritt in etwa 50% der Patienten mit einer Karotisdissektion auf.

❓ 104 Welche Aussagen zur Diagnostik und Therapie von Dissektionen der hirnversorgenden Gefäße treffen zu?

a. Mit der Duplexsonographie kann eine Dissektion der hirnversorgenden Gefäße sicher ausgeschlossen werden.

b. Mit T1-gewichteten fettsupprimierten MRT-Sequenzen kann direkt das Wandhämatom dargestellt werden.

c. In der Katheterangiographie stellt sich eine Dissektion häufig als ein flammenförmiger Verschluss dar.

d. Als Therapie der Wahl wird bei extrakraniellen Dissektionen eine lebenslange Antikoagulation empfohlen.

e. Bei intrakraniellen Dissektionen wird eine Sekundärprophylaxe mit Thrombozytenfunktionshemmern empfohlen.

✅ Antworten

a. **Falsch.** Die Sensitivität der Duplexsonographie liegt zwischen 70 und 95%, ist aber insbesondere bei Vertebralisdissektionen geringer. Methode der Wahl ist bei hinreichendem Verdacht der Einsatz des MRTs mit MR-Angiographie.

b. **Richtig.** Das Wandhämatom stellt sich bei Dissektionen in den T1-gewichteten fettsupprimierten MRT-Sequenzen typischerweise mit einem hyperintensen Signal sichel- oder halbmondförmig dar.

c. **Richtig.** Im Gegensatz dazu stellen sich arteriosklerotische Gefäßverschlüsse meist abgerundet dar.

d. **Falsch.** Bei extrakraniellen Dissektionen wird eine Antikoagulation über 3–6 Monate empfohlen und danach, in Abhängigkeit vom Gefäßbefund, die lebenslange Einnahme eines Thrombozytenfunktionshemmers.

e. **Richtig.** Aufgrund des höheren Blutungsrisikos unter oraler Antikoagulation wird bei intrakraniellen Dissektionen eher eine Therapie mit Thrombozytenfunktionshemmern empfohlen, randomisierte Studien liegen aber nicht vor.

❓ 105 Welche Aussagen zur Behandlung von Schlaganfallpatienten auf einer Stroke Unit treffen zu?

a. TIA-Patienten profitieren auch von der Behandlung auf einer Stroke Unit.

b. Erhöhte Körpertemperaturen sollten bei Patienten mit einem Schlaganfall erst bei Nachweis eines Infektfokus behandelt werden.

c. Die Prophylaxe tiefer Beinvenenthrombosen und Lungenembolien erfolgt auf der Stroke Unit mittels Kompressionsstrümpfen.

d. Voraussetzung für die Zertifizierung einer Stroke Unit ist die 24h-ige Verfügbarkeit der Kernspintomographie.

e. Eine frühe krankengymnastische Behandlung ist Teil des Behandlungskonzeptes.

✅ Antworten

a. **Richtig.** Auch TIA-Patienten profitieren von der Überwachung, Abklärung und zeitnahen Einleitung einer Sekundärprophylaxe auf der Stroke Unit.

b. **Falsch.** Eine erhöhte Körpertemperatur ist ein unabhängiger Risikofaktor für ein schlechtes Outcome und sollte daher auch ohne Infektnachweis konsequent medikamentös und physikalisch gesenkt werden.

c. **Falsch.** Der Einsatz von Thrombosestrümpfen resultierte bei Schlaganfall-patienten nicht in einer geringeren Rate an Beinvenenthrombosen und Lungenembolien. Die Prophylaxe erfolgt mittels der Verabreichung von niedermolekularen Heparinen.

d. **Falsch.** Eine Stroke Unit muss über die 24h-ige Verfügbarkeit einer Computertomographie verfügen.

e. **Richtig.** Die frühe Krankengymnastik, Logopädie und Ergotherapie ist ein wichtiger Teil der frühen Rehabilitationsbehandlung auf der Stroke Unit.

? 106 Welche Aussagen zum malignen Hirninfarkt treffen zu?

a. Die Hemikraniektomie sollte frühestens nach 48–72 Stunden durchgeführt werden, da zu diesem Zeitpunkt das Hirnödem am ausgeprägtesten ist.

b. Zur Senkung eines erhöhten intrakraniellen Druckes kann Mannitol eingesetzt werden.

c. Die Hypothermie mit 32–34°C ist die Therapie der Wahl bei malignem Hirninfarkt.

d. Ein maligner Hirninfarkt entwickelt sich am häufigsten bei einer Basilaris-stenose.

e. Ein maligner Hirninfarkt tritt am häufigsten bei jüngeren Schlaganfall-patienten auf.

✓ Antworten

a. **Falsch.** Die Hemikraniektomie sollte in den ersten 24 Stunden nach Symptombeginn durchgeführt werden.

b. **Richtig.** Die osmotisch wirksamen Substanzen Mannitol und Glycerin senken einen erhöhten intrakraniellen Druck, aber es gibt keine randomisierte Studie, die eine Wirksamkeit beim malignen Hirninfarkt belegen.

c. **Falsch.** Noch stellt die milde Hypothermie ein experimentelles Therapieverfahren dar. Die Wirksamkeit einer Hypothermie beim malignen Hirninfarkt wird aktuell in prospektiven randomisierten Studien untersucht.

d. **Falsch.** Ein maligner Hirninfarkt entwickelt sich am häufigsten bei großen Hirninfarkten im vorderen Stromgebiet unter Einbeziehung des Gefäßterritoriums der A. cerebri media, z. B. bei Karotis-T-Verschluss.

e. **Richtig.** Aufgrund der Abnahme des Hirnvolumens entwickelt sich ein maligner Hirninfarkt seltener bei älteren Patienten.

? 107 Welche Aussagen zum Hirninfarkt treffen zu?

a. Nichtabgrenzbare Basalganglien sind ein Infarktfrühzeichen im CCT.

b. Ein lakunärer Infarkt manifestiert sich klinisch häufig durch eine homonyme Hemianopsie.

c. NMDA-Rezeptor-Antagonisten werden als Neuroprotektivum nach ischämischem Schlaganfall eingesetzt.

d. Die Wiederherstellung des Blutflusses (Rekanalisation) ist das entscheidende Ziel der Akuttherapie.

e. Das obstruktive Schlaf-Apnoe-Syndrom ist ein unabhängiger Risikofaktor für einen Hirninfarkt.

✅ Antworten

a. **Richtig.** Weitere Frühzeichen sind eine fehlende Mark-Rinden-Differenzierung oder das hyperdense Mediazeichen.

b. **Falsch.** Eine homonyme Hemianopsie ist das typische Symptom eines Posteriorinfarkts. Typische lakunäre Syndrome sind »pure motor stroke«, »pure sensory stroke«, das »Dysarthria-clumsy-hand-Syndrom« und eine Hemiataxie.

c. **Falsch.** Bisher gibt es keine wirksamen Neuroprotektiva beim Schlaganfall.

d. **Richtig.** Zum Einsatz kommen die systemische Thrombolyse, die intraarterielle Thrombolyse und die mechanische Thrombektomie.

e. **Richtig.** Daher sollte in der Anamnese auch nach ausgeprägtem Schnarchen und Atempausen im Schlaf gefragt werden (Fremdanamnese!).

❓ 108 Welche Aussagen zum Schlaganfallrisiko unter medikamentöser Therapie treffen zu?

a. Neuroleptika erhöhen das Risiko für ischämische Schlaganfälle.

b. Der Einsatz von Ginkgo biloba senkt das Schlaganfallrisiko.

c. Der Einsatz von ASS bei Diabetikern senkt in der Primärprophylaxe das Schlaganfallrisiko.

d. Die Hormonersatztherapie und der Einsatz oraler Kontrazeptiva gehen mit einem erhöhten Risiko für ischämische Schlaganfälle einher.

e. Betablocker erhöhen das Schlaganfallrisiko.

✅ Antworten

a. **Richtig.** Sowohl typische als auch atypische Neuroleptika erhöhen das Schlaganfallrisiko.

b. **Falsch.** Ginkgo biloba konnte bisher nicht in randomisierten Studien nachweisen, dass es primär- oder sekundärprophylaktisch wirksam ist.

c. **Falsch.** Aktuelle Studien konnten bei Diabetikern keinen Nutzen von ASS in der Primärprophylaxe mit einer Senkung des Schlaganfallrisikos nachweisen.

d. **Richtig.** Sowohl der Einsatz oraler Kontrazeptiva bei gebärfähigen Frauen als auch die Hormonersatztherapie bei Frauen nach der Menopause erhöhen das Schlaganfallrisiko.

e.   **Falsch.** Betablocker werden zwar nicht mehr als antihypertensive Therapie der ersten Wahl bei Schlaganfallpatienten eingesetzt, erhöhen aber nicht das Schlaganfallrisiko.

? 109 Welche Aussage zum juvenilen Schlaganfall trifft zu?

a.   Als juveniler Schlaganfall wird jeder Schlaganfall bei Patienten jünger als 60 Jahre bezeichnet.

b.   Dissektionen werden gehäuft bei Patienten mit Bindegewebserkrankungen beobachtet.

c.   Das Antiphospholipidsyndrom ist durch Thrombosen, Aborte und eine Neigung zu zerebralen Insulten gekennzeichnet.

d.   Kokainmissbrauch erhöht das Schlaganfallrisiko.

e.   Der M. Osler kann zu ischämischen Schlaganfällen führen.

✓ Antworten

a.   **Falsch.** Der Schlaganfall bei jungen Menschen oder juveniler Schlaganfall ist definiert als Schlaganfall bei unter 45-jährigen Patienten. Das breite Spektrum an ursächlichen Erkrankungen erfordert eine intensive Differenzialdiagnostik.

b.   **Richtig.** Die Karotis- und Vertebralisarteriendissektion macht etwa 2% aller ischämischen Schlaganfälle, aber 25% der Schlaganfälle bei jungen Menschen aus. Die Karotisdissektion tritt mit einer Inzidenz von 2,6 auf 100.000 und die Vertebralisdissektion von 1,0 auf 100.000 auf, intrakranielle Dissektionen sind sehr selten, treten aber auch häufiger im jungen Alter auf. Prädisponiert für arterielle Dissektionen sind Patienten mit Karotis-Kinking, Coiling oder Loops, außerdem Patienten mit den Bindegewebserkrankungen fibromuskuläre Dysplasie, Ehlers-Danlos Typ IV, Marfan-Syndrom und Osteogenesis imperfecta. Außerdem treten Dissektionen häufiger bei Patienten mit Nierenzysten, Vaskulitis, zerebralem Vasokonstriktionssyndrom, Migräne und Infektionen auf.

c.   **Richtig.** Das Antiphospholipidsyndrom ist gemäß den 2006 revidierten Diagnosekriterien gekennzeichnet durch die klinischen Kriterien vaskuläre Thrombosen oder drei oder mehr Spontanaborte vor der 10. Schwangerschaftswoche bzw. ein oder mehrere Aborte jenseits der 10. Schwangerschaftswoche oder eine oder mehr als eine Frühgeburt vor der 34. Schwangerschaftswoche wegen Eklampsie oder schwerer Präeklampsie oder plazentarer Insuffizienz. Hinzu kommen der Labornachweis von Lupus-Antikoagulans im Plasma zu mindestens zwei Zeitpunkten im Abstand von wenigstens zwölf Wochen oder der Nachweis von IgG- und/oder IgM-Antikardiolipin-Antikörpern im Serum oder

Plasma mit mittel bis hohem Titer (d. h. mehr als die 99. Perzentile) zu mindestens zwei Zeitpunkten im Abstand von mindestens zwölf Wochen und der Nachweis von Anti-B2GP1-Antkörpern vom Typ IgG und/oder IgM im Serum und Plasma mit einem Titer mehr als die 99. Perzentile im Abstand von mindestens zwölf Wochen. Es kann zu juvenilen Insulten kommen.

d. **Richtig.** Kokain kann ursächlich für Schlaganfälle sein. Hierbei kann Kokain über mehrere Mechanismen zum Schlaganfall führen, ein relevanter ist die zerebrale Vasokonstriktion. Außerdem kann durch eine koronare Konstriktion ein Myokardinfarkt ausgelöst werden und in dessen Folge ein erhöhtes kardioembolisches Schlaganfallrisiko bestehen.

e. **Richtig.** Der M. Osler kann über pulmonale arteriovenöse Fisteln zu ischämischen Schlaganfällen führen.

? 110 Welche Aussagen zum Wallenberg-Syndrom treffen zu?

a. Ursache ist meist ein Infarkt im Bereich der A. cerebelli superior.

b. Ein typisches Symptom ist ein kontralaterales Horner-Syndrom.

c. Ein horizontaler Blickrichtungsnystagmus ist häufig.

d. Eine »skew deviation« (ein Auge steht tiefer) kann auftreten.

e. Die ipsilaterale Ataxie resultiert aus einer Kleinhirnischämie.

✓ Antworten

a. **Falsch.** Ursache ist ein Infarkt der A. cerebelli posterior inferior (PICA). Ischämien der A. cerebelli superior führen zu Infarkten in Mittelhirn, Kleinhirnoberwurm, apikalen und lateralen Kleinhirnhemisphären und oberem Kleinhirnstiel.

b. **Falsch.** Beim Wallenberg-Syndrom tritt ein ipsilaterales Horner-Syndrom auf.

c. **Richtig.** Der Blickrichtungsnystagmus ist ein klinisches Zeichen für eine zentral-vestibuläre Schädigung.

d. **Richtig.** Ein weiteres Symptom der zentral-vestibulären Schädigung ist eine vertikale Fehlstellung der Augen.

e. **Richtig.** Die Ataxie tritt ipsilateral bei einer Kleinhirnischämie auf.

7.2   Aneurysma und SAB

❓ 111 Welche Aussagen zu unrupturierten zerebralen Aneurysmen treffen zu?

a. Die Prävalenz liegt bei ca. 10%.

b. Die meisten unrupturierten Aneurysmen haben eine Größe von <5 mm.

c. Am häufigsten finden sich unrupturierten Aneurysmen im vertebrobasilären Stromgebiet.

d. Eine positive Familienanamnese ist der statistisch bedeutsamste Risikofaktor für eine SAB aus einem unrupturierten Aneurysma.

e. Je größer das unruptierte Aneurysma ist, desto höher ist die Blutungswahrscheinlichkeit.

✅ Antworten

a. **Falsch.** Die Prävalenz ist niedriger und liegt bei ca. 3%.

b. **Richtig.** Unrupturierte Aneurysmen sind meist klein.

c. **Falsch.** Unrupturierte Aneurysmen finden sich am häufigsten im Bereich der A. carotis interna und ihrer Äste.

d. **Falsch.** Eine positive Familienanamnese ist ein Risikofaktor für eine SAB aus einem unrupturierten Aneurysma; die wichtigsten Risikofaktoren sind aber endothelschädigende Faktoren wie Rauchen und arterielle Hypertonie.

e. **Richtig.** Je größer das Aneurysma, desto höher ist die Blutungswahrscheinlichkeit. Sie liegt bei Aneurysmen >24 mm bei 40% in der vorderen und bei >50% in der hinteren Zirkulation.

❓ 112 Welche der folgenden Aussagen zu intrakraniellen Aneurysmen treffen zu?

a. Intrakranielle Aneursymen können auch im höheren Erwachsenenalter neu entstehen.

b. Intrakranielle Aneurysmen sind bei Männern häufiger als bei Frauen.

c. Die autosomal-polyzystische Nierenerkrankung geht mit einer erhöhten Aneurysmaprävalenz einher.

d. Eine aneurysmatische SAB hat eine schlechtere Prognose als eine primäre intrazerebrale Blutung.

e. Ein Screening asymptomatischer erstgradiger Verwandter von Patienten mit einem inzidentell entdeckten Aneurysma wird empfohlen.

✅ Antworten

a. **Richtig.** Die meisten intrakraniellen Aneurysmen sind Neubildungen und nicht angeboren.

b. **Falsch.** Es ist genau umgekehrt. Frauen haben häufiger intrakranielle Aneurysmen.

c. **Richtig.** Allerdings sind die pathophysiologischen Zusammenhänge noch nicht näher bekannt.

d. **Richtig.** Die 30-Tage-Letalität liegt bei der SAB bei 35%.

e. **Falsch.** Ein Screening wird erst bei mindestens zwei betroffenen erstgradigen Verwandten empfohlen.

? 113 Welche der folgenden Aussagen zur Therapie der SAB und intrakranieller Aneurysmen treffen zu?

a. Patienten mit einem rupturierten Aneurysma Hunt u. Hess Grad 1 sollten möglichst in den ersten drei Tagen behandelt werden.

b. Zur Behandlung von Vasospasmen nach SAB wird der Kalziumantagonist Nifedipin eingesetzt.

c. Die Triple-H-Therapie besteht aus Hypertonie, Hypervolämie und Hydrokortisongabe.

d. Bei Patienten mit einer SAB sollte prophylaktisch eine antiepileptische Therapie erfolgen.

e. Bei einer perimesenzephalen SAB findet sich häufig keine Blutungsquelle in der Angiographie.

✓ Antworten

a. **Richtig.** Aufgrund der Nachblutungsgefahr sollte bei Patienten mit geringer klinischer Symptomatik die Ausschaltung des Aneurysmas frühzeitig erfolgen.

b. **Falsch.** Der Kalziumantagonist Nimodipin ist das bisher einzige Medikament, das in randomisierten Studien eine Wirksamkeit bei der SAB gezeigt hat.

c. **Falsch.** Die Triple-H-Therapie besteht aus Hypertonie, Hypervolämie und Hämodilution.

d. **Falsch.** Es erfolgt nur bei Auftreten von epileptischen Anfällen eine antikonvulsive Therapie.

e. **Richtig.** Bei perimesenzephalen SABs ist deshalb auch nur eine einmalige konventionelle Angiographie zum Ausschluss einer aneurysmatischen Blutungsquelle notwendig, während bei SABs in anderer anatomischer Lokalisation die konventionelle Angiographie bei initial unauffälligem Befund wiederholt werden muss.

? 114 Welche der folgenden Aussagen zu Komplikationen nach SAB treffen zu?

a. Vasospasmen lassen sich am besten mit Hilfe der digitalen Substraktionsangiographie monitoren.

b. Herzrhythmusstörungen kommen bei bis zu 30% der Patienten mit SAB vor.

c. Die Inzidenz des Hydrozephalus nach SAB beträgt 30%.

d. Die Nachblutung bei nichttherapierten Aneurysmen ist die häufigste Komplikation.

e. Eine Hypokalziämie ist die häufigste Elektrolytstörung nach SAB.

✅ **Antworten**

a. **Falsch.** Die Doppler-oder Duplexsonographie der intrakraniellen Gefäße wird als nichtinvasive Methode zum Monitoring von Vasospasmen, die zwischen dem 3. und 21. Tag nach der SAB auftreten können, eingesetzt.

b. **Richtig.** Typische Herzrhythmusstörungen sind Sinustachykardie und -bradykardie, ST-Streckenveränderungen sowie AV-Block.

c. **Falsch.** Ein Hydrozephalus kommt bei ca. 10% der Patienten nach einer SAB vor. Dabei ist ein malresorptiver kommunizierender Hydrozephalus im Verlauf von Wochen und Monaten häufiger als ein akuter Verschlusshydrozephalus durch Blutkoagel.

d. **Richtig.** Eine Nachblutung ist die häufigste Komplikation bei nichttherapierten Aneurysmen und kommt bei ca. 50% der Patienten vor.

e. **Falsch.** Eine Hyponatriämie durch das Syndrom der inadäquaten Sekretion des antidiuretischen Hormons (SIADH) ist die häufigste Elektrolytstörung nach einer SAB.

❓ **115 Welche der Aussagen zu intrazerebralen Blutungen (ICB) treffen zu?**

a. Eine zerebrale Amyloidangiopathie findet sich im höheren Lebensalter als häufige Ursache einer atypisch gelegenen intrazerebralen Blutung.

b. Eine eingeblutete zerebrale Metastase muss differenzialdiagnostisch in Erwägung gezogen werden.

c. Ein Kavernom ist bei jüngeren Patienten eine wichtige Ursache.

d. Der arterielle Hypertonus ist der häufigste Risikofaktor für eine ICB.

e. Eine Sinusthrombose führt nicht zu einer ICB.

✅ **Antworten**

a. **Richtig.** Nach den Boston-Kriterien spricht das Vorliegen einer Lobärblutung bei Patienten >55 Jahre v. a. bei Nachweis zusätzlicher Mikroblutungen für das Vorliegen einer zerebralen Amyloidangiopathie.

b. **Richtig.** Bei einer Metastase können sich eine Kontrastmittelanreicherung außerhalb der Blutung und weitere Metastasen finden. Aus diesem Grund sollte bei atypisch gelegenen Blutungen stets eine zerebrale Kernspintomographie durchgeführt werden.

c. **Richtig.** Häufig sind auch multiple Kavernome nachweisbar.

d. **Richtig.** Insbesondere bei Stammganglienblutungen ist die arterielle Hypertonie häufig für die ICB zuständig.

e. **Falsch.** Bei einer Sinusthrombose kann es zu venösen Stauungsblutungen kommen.

? 116 Ein 80-jähriger Patient erleidet eine spontane Blutung im parietalen Kortex. In der MRT-Untersuchung zeigen sich multiple kortikale Signalhypointensitäten in der T2*-Sequenz. Welche Diagnose ist am wahrscheinlichsten?

a. Bisher nicht diagnostizierte arterielle Hypertonie?

b. Zerebrale Vaskulitis?

c. Eingebluteter ischämischer Hirninfarkt?

d. Zerebrale Amyloidangiopathie?

e. Kavernomblutung?

✓ Antworten

a. **Falsch.** Eine hypertensive Blutung führt typischerweise zu einer Blutung in Bereich der Stammganglien.

b. **Falsch.** Eine Vaskulitis führt typischerweise zu Signalhyperintensitäten auf T2- und FLAIR-gewichteten MRT-Aufnahmen und ist in dieser Altersgruppe selten.

c. **Falsch.** Bei einem eingebluteten Infarkt finden sich typischerweise in der Akutphase auch Diffusionsstörungen.

d. **Richtig.** Die sog. Mikroblutungen treten typischerweise bei der zerebralen Amyloidangiopathie auf. Daneben kann es auch zu multiplen lakunären Infarkten kommen.

e. **Falsch.** Kavernome verursachen einen hypointensen Randsaum durch Hämosiderinablagerungen.

? 117 Welche Aussagen zur Darstellung einer intrazerebralen Blutung (ICB) in der kraniellen Computertomographie (CCT) treffen zu?

a. In der Akutphase stellt sich die ICB hyperdens dar.

b. Die Hounsfield-Werte nehmen im Laufe von einigen Tagen deutlich ab.

c. Die Differenzierung gegenüber Infarktfrühzeichen ist manchmal schwierig.

d. Es kann zu einer Ödembildung in den folgenden Tagen kommen.

e. Ein Ventrikeleinbruch der ICB ist mit einer schlechten Prognose vergesellschaftet.

✓ Antworten

a. **Richtig.** Durch das hyperdense Signal lassen sich Blutungen im CCT sehr gut darstellen.

b. **Richtig.** In der Akutphase stellt sich die ICB mit 60–80 HU dar, danach tritt eine Abnahme der Werte um ca. 2 HU/Tag, sodass die ICB im Verlauf isodens und später hypodens wird.

c. **Falsch.** Infarkt(früh)zeichen sind eine verminderte Mark-Rinden-Differenzierung, die fehlende Abgrenzung der Stammganglien, das hyperdense Mediazeichen und hypodense Infarktareale. Während die Infarktfrühzeichen in der CCT unsicher sein können, stellt sich eine frische Blutung zuverlässig hyperdens dar.

d. **Richtig.** Das die Blutung umgebene Ödem stellt sich im CCT hypodens dar und nimmt oft in den ersten Tagen zu.

e. **Richtig.** Diese Patienten haben eine schlechtere Prognose, da es bei ihnen zu Liquorzirkulationsstörungen kommen kann.

7.3   Sonstige zerebrovaskuläre Erkrankungen

❓ 118 Welche Aussagen zu zerebralen Venen- und Sinusthrombosen treffen zu?

a. Die Mehrzahl der Erkrankten ist <40 Jahre alt.

b. Eine vollständige Remission nach einer Venen- und Sinusthrombose tritt bei einem Drittel der Patienten auf.

c. Typische Symptome sind Kopfschmerzen, epileptische Anfälle und Vigilanzstörungen.

d. Die Diagnose wird typischerweise durch eine Katheterangiographie gestellt.

e. Bei Schwangeren erfolgt die Therapie mittels initialer Vollheparinisierung und anschließender Umstellung auf Marcumar.

✓ Antworten

a. **Richtig.** Die Inzidenz beträgt 3–4/1 Mio. Einwohner und es sind in der Mehrzahl jüngere Patienten betroffen.

b. **Falsch.** Nach den Ergebnissen der International Study on Cerebral Vein and Dural Sinus Thrombosis (ISCVT) trat eine vollständige Remission bei 60% der Patienten auf, die Prognose ist also bei frühzeitiger Diagnose und konsequenter Behandlung gut.

c. **Richtig.** Die Kopfschmerzen sind typischerweise therapierefraktär. Daneben können auch fokal-neurologische Symptome auftreten.

d. **Falsch.** Die diagnostische Methode der Wahl ist die Durchführung einer Kernspintomographie mit venöser MR-Angiographie oder einer Computertomographie mit venöser CT-Angiographie.

e. **Falsch.** Marcumar ist teratogen, sodass schwangere Patienten mit niedermolekularem Heparin behandelt werden sollten.

? 119 Eine 40-jährige schwangere Frau klagt über Kopfschmerzen, Konzentrations- und Sprachstörungen. In der Notaufnahme erleidet sie einen generalisierten Krampfanfall. Als wichtigste Differenzialdiagnosen erwägen Sie?

a. Eine Migräne mit Aura?
b. Einen psychogenen Anfall bei Schwangerschaftsdepression?
c. Einen Thalamusinfarkt?
d. Eine Hirnvenenthrombose?
e. Eine Herpesenzephalitis?

✓ Antworten

a. **Falsch.** Die Migräne (mit oder ohne Aura) führt in der Regel nicht zu einem epileptischen Anfall.

b. **Falsch.** In diesem Fall ist bei einem beobachteten generalisierten Anfall primär nicht an eine psychogene Ursache zu denken, zumal andere neurologische Symptome bestehen.

c. **Falsch.** Der Thalamusinfarkt kann zwar zu Konzentrations- und Sprachstörungen führen, resultiert aber in der Regel nicht in einem epileptischen Anfall. Andere Symptome des Thalamusinfarkts können Vigilanzminderung, psychomotorische Verlangsamung und eine sensomotorische Hemisymptomatik sein.

d. **Richtig.** Die geschilderten Symptome müssen insbesondere bei Schwangeren an eine Sinus- oder Hirnvenenthrombose (SVT) denken lassen und zu einer entsprechenden Darstellung der venösen Blutgefäße mittels venöser MR-Angiographie führen.

e. **Richtig.** Bei dieser Anamnese muss eine Herpesenzephalitis in Betracht gezogen werden und nach Ausschluss einer SVT eine Liquorpunktion erfolgen.

? 120 Welche Aussagen zur CADASIL-Erkrankung treffen zu?

a. CADASIL steht für »cerebral autosomal dominant atherosclerosis with silent ischemic leukariosis«.

b. Typischerweise ist bei CADASIL MR-tomographisch der Okzipitallappen mit betroffen.

c. Die Patienten haben häufig eine Migräne mit Aura.

d. Im Verlauf entwickelt sich oft eine Demenz.

e. Bei CADASIL-Patienten findet sich häufig eine Mutation im APOε-4-Gen.

✅ **Antworten**

   a. **Falsch.** CADASIL ist das Akronym für »cerebral autosomal dominant arteriopathy with subcortical infarcts and leukoencephalopathy«.

   b. **Falsch.** Typischerweise finden sich Signalhyperintensitäten in der T2- und FLAIR-Wichtung beidseits im Temporallappen.

   c. **Richtig.** Eine Migräne mit Aura tritt typischerweise als eines der ersten Krankheitsbilder bei CADASIL auf.

   d. **Richtig.** Die Patienten mit CADASIL entwickeln schon ab dem 50.–60. Lebensjahr eine Demenz.

   e. **Falsch.** Bei CADASIL liegt eine Mutation im NOTCH3-Gen auf dem kurzen Arm des Chromosoms 19 vor.

❓ **121 Welche Aussagen zu Vaskulitiden treffen zu?**

   a. Am häufigsten findet sich eine neurologische Symptomatik bei der Riesenzellarteriitis.

   b. Der Liquorbefund ist bei Vaskulitiden in der Regel unauffällig.

   c. Bei der Riesenzellarteriitis sind Männer häufiger als Frauen betroffen.

   d. Bei der Riesenzellarteriitis tritt eine Amaurosis fugax sehr selten auf.

   e. Bei dem Nachweis eines Halo-Effekts der A. temporalis superficialis in der Duplexsonographie kann bei der Riesenzellarteriitis auf eine Biopsie verzichtet werden.

✅ **Antworten**

   a. **Richtig.** Die neurologische Symptomatik manifestiert sich als Kopfschmerzen, Sehstörungen bis zur vollständigen Erblindung und ischämischen Infarkten.

   b. **Falsch.** Bei Vaskulitiden findet sich typischerweise eine leichte Pleozytose und/oder Proteinerhöhung im Liquor.

   c. **Falsch.** Frauen sind im Verhältnis 3:1 häufiger betroffen als Männer.

   d. **Falsch.** Bei bis zu einem Drittel der Patienten tritt eine Amaurosis fugax auf.

   e. **Richtig.** Bei typischen klinischen Symptomen, einer erhöhten Blutsenkungsgeschwindigkeit und dem Nachweis der lokalen Entzündung durch den Halo-Effekt muss eine Biopsie nicht zwingend durchgeführt werden.

❓ **122 Welche Aussagen zu Kavernomen und arteriovenösen Malformationen (Angiomen) treffen zu?**

   a. Bei Kavernomen handelt es sich um Hochflussgefäßmissbildungen.

   b. Das häufigste Symptom eines Kavernoms sind epileptische Anfälle.

   c. Kavernome treten häufig multipel auf.

   d. Bei arteriovenösen Malformationen liegt das Blutungsrisiko bei 10% pro Jahr.

   e. Die Therapie von arteriovenösen Malformationen sollte interdisziplinär entschieden werden.

Antworten

a. **Falsch.** Die Kavernome gehören zu den Niedrigflussgefäßmissbildungen und bestehen aus pathologischen Blutgefäßen mit dünnen Wänden.

b. **Richtig.** Weitere Symptome sind fokal-neurologische Defizite durch Blutungen.

c. **Richtig.** Kavernome treten bei 25% der Patienten ohne positive Familienanamnese multipel auf und bei 90% der familiären Form.

d. **Falsch.** Das Blutungsrisiko liegt bei 2–3%/Jahr.

e. **Richtig.** Die Therapie sollte interdisziplinär (Neurochirurgie, Neuroradiologie, Neurologie, Nuklearmedizin) besprochen werden. Neben einem abwartenden Verhalten kommen die operative Entfernung, die stereotaktische Bestrahlung und die endovaskuläre Embolisation infrage.

? 123 Für die subkortikale arteriosklerotische Enzephalopathie (SAE) treffen welche Aussagen zu?

a. Die Erkrankung wird auch nach ihrem Erstbeschreiber Morbus Pick benannt.

b. Eine kleinschrittige Gangstörung, Propulsionstendenz und Ruhetremor sind typisch.

c. Neben einer Gangstörung treten eine subkortikale Demenz und Urininkontinenz auf.

d. Therapie der Wahl ist die tiefe Hirnstimulation des N. subthalamicus.

e. Erhöhte Blutdruckwerte sollten bei der SAE langsam gesenkt werden.

Antworten

a. **Falsch.** Die SAE wird auch M. Binswanger genannt. Die frontotemporale Demenz wird M. Pick genannt.

b. **Falsch.** Diese Symptomkonstellation ist typisch für einen M. Parkinson.

c. **Richtig.** Diese Symptomtrias ist typisch für die SAE. Differenzialdiagnostisch muss an den kommunizierenden Hydrozephalus (Normaldruckhydrozephalus, NPH) gedacht werden. In der Differenzialdiagnose ist die therapeutische Lumbalpunktion entscheidend: die Gangstörung bessert sich durch die Punktion und Ablassen von 30–40 ml Liquor beim NPH, aber nicht bei der SAE.

d. **Falsch.** Die Therapie der Wahl ist die möglichst optimale Behandlung bzw. Einstellung der Gefäßrisikofaktoren.

e. **Richtig.** Eine zu schnelle Drucksenkung kann in einer Verschlechterung der Symptome führen.

8 Entzündliche Erkrankungen des Nervensystems

❓ **124 Welche Aussagen zur Herpesenzephalitis treffen zu?**

a. Leitsymptome sind Bewusstseinsstörung, Fieber und epileptische Anfälle.
b. Die Computertomographie des Schädels zeigt erst nach einer Woche Veränderungen an.
c. Die Herpesenzephalitis wird durch das Herpes-simplex-2-Virus verursacht.
d. Durch Einführung der Therapie mit Aciclovir ist die Mortalität auf unter 5% gesunken.
e. Im Liquor finden sich bei der Herpesenzephalitis eine leichte Pleozytose bis 100 Zellen/µl und eine normaler Eiweißgehalt.

Antworten

a. **Richtig.** Weitere Leitsymptome sind eine Aphasie und Kopfschmerzen.
b. **Falsch.** Die Computertomographie des Schädels zeigt zwar nicht sofort, aber bereits nach 3–4 Tagen Veränderungen im Temporallappen. In der Magnetresonanztomographie sind ab dem 2. Tag nach Auftreten der Symptome Signalhyperintensitäten temporal oder frontobasal zu erwarten. Das EEG zeigt bereits mit Beginn der Symptomatik (bi)temporale Herdbefunde.
c. **Falsch.** Erreger ist das Herpes-simplex-Virus Typ 1.
d. **Falsch.** Auch unter einer Therapie mit Aciclovir liegt die Mortalität immer noch bei bis zu 20%. Entscheidend ist der möglichst frühzeitige Beginn der intravenösen Therapie.
e. **Falsch.** Typischerweise finden sich eine Pleozytose von 400–1000 Zellen/µl und eine gleichzeitige Eiweißerhöhung.

❓ **125 Welche Aussagen zur limbischen Enzephalitis treffen zu?**

a. Eine limbische Enzephalitis tritt zumeist in Assoziation mit einem Tumor auf.
b. Am häufigsten führt das Non-Hodgkin-Lymphom zu einer paraneoplastischen limbischen Enzephalitis.
c. In der Kernspintomographie finden sich bei der limbischen Enzephalitis typische Veränderungen in der Temporallappenregion.
d. Typische klinische Symptome sind eine Aphasie und Schlafstörungen.
e. Die Therapie erfolgt mit Kortikoiden.

Antworten

a. **Falsch.** Paraneoplastische Enzephalitiden werden von nichtparaneoplastischen limbischen Enzephalitiden unterschieden, bei denen sich häufig Antikorper gegen Oberflächenantigene von Nervenzellen finden (VGKC-, NMDA-, AMPA-, und GAD-Antikörper).

b. **Falsch.** Am häufigsten tritt eine paraneoplastische limbische Enzephalitis beim kleinzelligen Bronchialkarzinom und bei gynäkologischen Tumoren auf.

c. **Richtig.** Es finden sich oft hyperintense Signalveränderungen im Hippokampus ein- oder beidseitig.

d. **Falsch.** Typische Symptome einer limbischen Enzephalitis sind Gedächtnisstörungen, psychiatrische Auffälligkeiten und epileptische Anfälle.

e. **Richtig.** Die Behandlung erfolgt mit Kortikoiden, Immunsuppressiva, Immunoglobulinen, Plasmapherese und symptomatisch mit Antiepileptika.

126 Welche Aussagen zur bakteriellen Meningitis treffen zu?

a. Die Inkubationszeit der Meningokokkenmeningitis beträgt zwischen 2 und 10 Tagen.

b. Bei Trägern eines Cochleaimplantats ist das Risiko für eine Meningokokkenmeningitis erhöht.

c. Im Gegensatz zur ZNS-Tuberkulose ist bei einer bakteriellen Meningitis der Glukosegehalt im Liquor normal.

d. Durch die Einführung der Impfung gegen Hämophilus influenzae B ist die Inzidenz der dadurch bedingten Meningitis bei Säuglingen und Kindern deutlich zurückgegangen.

e. Zur Chemoprophylaxe der bakteriellen Meningitis wird Rifampicin eingesetzt.

Antworten

a. **Richtig.** Meistens beträgt die Inkubationszeit bei Meningokokken 3–4 Tage. Pneumokokken haben in der Regel eine kürzere Inkubationszeit.

b. **Falsch.** Das Risiko für eine Pneumokokkenmeningitis ist bei Cochleaimplantat deutlich erhöht.

c. **Falsch.** Auch bei der bakteriellen Meningitis ist der Glukosegehalt im Liquor meistens erniedrigt.

d. **Richtig.** Auch durch die Einführung der Pneumkokken- und Meningokokkenimpfung sind die dadurch ausgelösten Meninigitiden zurückgegangen.

e. **Richtig.** Bei Kontakt mit einem Patienten mit einer Meningokokkenmeningitis können Rifampicin 2×600 mg für 2 Tage oder einmalig Ciprofloxacin 500 mg zur Chemoprophylaxe eingesetzt werden.

? **127 Welche Aussagen zur Therapie und den Komplikationen der bakteriellen Meningitis treffen zu?**

a. Therapie der Wahl ist die Gabe von Vancomycin und Gentamycin.

b. Glukokortikoide sollten nur bei Entwicklung eines Hirnödems eingesetzt werden.

c. Hirnnervenparesen treten bei Patienten mit einer bakteriellen Meningitis selten auf.

d. Als Komplikation kann eine Arteriitis der Hirngefäße auftreten.

e. Eine Schwerhörigkeit tritt vornehmlich bei Meningitiden aufgrund von Meningokokken auf.

✓ **Antworten**

a. **Falsch.** Therapie der Wahl ist bei der »Community-acquired-Meningitis« die kombinierte Gabe von Ceftriaxon (initial 4 g/Tag) und Ampicillin (3×5 g/Tag, zur Erfassung von Listerien).

b. **Falsch.** Nach den Ergebnissen einer randomisierten Studie sollte Dexamethason 10 mg unmittelbar vor der ersten Gabe des Antibiotikums und danach alle 5 Stunden für insgesamt 4 Tage verabreicht werden.

c. **Falsch.** Bei bis zu 10% der Patienten mit einer bakteriellen Meningitis finden sich Hirnnervenparesen.

d. **Richtig.** Eine Arteriitis kann zusammen mit Vasospasmen auch zu ischämischen Infarkten führen.

e. **Falsch.** Eine Schwerhörigkeit findet sich als Komplikation v. a. nach einer Pneumokokkenmeningitis.

? **128 Welche Aussagen zur Kryptokokkenmeningitis treffen zu?**

a. Therapie der Wahl ist die Gabe von Dexamethason zur Behandlung der Hirnschwellung.

b. Kryptococcus neoformans ist ein Sporenpilz.

c. Kryptococcus neoformans führt zu einer diffusen Meningoenzephalitis.

d. Eine Kryptokokkenmeningitis kann zu schweren Seh- und Hörbeeinträchtigungen führen.

e. In der Computertomographie finden sich häufig Abszesse.

✓ **Antworten**

a. **Falsch.** Therapie der Wahl ist die intravenöse Gabe von Amphotericin B in Kombination mit Flucytosin. Zum Nutzen einer additiven Dexamethasongabe gibt es im Unterschied zur bakteriellen Meningitis keine Daten.

b. **Richtig.**

c. **Richtig.** Patienten mit einer Kryptococcus-neoformans-Meningoenzephalitis klagen über einige Wochen hinweg über Kopfschmerzen und haben subfebrile Temperaturen. Nach Ablauf mehrerer Wochen tritt die Krankheit dann mit Übelkeit, Erbrechen, Lichtscheu und Nackensteifigkeit als typische Meningitissymptome in ein akutes Stadium ein.

d. **Richtig.** Kryptococcus neoformans kann durch Befall der Hirnnervenmyelinscheiden zu Seh- und Hörbeeinträchtigungen führen.

e. **Falsch.** Die Computertomographie zeigt oft eine ausgeprägte Hirnschwellung, die richtungsweisend für die Diagnose ist. Abszesse, wie bei der Toxoplasmose, findet man nur in unter 1% der Fälle.

129 Welche Aussagen zur (Neuro)borreliose treffen zu?

a. Die klinische Manifestation einer Borrelieninfektion nach einem Zeckenbiss liegt bei 7–8%.

b. Der Nachweis borrelienspezifischer IgM-Antikörper im Serum beweist eine frische Infektion.

c. Eine distal-symmetrische Polyneuropathie ist häufiges Symptom der chronischen Borreliose.

d. Die Therapie erfolgt mit Doxycyclin 200–300 mg/Tag über 14–21 Tage.

e. Bei chronischer Neuroborreliose sollte eine Langzeitantibiotikatherapie mit Ceftriaxon über 2 Monate erfolgen.

Antworten

a. **Falsch.** Die klinische Manifestation liegt nur bei 1–2%.

b. **Falsch.** Die Seroprävalenz liegt in der Bevölkerung zwischen 10–30%. Es kommen Borrelieninfektionen mit asymptomatischer Serokonversion vor und erhöhte IgG- oder IgM-Antikörpertiter im Serum und Liquor sind nach ausreichend behandelter Borreliose keine Seltenheit (Seronarbe).

c. **Falsch.** Während die schmerzhafte asymmetrische Polyradikulitis mit Hirnnervenbeteiligung (N. facialis!) typische neurologische Manifestation im Stadium 2 der Borrelieninfektion ist, gilt eine durch Borrelien hervorgerufene chronische Polyneuropathie als Rarität.

d. **Richtig.** Die Therapie der Wahl der Borreliose ist die Gabe von Doxycyclin oder Ceftriaxon über 14–21 Tage.

e. **Falsch.** Für eine Antibiotikatherapiedauer >3 Wochen gibt es keine wissenschaftliche Evidenz.

130 Welche Aussagen zum (Garin-Bujadoux-)Bannwarth-Syndrom treffen zu?

a. Klinisch ist es durch epileptische Anfälle und Sehstörungen charakterisiert.

b. Charakteristisch sind eine Meningitis, Radikulitis und ein entzündliches Liquorsyndrom.

c. Das Bannwarth-Syndrom stellt in Europa die häufigste klinische Manifestation einer Borrelieninfektion dar.

d. Die Schmerzen beim Bannwarth-Syndrom sind meist nächtlich betont.

e. Hirnnervenausfälle sind selten.

✅ Antworten

a. **Falsch.** Das Bannwarth-Syndrom führt in der Regel nicht zu epileptischen Anfällen.

b. **Richtig.** Das Bannwarth-Syndrom ist die typische Erstmanifestation einer Neuroborreliose unter dem Bild einer Meningopolyradikulitis.

c. **Falsch.** Das Bannwarth-Syndrom stellt nach dem Erythema migrans die zweithäufigste Manifestation der Borrelieninfektion dar.

d. **Richtig.** Die nächtlich betonten Schmerzen sind am Rumpf gürtelförmig, an den Extremitäten radikulär und sprechen schlecht auf Analgetika an.

e. **Falsch.** Bei etwa 60% treten begleitend Hirnnervenausfälle auf, am häufigsten ist der N. facialis betroffen, die in 40% bilateral sind – v. a. bei Kindern. Am zweithäufigsten ist die N.-abduzens-Parese.

❓ 131 Welche Aussagen zur progressiven multifokalen Leukenzephalopathie (PML) treffen zu?

a. Die PML ist eine Prionenerkrankung.

b. Die PML führt zu umschriebenen neurologischen Defiziten und einem organischen Psychosyndrom.

c. Die PML verläuft langsam progredient.

d. Die PML wird über eine Hirnbiopsie diagnostiziert.

e. Die PML ist in der HAART-Ära seltener geworden.

✅ Antworten

a. **Falsch.** Die PML ist eine Viruserkrankung mit dem John-Cunningham (JC)-Virus bei Patienten mit defektem Immunsystem.

b. **Richtig.** Die PML führt zu fokal-neurologischen Ausfällen und neuropsychologischen Defiziten, eine Demenz ist allerdings kein typisches Symptom der PML.

c. **Falsch.** Die PML verläuft rasch progredient.

d. **Falsch.** Die Diagnose kann in der überwiegenden Zahl der Patienten durch den Nachweis des JC-Virus über eine Liquor-Polymerasekettenreaktion (PCR), die sehr sensitiv und zu 100% spezifisch ist, erfolgen. Eine Hirnbiopsie ist nur bei unklaren Fällen indiziert.

e. **Richtig.** Bei HIV-Patienten ist die PML durch die dreifache antiretrovirale Therapie seltener geworden. Dagegen findet man sie in letzter Zeit häufiger bei mit Natalizumab behandelten MS-Patienten oder unter der Therapie mit anderen monoklonalen Antikörpern (z. B. Rituximab) bei rheumatologischer Indikation.

? 132 Welche Aussagen zur Creutzfeld-Jakob-Erkrankung treffen zu?

a. In der Frühphase finden sich häufig psychiatrische Symptome.

b. Die Creutzfeld-Jakob-Erkrankung kann durch Augenhornhauttransplantate übertragen werden.

c. Im EEG findet sich typischer Weise 3/s-Spike-wave-Komplexe.

d. Im MRT finden sich in der Spätphase spezifische Veränderungen.

e. Das Protein 14-3-3 findet sich bei über 90% der Patienten mit einer sporadischen Creutzfeld-Jakob-Erkrankung.

✓ Antworten

a. **Richtig.** Es finden sich u. a. Depressionen, eine erhöhte Schreckhaftigkeit und Stimmungsschwankungen.

b. **Richtig.** Daneben kam es früher auch durch eine Übertragung durch Hirnhauttransplantate zu einer Creutzfeld-Jakob-Erkrankung.

c. **Falsch.** Es finden sich typischer Weise periodische triphasische Wellen im EEG (sog. Rademecker-Komplexe).

d. **Falsch.** Schon in frühen Phasen der Erkrankung kann sich im MRT eine Signalanhebung im Thalamus (»pulvinar sign«) zeigen.

e. **Richtig.** Die Sensitivität liegt bei der sporadischer Variante bei ca. 94%, bei der neuen Variante der Creutzfeld-Jakob-Erkrankung aber nur bei 50%.

? 133 Welche Aussagen zur Neurosyphilis treffen zu?

a. Im Primärstadium findet sich bei der Neurosyphilis häufig eine Hinterstranggaffektion.

b. Die Therapie der Neurosyphilis erfolgt mit Chinolonen.

c. Eine Optikusatrophie ist tyisches Symptom einer Neurosyphilis.

d. Im Sekundärstadium haben die Patienten mit einer Neurosyphilis eine Meningitis mit Hirnnervenausfällen.

e. Ein positiver TPHA-Test im Serum zeigt eine aktive Neurosyphilis-Infektion an.

✓ Antworten

a. **Falsch.** Im Primärstadium der Neurosyphilis findet sich keine neurologische Beteiligung, sondern ein lokales Ulcus durum. Die Hinterstrangaffektion findet sich als Spätmanifestation der Lues bei der Tabes dorsalis.

b. **Falsch.** Bei der Neurosyphilis ist Penicillin G über mindestens 14 Tage die Therapie der Wahl.

c. **Richtig.** Neben einer Optikusatrophie sind eine reflektorische Pupillenstörung mit »Light-near-Dissoziation« (Argyll-Robertson) oder eine Papillitis bei der Neurosyphilis häufig.

d. **Richtig.** Am häufigsten sind die Hirnnerven VIII, VII, III und I betroffen.

e. **Falsch.** Der TPHA-Test im Serum bleibt auch nach erfolgreicher Therapie lebenslang positiv (Seronarbe). Durch Kreuzreaktion ist der TPHA-Test oft auch bei der ebenfalls durch Spirochäten hervorgerufenen Borreliose positiv, bei aktiver Neurosyphilis finden sich im Liquor eine Pleozytose und ein erhöhter Treponema-pallidum-Antikörperspezifitätsindex (ASI).

9　Bewegungsstörungen

9.1　Parkinson-Syndrome, Tremor und Medikamenteneffekte

134 Obligates Symptom für die Diagnose des idiopathischen Parkinson-Syndroms ist:

a. Tremor?
b. Rigor?
c. Hypo- oder Akinese?
d. Störung der Stellreflexe?
e. Aromatische Anosmie?

Antworten

a. **Falsch.** Ruhetremor ist ein Kardinalsymptom, muss aber nicht obligat vorhanden sein. Das Hauptkriterium Hypokinese und eines der 3 Kardinalsymptome rechtfertigt die Diagnose des idiopathischen Parkinson-Syndroms.
b. **Falsch.** Rigor ist ein Kardinalsymptom; ► a.
c. **Richtig.** Für die Diagnose eines idiopathischen Parkinson-Syndroms muss eine Hypokinese vorliegen.
d. **Falsch.** Störung der Stellreflexe ist ein Kardinalsymptom; ► a.
e. **Falsch.** Die aromatische Anosmie ist zwar ein sehr häufiges Frühsymptom des Parkinson-Syndroms, jedoch zählt sie nicht zu den diagnostischen Kriterien.

135 Welches der folgenden Symptome schließt die Diagnose eines idiopathischen Parkinson-Syndroms aus?

a. Orthostatische Dysregulation?
b. Kognitive Einschränkungen?
c. Obstipation?
d. Störung der vertikalen Blickmotorik?
e. Vermehrte Sturzneigung?

Antworten

a. **Falsch.** Kommt auch beim idiopathischen Parkinson-Syndrom, v. a. im weiteren Verlauf, vor.
b. **Falsch.** Kommt auch beim idiopathischen Parkinson-Syndrom, v. a. im weiteren Verlauf, vor.

c. **Falsch.** Kommt auch beim idiopathischen Parkinson-Syndrom, v. a. im weiteren Verlauf, vor.

d. **Richtig.** Eine Störung der vertikalen Blickmotorik deutet auf eine supranukleäre Lähmung (Steele-Richardson-Olszewski-Syndrom) hin und ist mit der Diagnose eines idiopathischen Parkinson-Syndroms nicht vereinbar.

e. **Falsch.** Kommt auch beim idiopathischen Parkinson-Syndrom, v. a. im weiteren Verlauf, vor.

? 136 Welche Aussagen zur Behandlung des idiopathischen Parkinson-Syndroms treffen zu?

a. Parkinsonpatienten mit spätem Erkrankungsbeginn sollten eine Monotherapie mit einem L-Dopa-Präparat erhalten.

b. Auch wenn eine stabile L-Dopa-Antwort vorliegt, sollten COMT-Hemmer grundsätzlich zu L-Dopa hinzu gegeben werden, weil dadurch die Wirkdauer gestreckt und die Dosis reduziert werden kann.

c. Dopaminagonisten können zu einer Impulskontrollstörung und zum Auftreten pathologischer Tagesmüdigkeit führen. Über diese Nebenwirkungen muss der Patient aufgeklärt sein.

d. Patienten mit medikamentös ausbehandelten Fluktuationen sind potenzielle Kandidaten für eine tiefe Hirnstimulation.

e. Weder die Behandlung mit Dopaminagonisten noch die L-Dopa-Substitution stellt einen kurativen Therapieansatz dar – es handelt sich um symptomatische Behandlungen.

✓ Antworten

a. **Richtig.** Wenn die extrapyramidale Symptomatik erstmals jenseits des 70. Lebensjahres zur Diagnose eines idiopathischen Parkinson-Syndroms führt, kann die Behandlung mit einer L-Dopa-Substitutionsmonotherapie begonnen werden. Bei jüngeren Patienten sollte wegen der möglichen Langzeitnebenwirkungen der L-Dopa-Therapie zunächst der Einsatz von Dopaminagonisten erfolgen.

b. **Falsch.** COMT-Hemmer sind in der Lage die Wirkdauer von L-Dopa-Präparaten zu verlängern, sodass ggf. auch eine Dosisreduktion möglich ist. Wie in neueren Studien gezeigt wurde, bringt die frühzeitige Hinzugabe von COMT-Hemmern jedoch keinen Vorteil bezüglich des Krankheitsverlaufs, etwaiger Nebenwirkungen oder der symptomatischen Effekte.

c. **Richtig.** Während Ergot-Dopaminagonisten mit dem Risiko von Fibrosen einschließlich Herzklappenveränderungen einhergehen, kommt es bei Non-Ergot-Dopaminagonisten zum Auftreten von plötzlichen Müdigkeits- und Einschlafattacken. Dies kann insbesondere die Fahrtüchtigkeit gefährlich beeinträchtigen und Patienten müssen entsprechend aufgeklärt sein. Auch

Impulskontrollstörungen mit pathologischer Spielsucht sind in dieser Substanzgruppe beschrieben. Der Patient und nach Möglichkeit auch Angehörige sollten dies wissen, um rechtzeitig reagieren zu können.

d. **Richtig.** L-Dopa-Responder, welche aufgrund von Wirkfluktuationen oder Nebenwirkungen medikamentös nicht mehr ausreichend einstellbar sind, sind gute Kandidaten für eine tiefe Hirnstimulation.

e. **Richtig.** Sowohl die L-Dopa-Substitution als auch die Gabe von Dopaminagonisten sind symptomorientierte Behandlungsmaßnahmen, welche den Krankheitsverlauf der Parkinson-Erkrankung nicht modifizieren. Ein modifizierender Effekt wird diskutiert für Rasagilin, einen MAO-B-Hemmer, der in der Adagio-Studie einen möglichen krankheitsverzögernden Effekt hatte. Das Studiendesign und die Ergebnisse der Studie (7 Wichtige klinische Studien) sind jedoch nicht unumstrittten, sodass keine allgemeine Empfehlung für den frühzeitigen Einsatz von Rasagilin ausgesprochen wird.

? **137 Die Magnetresonanztomographie sollte bei einem atypischen Parkinson-Syndrom durchgeführt werden, um wichtige Differenzialdiagnosen auszuschließen. Für welches der folgenden Krankheitsbilder trifft dies nicht zu?**

a. Frontale Raumforderung?

b. Subkortikale arteriosklerotische Enzephalopathie?

c. Kommunizierender Hydrozephalus?

d. M. Wilson?

e. Kortikobasale Degeneration?

✓ **Antworten**

a. **Richtig.** Interessanterweise führen nicht Tumoren im Bereich der Stammganglien, sondern frontal gelegene Raumforderungen (z. B. Meningeom oder Glioblastom) zu einer Gangstörung und allgemeinen Verlangsamung, sodass klinisch Verwechslungen mit einem idiopathischen Parkinson-Syndrom vorkommen können.

b. **Richtig.** Die subkortikale arteriosklerotische Enzephalopathie (SAE) kann zur Trias frontale Gangstörung (Gangapraxie), Blasenentleerungsstörung und kognitive Einschränkungen (Demenz) führen. Auch eine allgemeine Verlangsamung ist möglich. Typischerweise ist dabei die Beweglichkeit der Arme, sofern nicht lakunäre Hirninfarkte hier zu Lähmungserscheinungen geführt haben, normal. Aus diesem Grunde wird bei der Symptomtrias auch vom sog. »Lower-body-Parkinson« gesprochen.

c. **Richtig.** Der kommunizierende oder sog. Normaldruckhydrozephalus (NPH) führt ebenso wie die SAE zur Trias frontale Gangstörung, Blasenstörung und demenzielle Entwicklung. Hier zeigt sich in der zerebralen Bildgebung ein Missverhältnis zwischen Aufweitung der inneren Liquorräume und verstrichenen äußeren Liquorräumen. Durch eine therapeutische Liquorentnahme von 30–40 ml lässt sich eine oft eindrucksvolle Besserung der frontalen Gangstörung erreichen. In Abhängigkeit davon, wie lange die Symptomverbesserung anhält, wird die Indikation zur intermittierenden Lumbalpunktion oder zur Anlage eines ventrikuloatrialen oder ventrikuloperitonealen Shunts gestellt.

d. **Richtig.** Insbesondere bei jüngeren Patienten mit parkinsonähnlichen Symptomen, sollte stets ein M. Wilson (lentikulostriäre Degeneration) ausgeschlossen werden. In der MRT sind beim M. Wilson typische Basalganglienveränderungen zu erkennen. Entscheidend sind die Labordiagnostik (Bestimmung von Kupfer und Coeruloplasmin) sowie die Spaltlampenuntersuchung (Nachweis bzw. Ausschluss eines Kayser-Fleischer-Kornealrings).

e. **Falsch.** Die kortikobasale Degeneration macht nicht obligat MR-tomographische Veränderungen, welche eine sichere Diagnosestellung erlauben. Eine einseitige oft fokal betonte kortikale Atrophie kann vorliegen. Entscheidend für die Diagnose sind bei (oft einseitiger) Bradykinese und Rigor das »Alien-hand- oder Alien-limb-Phänomen«, bei dem der Patient eine Gliedmaße als nicht zu ihm gehörig einordnet, die ideomotorische Apraxie oder auch distal betonte fokale Dystonien einer Extremität. Eine supranukleäre Blickparese kann assoziiert sein.

? 138 Erhöhter Liquorfluss mit typischem Artefakt im Bereich des Aquädukts (»flow void«) in der MRT ist für welche der folgenden Erkrankungen typisch?

a. Demenz vom Alzheimer-Typ?
b. Normaldruckhydrozephalus?
c. Aquäduktstenose?
d. Subkortikale arteriosklerotische Enzephalopathie (SAE)?
e. Multisystematrophie?

✓ Antworten

a. **Falsch.** Bei der Demenz vom Alzheimer-Typ findet sich typischerweise keine Störung des Liquorflusses. Es findet sich eine temporoparietal betonte Hirnatrophie.

b. **Richtig.** Beim kommunizierenden oder Normaldruckhydrozephalus findet sich in sagittalen MRT-Aufnahmen ein »flow void« im Bereich des Aquädukts als Zeichen des starken Liquorflusses. Alle Ventrikel sind gleichermaßen erweitert, die kortikalen Sulci hingegen oft verstrichen.

c. **Falsch.** Bei einer Aquäduktstenose findet sich eine Einengung des Aquädukts ohne Nachweis eines erhöhten Liquorflusses. Bei erweiterten Seitenventrikeln und weitem dritten Ventrikel ist der vierte Ventrikel normal.

d. **Falsch.** Bei der subkortikalen arteriosklerotischen Enzephalopathie (SAE) findet sich im MRT eine Leukenzephalopathie mit multiplen subkortikalen lakunären Infarkten.

e. **Falsch.** Bei der Multisystematrophie können sich als typischer MRT-Befund eine T2-Hypointensität im Putamen sowie ein hyperintenser Saum zwischen Putamen und Capsula interna zeigen. Im fortgeschrittenen Stadium zeigt sich bei der zerebellären MSA eine zerebelläre und pontine Atrophie.

? 139 Ordnen Sie typische Nebenwirkungen (Ziffern) den in der Parkinsonbehandlung eingesetzten Präparaten (Buchstaben) zu

a. L-Dopa + Benserazid
b. Budipin
c. Biperiden
d. Clozapin
e. Pramipexol
f. Cabergolin
1. Herzklappenveränderungen
2. Miktionsbeschwerden
3. Hyperkinesen
4. Hypersomnie mit auch plötzlichem Einschlafen
5. Agranulozytose
6. Herzrhythmusstörungen

✓ Antworten

▬ **a3.** Langzeitnebenwirkungen treten typischerweise bei der L-Dopa-Substitutionstherapie nach 5–10 Jahren auf. Hierzu zählen in besonderem Maße L-Dopa-induzierte Hyperkinesen. Aus diesem Grunde wird bei jungen Parkinsonpatienten primär ein Dopaminagonist eingesetzt und erst im Verlauf L-Dopa hinzugegeben.

▬ **b6.** Budipin ist ein gut tremorwirksames Parkinsonpräparat, welches heute nur noch als Ausweichpräparat in seltenen Fällen wegen der potenziell lebensgefährlichen Herzrhythmusstörungen eingesetzt wird, die unter der Medikation auftreten können. Gefährdet sind v. a. Kranke mit vorbestehenden Herzleitungsstörungen. Bei einer QT-Zeit-Verlängerung kann es zu Auftreten von Torsade-de-pointes-Arrhythmien kommen.

▬ **c2.** Biperiden kann wie andere Anticholinergika im Verlauf kognitive Einschränkungen machen. Zu den typischen peripheren anticholinergen Wirkungen zählen Mundtrockenheit, Akkomodationsstörung, Obstipation und

Blasenentleerungsstörungen. Relative oder absolute Kontraindikationen sind daher das Vorliegen eines Engwinkelglaukoms, einer Prostatahypertrophie oder von Herzrhythmusstörungen. Es kann unter der Medikation zu Verwirrtheit und psychotischen Symptomen kommen. Eigentlich werden Anticholinergika heute nur noch in der Akuttherapie von neuroleptikainduzierten Bewegungsstörungen eingesetzt.

- **d5.** Das atypische Neuroleptikum Clozapin wird bei psychotischen Symptomen unter der Behandlung eines Parkinson-Syndroms erfolgreich eingesetzt und kann dabei auch motorische Symptome wie Tremor oder Rigor verbessern. Es sind allerdings regelmäßige Laborkontrollen erforderlich, um Blutzellveränderungen rechtzeitig zu entdecken. Eine lebensgefährliche Agranulozytose kann auftreten!

- **e4.** Eine Hypersomnie, auch mit plötzlichem Einschlafen, ist typische Folge der Non-Ergot-Dopaminagonisten und damit auch von Pramipexol. Der Patient muss wegen der möglicherweise eingeschränkten Fahrtüchtigkeit über diese Nebenwirkung informiert sein.

- **f1.** Die Ergot-Dopaminagonisten wie Cabergolin können Fibrosen und so auch Herzklappenveränderungen auslösen.

? 140 Welche Aussagen zur Therapie von Bewegungsstörungen sind richtig?

a. Beim Meige-Syndrom ist Botulinumtoxin Therapie der Wahl.
b. Beim Segawa-Syndrom wird L-Dopa eingesetzt.
c. Beim Restless-legs-Syndrom können Opiate helfen.
d. Der Hemispasmus facialis wird mit atypischen Neuroleptika behandelt.
e. Anticholinergika sind Therapie der Wahl bei oromandibulärer Dyskinesie und Schlundkrämpfen unter Neuroleptika.

✓ Antworten

a. **Richtig.** Sowohl beim Blepharospasmus als auch bei oromandibulären Dystonien ist die lokale Injektion von Botulinumtoxin Therapie der Wahl. Beim Meige-(oder Brueghel-)Syndrom kombinieren sich diese beiden Dystonieformen. Weitere Dystonien, welche mit Botulinumtoxin erfolgreich behandelt werden können, sind die linguale Dystonie, die zervikale Dystonie (Torticollis spasmodicus), die spasmodische Dysphonie und der Schreibkrampf.

b. **Richtig.** Das Segawa-Syndrom wird auch als L-Dopa-sensitive Dystonie bezeichnet. Die Erkrankung beginnt typischerweise im Kindesalter mit im Tagesverlauf fluktuierenden dystonen und parkinsonähnlichen Symptomen. Mädchen sind häufiger als Jungen betroffen; Leitsymptom ist häufig eine dystone Gangstörung, welche gerne als Zerebralparese fehl diagnostiziert wird.

c. **Richtig.** Zwar sollten beim Restless-legs-Syndrom bevorzugt Dopaminergika, nämlich Dopaminagonisten oder L-Dopa, eingesetzt werden. Insbesondere bei einer Augmentation unter der L-Dopa-Therapie können alternativ aber auch Antikonvulsiva (Gabapentin, Pregabalin) oder Opioide (Kodein, Methadon, Propoxiphen, Oxycodin) gegeben werden.

d. **Falsch.** Therapie der Wahl beim Hemispasmus facialis ist die Gabe von Carbamazepin. Pathogenetisch spielt ein pathologischer Gefäß-Nerv-Kontakt am Hirnstammaustritt des N. facialis eine Rolle (derselbe Pathomechanismus wie bei der »idiopathischen« Trigeminusneuralgie).

e. **Richtig.** Die oft eindrucksvollen Akutdyskinesien nach Neuroleptikagabe mit oromandibulärer Dyskinesie, Schlundkrämpfen und Dysarthrie lassen sich dramatisch durch die parenterale Gabe von Anticholinergika wie Biperiden bessern.

? 141 Welche Aussagen zu Intoxikationen und/oder Medikamentennebenwirkungen treffen zu?

a. CO-Vergiftungen rufen eine irreversible zerebelläre Symptomatik und Kleinhirnatrophie hervor.

b. Lachgasabusus und chronischer Kichererbsenkonsum können zu einer reversiblen Paraspastik der Beine führen.

c. Die Theophyllinintoxikation kann epileptische Anfälle auslösen.

d. Das posteriore reversible Leukenzephalopathie-Syndrom (PRES) kann Folge von Immunsuppressiva sein.

e. Eine nichtinfektiöse Meningitis kann unter Ibuprofen auftreten.

✓ Antworten

a. **Falsch.** Kohlenmonoxidvergiftungen rufen keine zerebelläre Symptomatik, sondern im Verlauf häufig eine extrapyramidale Symptomatik im Sinne eines Parkinson-Syndroms, hervor. In der Bildgebung zeigen sich häufig symmetrische Läsionen des Nucleus lentiformis – die Parkinson-Symptomatik tritt typischerweise einige Monate nach überlebter Kohlenmonoxidvergiftung auf.

b. **Richtig.** Typische Ursachen einer toxischen Myelopathie sind der Neurolathyrismus durch chronischen Konsum der Kichererbse und ein Lachgasabusus, welcher v. a. bei Ärzten beobachtet wurde. Es resultiert jeweils das Bild einer spastischen Paraparese der Beine. Weitere mögliche Ursachen sind der Neurocassavaismus (Konzo) durch den Konsum von Cassava in Ostafrika und Organophosphatintoxikationen.

c. **Richtig.** Eine Überdosierung von Theophyllin, z. B. bei der COPD, kann Ursache von epileptischen Anfällen sein.

d. **Richtig.** Zu den Triggerfaktoren des posterioren reversiblen Leukenzephalo-pathie-Syndroms (PRES) zählen neben starken Blutdruckanstiegen, Nieren-insuffizienz, dem Z. n. Transplantation und Autoimmunerkrankungen auch die Gabe von Immunsuppressiva. Dies gilt v. a. für Ciclosporin und Tacroli-mus innerhalb der ersten zwei Wochen der Therapie. Typische PRES-Symp-tome sind Krampfanfälle, Sehstörungen, Kopfschmerzen und Bewusstseins-störungen, MR-tomographisch zeigen sich v. a. in der Flair-Wichtung parie-tookzipitale flächige Veränderungen. Die Prognose ist nach Ausschaltung der zugrundeliegenden Ursache günstig.

e. **Richtig.** Nichtsteroidale Antiphlogistika können eine chronische nichtinfek-tiöse Meningitis auslösen, welche mit einer leichtgradigen Pleozytose im Liquor (häufig auch Eosinophilie) einhergeht (sog. Mollaret-Meningitis).

142 Welche Aussagen zur Pharmakotherapie des idiopathischen Parkin-son-Syndroms (IPS) sind richtig?

a. L-Dopa muss stets mit einem Decarboxylase- und einem COMT-Hemmer kombiniert werden.

b. Zum L-Dopa-Langzeitsyndrom gehören Dyskinesien, Wirkfluktuationen und Psychosen.

c. MAO-B-Hemmer und Amantadinsalze führen oft zu Schlafstörungen und sollten deshalb nicht abends eingenommen werden.

d. Dopaminagonisten führen unabhängig davon, ob es sich um Ergot- oder Non-Ergotderivate handelt, häufig zu gastrointestinalen Beschwerden.

e. Bei L-Dopa-induzierten Hyperkinesen ist Tiaprid Medikament der Wahl.

Antworten

a. **Falsch.** L-Dopa muss zwar stets mit einem Decarboxylasehemmer kombi-niert werden, um die periphere Verstoffwechselung zu Dopamin zu verhin-dern, nicht hingegen mit einem COMT-Hemmer. Die Blockade der CO-Me-thyltransferase erhöht die Bioverfügbarkeit von L-Dopa und es gibt die Kombination von L-Dopa, Carbidopa und Entacapone auch in einem Präpa-rat. Der zweite COMT-Hemmer Tolcapone muss stets separat hinzugegeben werden. COMT-Hemmer werden v. a. dann eingesetzt, wenn Wirkfluktua-tionen vorliegen, um eine Glättung des L-Dopa-Spiegels zu erreichen.

b. **Richtig.** Nach Langzeitanwendung von L-Dopa-Präparaten sind Wirkfluk-tuationen, Dyskinesien und Psychosen typische Komplikationen. Aus die-sem Grunde sollte bei der Erstdiagnose eines idiopathischen Parkinson-Syn-droms vor dem 70. Lebensjahr zunächst eine Behandlung mit Dopaminago-nisten erfolgen. L-Dopa wird dann erst im Verlauf hinzugegeben, um v. a. das motorische Langzeitsyndrom möglichst heraus zu zögern bzw. zu ver-meiden.

c. **Richtig.** Sowohl die in der Parkinson-Therapie eingesetzten MAO-B-Hemmer (Selegilin, Rasagilin) als auch die verschiedenen Amantadinpräparate wirken antriebs- und vigilanzsteigernd und können damit zu Schlafstörungen führen. MAO-B-Hemmer werden deswegen typischerweise nur morgens gegeben, Amantadinsalze sollten nicht mehr nach 16 Uhr eingenommen werden.

d. **Richtig.** Typische Nebenwirkung aller Dopaminagonisten (auch der Pflasterpräparationen!) sind gastrointestinale Nebenwirkungen mit Übelkeit, Brechreiz, Inappetenz. Aus diesem Grunde müssen diese Substanzen einschleichend aufdosiert werden.

e. **Falsch.** Tiaprid oder der Einsatz von Neuroleptika wie Haloperidol sind sogar kontraindiziert bei L-Dopa induzierten Dyskinisien. Entscheidend ist es zunächst festzustellen, ob es sich um »Peak-dose-Dyskinesien« oder um Off-Dystonien bzw. biphasische Dyskinesien handelt. Entsprechend muss der L-Dopa-Spiegel angepasst werden. Invasive Maßnahmen zur Korrektur stellen die Anwendung einer Apomorphin- oder Duodopa-Pumpe bzw. die tiefe Hirnstimulation dar.

? 143 Welche Aussagen zu Nebenwirkungen einer neuropsychiatrischer Pharmakotherapie sind richtig?

a. Sowohl Lithium als auch Valproinsäure können zu einem störenden Tremor führen.

b. Eine auch irreversible Kleinhirnatrophie ist bei Carbamazepinlangzeitbehandlung zu befürchten.

c. Trizyklika sind wegen anticholinerger Wirkungen bei älteren Patienten zu vermeiden.

d. Hyponatriämien sind unter Levetiracetamgabe häufig.

e. Medikamentöse Parkinson-Syndrome können Folge von Magen-Darm-Therapeutika sein.

✓ Antworten

a. **Richtig.** Ein Haltetremor der Hände, welcher sehr störend sein kann, ist sowohl unter Lithium als auch unter Valproinsäure zu beobachten. Der Tremor kann auch bei therapeutischer Dosierung auftreten, sodass ggf. auf eine alternative Medikation ausgewichen werden muss.

b. **Falsch.** Eine irreversible Kleinhirnatrophie ist typische Folge einer Phenytoinlangzeitbehandlung und wesentlich mehr zu fürchten als die hierbei auch vorkommende Gingivahyperplasie, da die Kleinhirnatrophie typischerweise irreversibel ist. Bei der Carbamazepinintoxikation kann es zwar auch zu zerebellären Symptomen mit Nystagmus kommen, diese sind jedoch bei Korrektur der Dosis reversibel.

c. **Richtig.** In der sog. PRISKUS-Liste sind Trizyklika wegen der anticholinergen Wirkungen als möglichst zu vermeidende Therapie bei älteren Patienten aufgeführt. Problematisch sind neben den Risiken bei Glaukom und Prostatahypertrophie das erhöhte Sturzrisiko und die Sedierung.

d. **Falsch.** Hyponatriämien sind typische Nebenwirkungen der Einnahme von Carbamazepin und v. a. Oxcarbazepin. Häufigste Nebenwirkung von Levetiracetam ist eine vermehrte Reizbarkeit bis hin zu Aggressivität und bei höheren Dosen auch Müdigkeit und Schwindel.

e. **Richtig.** Nicht nur in der Psychiatrie eingesetzte Neuroleptika sind Dopaminrezeptorblocker, sondern auch Magentherapeutika wie Metoclopramid. Weitere auslösende Substanzen sind das als Antivertiginosum eingesetzte Triflupromazin und die Kalziumantagonisten vom Flunarizin- bzw. Cinnarizintyp.

144 Welche Aussagen zu Tremorsyndromen treffen zu?

a. Der orthostatische Tremor führt zu Stürzen beim Gehen.

b. Beim essenziellen Tremor können neben Betablockern auch Primidon oder Topiramat eingesetzt werden.

c. Ein Parkinson-Tremor zeigt sich in Ruhe v. a. unter mentaler Belastung.

d. Der essenzielle Tremor betrifft im Unterschied zum Parkinson-Tremor nur die oberen Extremitäten.

e. Der zerebelläre Tremor zeigt sich v. a. bei Zielbewegungen.

Antworten

a. **Falsch.** Der orthostatische Tremor führt in der Regel beim Gehen nicht zum Sturz, aber beim längeren Stehen. Häufig merken die Patienten, wenn sie längere Zeit (z. B. beim Anstehen an der Kasse im Supermarkt) stehen müssen, eine Verspannung im Bereich der Beinmuskeln, bevor sie hinstürzen. Die Diagnose lässt sich durch ein Oberflächen-EMG der Beinmuskulatur sichern, wobei sich ein hochfrequenter Tremor um 15 Hz zeigt. Therapie der Wahl ist die Gabe von Clonazepam.

b. **Richtig.** Therapie der Wahl beim essenziellen Tremor, welcher familiär gehäuft auftritt und sich unter Alkohol typischerweise bessert, ist die Gabe von Betablockern wie Propranolol. Daneben können auch Primidon oder Topiramat erfolgreich eingesetzt werden.

c. **Richtig.** Beim Parkinson-Tremor handelt es sich um einen Ruhetremor vorwiegend der Hände mit einer Frequenz um 5 Hz. Der Tremor zeigt sich v. a., wenn die Aufmerksamkeit auf etwas anderes gelenkt wird, z. B. beim Kopfrechnen in der Untersuchungssituation.

d. **Falsch.** Meist führt der essenzielle Tremor der Hände zur Konsultation in der Arztpraxis, weil Tassen und Gläser sowie Suppenlöffel nicht mehr problemlos zum Mund geführt werden können. Gar nicht selten sind aber auch der Kopf in Form eines Ja- oder Nein-Tremors, die Stimmlippen oder auch die Beine zusätzlich betroffen.

e. **Richtig.** Beim zerebellären Tremor handelt es sich v. a. um einen Aktionstremor, der sich bei Zielbewegungen zeigt (Finger-Nase-Versuch, Knie-Hacke-Versuch).

145 Welche Aussagen zu extrapyramidalen Symptomen sind richtig?

a. Ein Hemiballismus tritt bei Ischämien des Nucleus subthalamicus auf.
b. Patienten mit idiopathischem Parkinson-Syndrom zeigen häufig ein positives Babinski-Zeichen.
c. Kleinhirnsymptome sprechen beim Parkinson-Syndrom für eine multiple Systematrophie (MSA).
d. Das Alien-limb-Phänomen bei Parkinson-Symptomen erlaubt die Diagnose einer Lewy-Körperchen-Demenz.
e. Bei der Symptomtrias Parkinson, Demenz und Ataxie sollte an den Morbus Whipple gedacht werden.

Antworten

a. **Richtig.** Der kontralaterale Hemiballismus wird typischerweise hervorgerufen durch eine akute Ischämie des Nucleus subtalamicus (Corpus Luys), versorgt aus der A. cerebri posterior. Meist bildet sich der Hemiballismus innerhalb einiger Tage zurück. Eine sensomotorische Hemisymptomatik kann verbleiben.
b. **Falsch.** Ein Babinski-Zeichen gehört nicht zum Krankheitsbild des idiopathischen Parkinson-Syndroms und macht eine Ausschlussdiagnostik (insbesondere Ausschluss eines frontalen Tumors oder multipler Ischämien) erforderlich!
c. **Richtig.** Während beim Parkinson-Syndrom Blasenentleerungsstörungen, eine Obstipation und Potenzprobleme nicht selten sind, gehören Kleinhirnsymptome nicht zu diesem Krankheitsbild. Wenn früh eine sehr ausgeprägte orthostatische Dysregulation vorliegt, ist dies allerdings auch ein Hinweis darauf, dass eine Multisystematrophie vom autonomen Typ vorliegt.
d. **Falsch.** Das Alien-limb-Phänomen (eine Gliedmaße, häufig ein Arm, wird als fremd erlebt) gehört nicht zur Lewy-Körperchen-Demenz, sondern ist Leitsymptom der kortikobasalen Degeneration. Es besteht häufig eine asymmetrische Akinese. Der von dem Alien-limb-Gefühl betroffene Arm zeigt meist eine Dystonie und einen Rigor. Bei der Lewy-Körperchen-Demenz kombinieren sich Parkinson-Symptome und ein demenzielles Syndrom. Auf die Gabe von L-Dopa-Präparaten reagieren die Patienten häufig mit lebhaften visuellen Halluzinationen.

e.   **Richtig.** Der M. Whipple führt nicht nur zu einer behandelbaren Demenz, sondern auch zu extrapyramidalen und Kleinhirnsymptomen. Diese können in variabler Kombination mit den kognitiven Einschränkungen auftreten. Entscheidend ist es an diese Differenzialdiagnose zu denken und eine Whipple-PCR durchzuführen.

9.2   Dystonien

? 146 Welche Aussagen zu Dystonien treffen zu?

a.   Generalisierte und segmentale Dystonien sind häufiger als fokale Dystonien.
b.   Die Dystonie kann durch sensorische Tricks gebessert werden.
c.   Bei Kindern und jüngeren Patienten mit einer generalisierten Dystonie sollte ein Therapieversuch mit Interferonen erfolgen.
d.   Die tiefe Hirnstimulation ist eine Therapieoption bei Patienten mit einer generalisierten Dystonie.
e.   In der Abklärung einer Dystonie bei jüngeren Patienten sollte ein M. Wilson ausgeschlossen werden.

✓ Antworten

a.   **Falsch.** Fokale Dystonien (nur eine Körperregion betroffen) sind weitaus häufiger als die hereditären oder idiopathischen generalisierten oder segmentalen (2 benachbarte Körperregionen betroffen) Dystonien.

b.   **Richtig.** Diese sog. »geste antagoniste« kann insbesondere beim Torticollis spasmodicus zu einer Verminderung der unwillkürlichen Muskelkontraktionen führen.

c.   **Falsch.** Es sollte ein Therapieversuch mit L-Dopa oder Dopaminagonisten zur Identifizierung von L-Dopa-sensitiven Dystonien (Segawa-Syndrom) erfolgen. Diese Patienten sprechen meist schon bei 100–300 mg L-Dopa gut an. Interferone haben in der Dystoniebehandlung keinen Stellenwert.

d.   **Richtig.** Insbesondere bei Patienten mit einer auf einer DYT-1-Mutation beruhenden primären Dystonie wurde die tiefe Hirnstimulation des Globus pallidus internus beidseits erfolgreich eingesetzt.

e.   **Richtig.** Der M. Wilson und die Neuroakanthozytose sind bei jüngeren Patienten eine wichtige Differenzialdiagnose, daneben sollte immer auch eine neuroleptikainduzierte tardive Dystonie erwogen werden. Beim Auftreten von Extremitätendystonien bei älteren Patienten sollte auch an eine Creutzfeld-Jakob-Erkrankung gedacht werden.

❓ 147 Welche Aussagen zur zervikalen Dystonie treffen zu?

a. Am häufigsten finden sich klinisch ein Antero- oder Retrocollis.
b. Der Torticollis ist nach dem Blepharospasmus die häufigste fokale Dystonie
c. Eine zerebrale Bildgebung ist bei Patienten mit Torticollis spasmodicus nicht erforderlich.
d. Therapie der Wahl ist die Behandlung mit L-Dopa oder Dopaminagonisten.
e. Bei der Behandlung mit Botulinumtoxin A kann es zur Antikörperbildung kommen.

✔ Antworten

a. **Falsch.** Am häufigsten findet sich ein rotatorischer Torticollis.
b. **Falsch.** Der Torticollis spasmodicus ist vor dem Blepharospasmus die häufigste fokale Dystonie.
c. **Falsch.** Im Rahmen der Erstdiagnose sollte auf jeden Fall eine Computertomographie oder noch besser Kernspintomographie des Schädels mit Darstellung des kraniozervikalen Übergangs zum Ausschluss symptomatischer Ursachen (Raumforderung in der hinteren Schädelgrube, Syringomyelie, Arnold-Chiari-Malformation, Läsion der Basalganglien) erfolgen.
d. **Falsch.** Therapie der Wahl ist die intramuskuläre Applikation von Botulinumtoxin A in Muskeln mit einer erhöhten Aktivität.
e. **Richtig.** Dadurch kann es zu einem Wirkungsverlust von Botulinumtoxin A kommen. Aus diesem Grund sollte ein Intervall von 3 Monaten zwischen den Injektionen möglichst nicht unterschritten werden.

❓ 148 Welche Aussagen zu fokalen Dystonien treffen zu?

a. Beim Spasmus hemifacialis sind meistens beide Gesichtshälften betroffen.
b. Beim Meige-Syndrom handelt es sich um einen Blepharospasmus plus Schreibkrampf.
c. Therapie der Wahl des Schreibkrampfs und Musikerkrampfs ist das Muskelrelaxans Baclofen.
d. Die Physiotherapie spielt in der Therapie der fokalen Dystonien keine Rolle.
e. Beim Blepharospasmus können die Augenlider durch die Verkrampfung des M. levator palpebrae nicht geschlossen werden.

✔ Antworten

a. **Falsch.** Im Gegensatz zum Blepharospasmus als fokaler Dystonie ist beim Spasmus hemifacialis bei über 90% der Patienten nur die fazialisinnervierte Muskulatur einer Gesichtshälfte betroffen. Beim Spasmus hemifacialis handelt es sich nicht um eine fokale Dystonie, die häufigste Ursache ist eine vaskuläre Kompression des N. facialis im Bereich des Hirnstamms.

b. **Falsch.** Beim Meige-Syndrom liegt ein Blepharospasmus in Kombination mit einer oromandibulären Dystonie vor.

c. **Falsch.** Auch bei den sog. aufgabenspezifischen fokalen Dystonien ist die lokale intramuskuläre Applikation von Botulinumtoxin A die Therapie der Wahl.

d. **Falsch.** Die Physiotherapie ist ein wichtiger Therapiebaustein bei der Behandlung von Patienten mit fokalen Dystonien in Kombination mit Botulinumtoxin A.

e. **Falsch.** Beim Blepharospasmus kommt es durch unwillkürliche Kontraktionen der Mm. orbiculares oculi beidseits zum häufigen Zusammenkneifen der Augen oder der Unfähigkeit die Augen zu öffnen.

9.3 Ataxien

? **149 Welche Aussagen zu den Ataxien treffen zu?**

a. Beim M. Refsum kommt es zu einer Ataxie infolge einer Abbaustörung von Phenylalanin.

b. Eine Kleinhirnschädigung infolge chronischen Alkoholismus führt zu einer armbetonten Ataxie.

c. Unter den Antiepileptika führt die chronische Phenytoineinnahme am häufigsten zu einer Ataxie.

d. Eine akute Lithiumintoxikation kann zu einer Ataxie führen.

e. Maligne Melanome führen häufig zu einer paraneoplastisch bedingten zerebellären Degeneration.

✓ **Antworten**

a. **Falsch.** Der M. Refsum ist eine autosomal-rezessive Stoffwechselstörung, bei der Phytansäure akkumuliert und es neben einer Ataxie zu einer sensomotorischen Polyneuropathie, einer Retinopathia pigmentosa und fakultativ zu einer Katarakt, Innenohrschwerhörigkeit und Anosmie kommt. Die Therapie besteht in einer diätetischen Restriktion von Phytansäure aus Milch und bestimmten Fischsorten.

b. **Falsch.** Bei einer langjährigen Alkoholabhängigkeit ist v. a. der Kleinhirnoberwurm betroffen, was sich klinisch in einer beinbetonten Ataxie äußert.

c. **Richtig.** Phenytoin kann bei langjähriger Einnahme zu einer irreversiblen Ataxie führen, auch wenn sich keine Hinweise für Überdosierungen in früheren Behandlungsjahren fanden.

d. **Richtig.** Sowohl akute als auch chronische Lithiumintoxikationen können aufgrund der geringen therapeutischen Breite zu einer Ataxie im Rahmen einer neurotoxischen Wirkung auf die Kleinhirnrinde führen.

e. **Falsch.** Paraneoplastische zerebelläre Degenerationen mit einem im Vordergrund stehenden Purkinjezellverlust finden sich am häufigsten bei Bronchial- und Ovarialkarzinomen, seltener auch bei Lymphomen oder Mammakarzinom.

? 150 Welche Aussagen zur Friedreich-Ataxie treffen zu?

a. Bei der Friedreich-Ataxie findet sich auch eine axonale Polyneuropathie.
b. Krankheitsmanifestationen außerhalb des Nervensystems bestehen bei der Friedreich-Ataxie nicht.
c. Die Friedreich-Ataxie beginnt meistens nach dem 40. Lebensjahr.
d. Die Friedreich-Ataxie wird X-chromosomal rezessiv vererbt.
e. Die Therapie besteht in einer Gentherapie, die das gestörte Protein Frataxin wiederherstellt.

✓ Antworten

a. **Richtig.** Neben den spinozerebellären Bahnen sind auch die Hinterstränge und teilweise die Pyramidenbahn betroffen. Daneben haben viele Patienten eine periphere axonale und distal betonte Neuropathie.
b. **Falsch.** Insbesondere hinsichtlich kardialer Symptome (Reizleitungsstörungen, Kardiomyopathie) und einem Diabetes mellitus müssen Patienten mit einer Friedreich-Ataxie abgeklärt werden.
c. **Falsch.** Die Friedreich-Ataxie beginnt zumeist vor dem 25. Lebensjahr, es gibt aber auch vereinzelt Patienten mit einem späten Beginn nach dem 50. Lebensjahr.
d. **Falsch.** Die Friedreich-Ataxie wird autosomal rezessiv vererbt. Die Mutation findet sich als Expansion des »trinucleotid-repeats« auf dem Chromosom 9. Der Nachweis ist mittels PCR aus einer EDTA-Blutprobe möglich.
e. **Falsch.** Eine Gentherapie der Friedreich-Ataxie gibt es bislang nicht. Es kann eine symptomatische Therapie mit dem Antioxidans Idebenone erfolgen, das die Bildung von Lipoperoxiden hemmt.

? 151 Welche Aussagen zu den spinozerebellären Ataxien (SCA) treffen zu?

a. In Deutschland kommt die SCA 3 am häufigsten vor.
b. Die SCA werden autosomal-dominant vererbt.
c. Der Symptombeginn liegt zumeist im Kindes- und Jugendalter.
d. Neben einer Ataxie lassen sich bei den SCA auch variable extrazerebelläre Symptome finden.
e. Eine kausale Therapie der SCA gibt es bisher nicht.

✅ Antworten

a. **Richtig.** Nach der SCA 3 kommt die SCA 1, 2 und 6 noch häufig vor.

b. **Richtig.** Aus diesem Grund werden die spinozerebellären Ataxien auch autosomal dominante zerebelläre Ataxien (ADCA) genannt.

c. **Falsch.** Der Symptombeginn der spinozerebellären Ataxien liegt zumeist zwischen dem 30. und 50. Lebensjahr.

d. **Richtig.** Die SCA sind klinisch heterogen und gehen teilweise mit einer isolierten zerebellären Ataxie (z. B. SCA 6) oder zusätzlich extrazerebellären Symptomen (Basalganglienstörung, Pyramidenbahnstörung, Demenz, supranukleäre Blickparesen) oder einer Pigmentdegeneration der Retina (SCA 7) einher.

e. **Richtig.** Eine Gentherapie der SCA existiert bisher nicht.

10 Multiple Sklerose

? 152 Welche Aussagen zu Häufigkeit und Ursachen der multiplen Sklerose (MS) sind richtig?

a. Das Risiko für die Entwicklung einer MS bei Kindern MS-kranker Mütter liegt bei 25%; deshalb sollte von der Umsetzung eines Kinderwunsches abgeraten werden.
b. Die Prävalenz für Deutschland und Österreich liegt bei 80–120 auf 100.000 Einwohner. Durch verbesserte Therapiemöglichkeiten ist mit einem Absinken der MS-Prävalenz zu rechnen.
c. Einflüsse aus der Umwelt und hier insbesondere Virusinfektionen scheinen pathogenetisch eine Rolle zu spielen.
d. Wie bei allen Autoimmunerkrankungen sind Männer bei der MS häufiger betroffen als Frauen.
e. Die Inzidenz liegt bei etwa 4 pro 100.000 Einwohner pro Jahr.

✓ Antworten

a. **Falsch.** Sicherlich besteht eine genetische Determination bei multipler Sklerose. In Familienstudien in Europa haben Verwandte ersten Grades von MS-Kranken eine etwa 3%ige Lebenszeiterkrankungswahrscheinlichkeit für MS im Gegensatz zu 0,3% in der Allgemeinbevölkerung. Es kann aber deswegen nicht generell von einem Kinderwunsch abgeraten werden.
b. **Falsch.** Durch steigende Lebenserwartung und verbesserte diagnostische Möglichkeiten mit früherer Diagnosestellung ist mit einem Anstieg der hier korrekt benannten aktuellen Prävalenz zu rechnen.
c. **Richtig.** Epidemiologische Studien zeigen ein Nord-Süd-Gefälle der MS-Erkrankungswahrscheinlichkeit, wobei Virusinfektionen bis zum 15. Lebensjahr eine Rolle spielen.
d. **Falsch.** Das Frauen- zu Männerverhältnis liegt bei der MS bei etwa 2,5:1.
e. **Richtig.** Die Inzidenz wird auf 4 pro 100.000 Einwohner pro Jahr geschätzt.

? 153 Welche Aussagen zu makroskopischen und mikroskopischen Befunden der multiplen Sklerose sind richtig?

a. MS-Plaques haben einen durchschnittlichen Durchmesser von 2–10 mm.
b. Eine kortikale Entmarkung ist typisch für die primär chronisch progrediente MS.
c. Als Dawson-Finger werden die quer-oval zur Längsachse gelegenen Herde mit Balkeneinstrahlung bezeichnet.

d. Für die Plaqueverteilung gibt es Prädilektionsstellen; zu diesen zählen der N. opticus, das zervikale Spinalmark und im periventrikulären Bereich der laterale Winkel der Seitenventrikel.

e. Aktive Läsionen sind an der Störung der Blut-Hirn-Schranke festzustellen.

✅ Antworten

a. **Richtig.** MS-Herde sind meist rundlich unregelmäßig begrenzt mit einem Durchmesser von 2–10 mm. Größere Herde entstehen durch langsames Vorwachsen und durch konfluierendes Ausbreiten mehrerer kleiner Herde.

b. **Falsch.** Neue kernspintomographische Untersuchungen konnten in Übereinstimmung mit neuropathologischen Befunden nachweisen, dass auch in frühen Erkrankungsstadien der schubförmigen MS bereits kortikale Entmarkungen mit Reduktion der kortikalen Dicke vorliegen.

c. **Richtig.** Radiologisch werden als Dawson-Finger die quer-oval zur Längsachse in die Balkenstrahlung einstrahlenden Herde bezeichnet.

d. **Richtig.** Die Plaque-Verteilung entspricht gewissen Prädilektionsstellen. Der N. opticus ist überdurchschnittlich häufig befallen, insbesondere an mechanisch stark beanspruchten Abschnitten. Auch das Rückenmark ist häufig betroffen, dabei häufiger das Zervikalmark. Als Steiner-Wetter-Winkel wird der Bereich der lateralen Winkel des Seitenventrikels im periventrikulären Mark bezeichnet, d. h. die Region zwischen Balkenstrahlung, Nucleus caudatus und Vorderhorn. Der Steiner-Wetter-Winkel ist ebenfalls eine Prädilektionsstelle MS-typischer Läsionen. Im 7-Tesla-MRT lässt sich besonders gut die perivenöse Lokalisation der MS-Plaques visualisieren.

e. **Richtig.** Hinweise für eine Aktivität der MS-Läsionen stellt die Blut-Hirn-Schrankenstörung dar, die zu einem Ödem führt, das mit perivaskulären Lymphozytenmanschetten um die Läsion einhergeht. Die Myelinscheiden werden aufgelöst und eindringende Makrophagen phagozytieren das Myelin. Zunächst bleiben die Axone intakt. Aktivierte Astrozyten bilden um die demyelinisierten Axone ein gliöses Narbengewebe.

❓ 154 Welche Aussage zu pathophysiologischen Phänomenen der multiplen Sklerose trifft zu?

a. Als Pulfrich-Phänomen bezeichnet man den gestörten Farbsinn bei der Optikusneuritis.

b. Eine Papillenschwellung tritt nur bei einer Papillitis, nicht bei einer Retrobulbärneuritis auf.

c. Pathophysiologisch entspricht das Lhermitte-Phänomen einer ektopischen Erregung durch mechanische Irritation bei Kopfbeugung.

d. Als Uhthoff-Phänomen wird die Verbesserung von MS-Symptomen durch die Zunahme der Leitgeschwindigkeit bei erhöhter Temperatur bezeichnet.

e. Bei ausreichender Remyelinisierung normalisieren sich die Leitgeschwindigkeiten vorher demyelinisierter Bahnen.

✔ Antworten

a. **Falsch.** Als Pulfrich-Phänomen bezeichnet man die eingeschränkte Fähigkeit zum stereoskopischen räumlichen Sehen bei einer einseitigen Optikusneuritis.

b. **Falsch.** Ein interstitielles Ödem tritt auch bei Herden im N. opticus auf, sodass Papillenschwellungen auch bei retrobulbär liegenden Herden und nicht nur bei einer Papillitis auftreten. Die rasche Rückbildung der Visusreduktion bei Neuritis nervi optici, die glücklicherweise oftmals zu vermerken ist, ist durch den Rückgang des Ödems zu erklären.

c. **Richtig.** Demyelinisierte Axone sind empfindlich gegenüber mechanischen Irritationen. Ein typisches Beispiel hierfür ist das Lhermitte-Zeichen, bei dem ektopische Erregungen durch eine mechanische Irritation entstehen und über Ephapsen sowohl nach zentral als auch in die Peripherie geleitet werden, wenn bei Kopfbewegungen elektrisierende Missempfindungen entlang der Wirbelsäule beschrieben werden, die oft auch in die Arme und Beine ziehen.

d. **Falsch.** Beim Uhthoff-Phänomen kommt es durch Wärmeeinwirkung zu einer vorübergehenden Verschlechterung neurologischer Symptome. Es stimmt zwar, dass Nervenfasern bei Erhöhung der Temperatur eine Zunahme der Nervenleitgeschwindigkeit zeigen. Bei einer kritischen Temperatur von etwa 50°C wird allerdings die Erregungsleitung der normalen Nervenfasern blockiert, weil die Aktionsströme sonst zu schnell ablaufen und damit das Aktionspotenzial zu kurz wird, um die summierte elektrische Energie für eine Erregung des nächsten Schnürrings zu erreichen. Dass MS-Patienten bei einer deutlich niedrigeren Temperatur als 50°C bereits mit dem Uhthoff-Phänomen eine Verschlechterung ihrer Symptome bemerken, ist durch die Verminderung der Myelinschicht bedingt. Bei einem Drittel der normalen Myelinschicht beträgt die kritische Blockierungstemperatur nur noch 40%. Bei demyelinisierten Nerven reicht bereits eine Erhöhung von 0,5°C, um die Erregungsleitung zu blockieren. Diese rein funktionelle Blockade bildet sich bei Abkühlung jedoch wieder zurück.

e. **Falsch.** Die Remyelinisierung spielt im Frühstadium der MS eine bedeutende Rolle und kann gelegentlich ganze Entmarkungsherde komplett restituieren. Allerdings führt die Remyelinisierung zu dünneren Markscheiden, sodass die Leitgeschwindigkeiten geringer verbleiben. Deshalb lassen sich dauerhaft elektrophysiologische Residuen in den multimodal evozierten Potenzialen nachweisen.

? 155 Welche Aussagen zur Definition eines MS-Schubes stimmen?

a. Bei einem entzündlichen Schub persistieren die Symptome länger als 24 Stunden.

b. Ein Pseudoschub ist zumeist psychogen bedingt.

c. Die Schubdefinition beinhaltet neben dem Zeitaspekt von mindestens 24 Stunden auch den Abstand zum vorherigen Schub mit mehr als 30 Tagen.

d. Paroxysmale Episoden wie tonische Hirnstammanfälle werden definitionsgemäß nicht als Schub bezeichnet.

e. Psychosomatische Symptome bei MS-Patienten sind so gut wie nicht existent.

✓ Antworten

a. **Falsch.** Die Definition eines MS-Schubes ist nicht nur über die Grenze von 24 Stunden zu erbringen. Pseudoschübe bei Infekten, unter Medikamenten oder durch Fieber können ebenfalls mehr als 24 Stunden kontinuierlich bestehen. Als Schub werden deshalb nur Symptome bezeichnet, die nicht durch eine Änderung der Körpertemperatur, durch Medikamente oder im Rahmen von Infekten erklärbar sind.

b. **Falsch.** Von einem Pseudoschub spricht man nicht nur, wenn Symptome psychisch bedingt sind, sondern auch bei Symptomen durch Fieber, Infekte oder Medikamente.

c. **Richtig.** Die Definition des Schubes beinhaltet neben der Zeitgrenze von 24 Stunden anhaltenden Symptomen auch den Abstand von mehr als 30 Tagen zum vorangegangenen Schub.

d. **Richtig.** Paroxysmale Episoden werden zwar definitionsgemäß nicht als Schub bezeichnet, multiple Episoden dieser Art können aber, wenn sie mehr als 24 Stunden anhalten, durchaus einem Schub entsprechen.

e. **Falsch.** Psychosomatische Symptome bei MS-Patienten sind sehr häufig.

? 156 Welche Aussagen zu den Verlaufsformen der multiplen Sklerose treffen zu?

a. Etwa 80% der Patienten leiden primär unter einer schubförmig remittierenden Verlaufsform.

b. Nach 30 Jahren geht ein kleiner Teil der schubförmig remittierenden Patienten in einen sekundär chronisch progredienten Verlauf über.

c. Bei der chronisch progredienten Verlaufsform sind Einzelschübe nicht abgrenzbar.

d. Typische Beschwerdesymptomatik bei primär chronisch progredienter Verlaufsform sind Doppelbilder.

e. Beim Progressionsindex handelt es sich um ein Maß aus Kurtzke-Score geteilt durch Krankheitsdauer.

Antworten

a. **Richtig.** Etwa 80% der Patienten haben, zumindest initial, einen schubförmig remittierenden Verlauf. Dies sind besonders junge Patienten mit einem Durchschnittsalter von 28 Jahren, mehr Frauen als Männer, deren Initialsymptom häufig Sehstörungen und Sensibilitätsstörungen darstellen.

b. **Falsch.** Mindestens bei der Hälfte der Patienten mit rein schubförmigem Verlauf geht nach 10–15 Jahren diese Verlaufsform in einen schubförmig progredienten oder chronisch progredienten Verlauf über. Auch der schubförmig progrediente Verlauf mündet im weiteren Verlauf in einen chronisch progredienten Verlauf.

c. **Richtig.** Die primär chronisch progrediente Verlaufsform ist durch eine langsam schleichende Verschlechterung von Beschwerden gekennzeichnet, ohne dass sich einzelne Schübe abgrenzen lassen und findet sich bei 10–15% der MS-Patienten.

d. **Falsch.** Typische Symptome der primär chronisch progredienten MS sind eine langsam schleichende Gangverschlechterung aufgrund einer progredienten spastischen Paraparese, entsprechend einer spinalen Verlaufsform.

e. **Richtig.** Unter Progressionsindex versteht man den Quotienten aus Kurtzke-Score und Krankheitsdauer. Dieser ist bei der chronisch progredienten Verlaufsform durchschnittlich größer als bei der primär schubförmigen.

? 157 Welche Aussagen zur multiplen Sklerose stimmen?

a. Per Definition sind maligne Verläufe solche, die nach fünf Jahren zu schwerer Behinderung oder Tod führen.

b. Als benigne Verlaufsform werden Verläufe bezeichnet, die klinisch stumm verlaufen.

c. Vor dem 10. Lebensjahr erkranken etwa 0,5% der MS-Patienten.

d. Die Diagnosestellung erfolgt bei schubförmiger MS früher als bei chronisch progredienter MS.

e. Krankheitserstmanifestationen über dem 70. Lebensjahr sind eine Rarität.

Antworten

a. **Richtig.** Unter einer malignen Verlaufsform werden solche Verläufe bezeichnet, die innerhalb der ersten fünf Jahre nach Krankheitsbeginn zu schwerer Behinderung oder zum Tod führen. Extrem selten führt bereits ein erster Schub, z. B. mit Befall des Atemzentrums zum Tode. Hoch akut verlaufende Verlaufsvarianten der MS werden als Marburg-Variante bezeichnet.

b. **Falsch.** Benigne Verlaufsformen sind per definitionem solche, die nach 10–15 Jahren einen EDSS-Wert von weniger als 2–3 aufweisen und damit ein nur minimal eingeschränktes berufliches oder soziales Leben erlauben. Die Extremform der benignen Verläufe stellt die primär nichterwartete MS dar,

in der autoptisch eine MS festgestellt wird, die lebenslang völlig klinisch
stumm verlaufen war.

c. **Richtig.** Etwa 0,5% der MS-Patienten erkranken vor dem 10. Lebensjahr.

d. **Richtig.** Die typischen Manifestationsalter der verschiedenen Verlaufsformen sind etwa 28 Jahre bei schubförmiger MS, 36 Jahre bei der remittierend
progredienten Verlaufsform und 40 Jahre bei der primär chronisch progredienten Verlaufsform.

e. **Richtig.** Eine Manifestation im Seniorenalter mit mehr als 69 Jahren gilt als
absolute Rarität.

? 158 Welche Aussagen zur Optikusneuritis treffen zu?

a. Eine isolierte Optikusneuritis ist ein häufiges, aber für MS nicht spezifisches
Symptom.

b. Typische Symptome der Optikusneuritis sind Visusminderung, Lichtempfindlichkeit und Augenbewegungsschmerz.

c. Das Wahrnehmen von Lichtblitzen ist typisch für eine Migräne und spricht
gegen eine Retrobulbärneuritis.

d. Bei einer Optikusneuritis ist ein unauffälliger ophthalmologischer Befund
zu erheben (»der Patient sieht nichts, der Arzt sieht nichts«).

e. Nach einer abgelaufenen retrobulbären Neuritis sieht man eine Papillen-
abblassung temporal betont.

✓ Antworten

a. **Richtig.** Die isolierte Optikusneuritis ist ein häufiges, aber für die MS nicht
spezifisches Symptom. Nach etwa 15 Jahren entwickeln 75% der Patienten
mit Optikusneuritis eine MS. Dabei ist das Risiko für Frauen höher als für
Männer, für Kinder geringer als für Erwachsene. Kinder unter 16 Jahren
entwickeln nur in etwa 15% eine MS nach einer Optikusneuritis.

b. **Richtig.** Häufige subjektive Symptome einer Optikusneuritis sind Schleiersehen, Verschwommensehen, Lichtscheu und Blendungsempfindlichkeit.
Etwa 2/3 der Patienten leidet auch unter retrobulbär lokalisiertem Schmerzen und Augenbewegungsschmerz. Der Visus kann im Rahmen des Uht-
hoff-Phänomens schwanken.

c. **Falsch.** Zu Beginn der Optikusneuritis werden von manchen Patienten
durchaus Lichtblitze wahrgenommen, die durch Augenbewegungen ausgelöst werden (»movement phosphenes«). Weitere Phänomene sind das »fa-
ding out« mit schlechterer Wahrnehmung bei zunehmender Fixationsdauer
und die »Nyktalopie« mit besserer Sehfähigkeit in der Dämmerung als bei
hellem Tageslicht.

d. **Falsch.** Bei einer Papillitis zeigt sich funduskopisch eine geschwollene hy-
perämische Papille. Die Pupillenstörung bei Optikusneuritis lässt sich mit

dem »Pupillary-escape-Phänomen« und dem »Swinging-flashlight-Test« erfassen. Das »Pupillary-escape-Phänomen« bezeichnet die verstärkte Erweiterung nach Prüfung der Lichtreaktion. Der »Swinging-flashlight-Test« zeigt die afferente Pupillenstörung mit Erweiterung der Pupille nach 3-sekündiger Belichtung des einen und Wechsel zum anderen und Zurückwechseln zum betroffenen Auge.

e. **Richtig.** Nach abgelaufener retrobulbärer Neuritis kommt es in Folge des Untergangs von Nervenfasern des N. opticus zu einer Abblassung der temporalen Papille. Oft persistiert auch eine Farbsinnstörung.

? 159 Welche Aussagen zu Symptomen der multiplen Sklerose treffen zu?

a. Sensible Symptome sind häufige Initialsymptome.
b. Eine »Sensory-useless-Hand« ist nicht bei der MS zu beobachten, sondern als »Alien-hand-Phänomen« typisch für die kortikobasale Degeneration.
c. Patienten leiden oft unter schmerzhaft einschießenden Spasmen der Beinmuskeln.
d. Atrophe Paresen bestehen bei der MS nicht.
e. Als skandierte Sprache wird eine monotone verwaschene Sprache, wie bei Parkinsonkranken, bezeichnet.

✓ Antworten

a. **Richtig.** Sensible Symptome sind neben der Optikusneuritis ein häufiges Initialsymptom der MS und treten oft als Parästhesien oder Kribbelparästhesien (40% der Erstsymptome) auf. Oft werden auch Kältemissempfindungen, ein Bandagen- oder Korsettgefühl beschrieben. Das Lhermitte-Zeichen gilt zwar als nahezu pathognomonisch für die MS, kann aber auch durch andere Rückenmarkerkrankungen, z. B. nach HWS-Trauma, bei zervikalen Tumoren oder Missbildungen am kraniozervikalen Übergang hervorgerufen sein.

b. **Falsch.** Die deafferenzierte Hand, die sog. »Sensory-useless-Hand« oder Oppenheim-Hand, ist durch eine Hinterstrangsschädigung mit gestörter Stereoästhesie bedingt. Es entstehen pseudoathetoide oder pseudodystone Bewegungen aufgrund der fehlenden Propriozeption. Dies hat nichts mit einem »Alien-hand-Syndrom« zu tun!

c. **Richtig.** Als besonders belastend werden von vielen Patienten einschießende Streckspasmen aber auch Beugespasmen empfunden. Diese können durch mechanische Reize, Blaseninfekte, einen vollen Darm oder gefüllte Blase getriggert werden.

d. **Falsch.** In späteren Stadien kommt es bei einem geringen Anteil (etwa 10% der MS-Patienten) auch zu atrophischen Paresen, die durch Entmarkungsherde im intramedullären Verlauf der Wurzel erklärt sind.

e. **Falsch.** Eine skandierte Sprechweise bezeichnet eine Dysarthrie mit unregelmäßig rasch und ungleichmäßig laut hervorgestoßenen Worten und Silben, die der Sprache einen etwas explosiven Charakter verleiht. Die skandierte Sprache ist ein typisches Kleinhirnsymptom.

? **160 Welche Aussage zu Symptomen der multiplen Sklerose trifft zu?**

a. Eine Hemmung der Abduktion auf der Seite der Läsion und ein dissoziierter Nystagmus auf dem adduzierenden Auge bei fehlender Konvergenzreaktion heißt internukleäre Ophthalmoplegie (INO).
b. Eine Trochlearisparese ist das häufigste isolierte okulomotorische Symptom der MS.
c. Bis zur Hälfte aller MS-Patienten leiden unter Schmerzen.
d. Bei der MS ist eine Diarrhöeneigung häufiger als eine Obstipationsneigung.
e. Bei der MS kommt es oft zu einer Detrusor-Sphinkter-Dyssynergie.

✓ **Antworten**

a. **Falsch.** Die internukleäre Ophthalmoplegie (INO) durch eine Läsion im Bereich des Fasciculus longitudinalis medialis, der die Augenmuskelkerne der Nn. III und IV miteinander verbindet, ist charakterisiert durch die Hemmung der Adduktion auf der Seite der Läsion mit einem dissoziierten Nystagmus auf dem kontralateralen abduzierenden Auge bei erhaltener Konvergenzreaktion. Häufig kommt die internukleäre Ophthalmoplegie bilateral vor, da es eine enge anatomische Beziehung beider Fasciculi longitudinales mediales gibt.
b. **Falsch.** Isolierte Augenmuskelparesen sind bei der MS eher selten. Wenn, dann sind der N. abducens und der N. oculomotorius häufiger als der N. trochlearis betroffen.
c. **Richtig.** Etwa 20–50% der MS-Patienten leiden unter Schmerzen. Dabei können Beugespasmen, schmerzhafte tonische Hirnstammanfälle, paroxysmale Dysaesthesien, eine Trigeminusneuralgie, das Lhermitte-Zeichen sowie retrobulbärer Schmerz bei Optikusneuritis unterschieden werden. Charakteristisch sind bei chronischen Schmerzen auch Brennmissempfindungen, insbesondere der Füße, auch ausgeprägte Spastiken können schmerzhaft empfunden werden.
d. **Falsch.** Störungen der Darmfunktion treten bei der MS eher selten auf. Dabei ist eine Obstipationsneigung häufiger als ein imperativer Stuhldrang.
e. **Richtig.** Bei der MS kann es zu unterschiedlichen Blasenstörungen kommen. In den meisten Fällen ist die Koordination zwischen Detrusor und Sphinkter gestört im Sinne einer Detrusor-Sphinkter-Dyssynergie. Typische Auswirkungen sind Stakkatomiktion, Restharnbildung und vesikourethraler Reflux.

161 Welche Aussagen zu den unsichtbaren Symptomen der multiplen Sklerose treffen zu?

a. Eines der am häufigsten beklagten Symptome ist die MS-Fatigue.
b. Bei einem Teil der Patienten mit schwerem Fatigue-Syndrom besteht zusätzlich eine depressive Störung.
c. Als affektive Störung tritt neben einer Euphorie auch die Depression bei der MS auf.
d. Depressionen hängen mit Verlust von Axonen und Hirninvolution zusammen.
e. In den Anfangsstadien der schubförmigen MS werden kognitive Störungen noch nicht beobachtet.

Antworten

a. **Richtig.** Mehr als 75% der Patienten beklagen eine vorzeitige abnorme körperliche und geistige Ermüdbarkeit als eigenständiges Symptom, die sog. MS-Fatigue. Diese sollte von Depressionen und rein körperlicher Erschöpfbarkeit differenziert werden.
b. **Richtig.** Bei etwa 20% der Patienten mit MS ist ein Fatigue-Syndrom mit einer Depression assoziiert. Charakteristisch für die Fatigue sind eine Verschlechterung unter Wärme, ein unvermitteltes Auftreten sowie eine Abhängigkeit von körperlicher Belastung.
c. **Richtig.** Eine Euphorie wurde lange als die typische affektive Störung bei MS betrachtet; heute ist eine Depression nicht nur reaktiv, sondern auch organisch im Rahmen der MS anerkannt.
d. **Richtig.** Kognitive Einschränkungen treten bei einem großen Anteil der Patienten mit MS (bei etwa 50% nach testpsychologischen Kriterien) auf. Diese können mit Axonverlust und Hirnatrophie zusammenhängen.
e. **Falsch.** Neuere Studien zeigen, dass kognitive Störungen bereits zu frühen Zeitpunkten der Erkrankung bestehen können, auch bereits beim klinisch isolierten Syndrom.

162 Welche Symptome zählen nicht zu den paroxysmalen Symptomen der multiplen Sklerose?

a. Chronische Hirnstammanfälle.
b. Paroxysmale Dysarthrie.
c. Hemispasmus facialis.
d. Paroxysmale Hemikranie.
e. Paroxysmale Diplopie.

✓ Antworten

a. **Richtig.** Chronische Hirnstammanfälle und spinale Anfälle können motorisch, sensomotorisch und schmerzhaft auftreten und sind ein typisches paroxysmales Symptom der MS.

b. **Richtig.** Die paroxysmale Dysarthrie ist ebenfalls ein typisches Symptom der MS.

c. **Richtig.** Der Hemispasmus facialis kann ebenfalls bei der MS auftreten. Charakteristischerweise dauern paroxysmale Symptome allenfalls einige Minuten, sind aber oft viel kürzer. Paroxysmale Symptome bei der MS treten in einer Frequenz von mehreren hundert pro Tag auf und werden durch Temperaturschwankungen, sensible Stimuli, Angst, Hyperventilation und willkürliche Bewegungen ausgelöst.

d. **Falsch.** Die paroxysmale Hemikranie ist kein typisches MS-Symptom.

e. **Richtig.** Die paroxysmale Diplopie ist ebenfalls ein typisches MS-Symptom. Bei den paroxysmalen Symptomen handelt es sich um Symptome der erhöhten neuronalen Erregbarkeit, sie hängen nicht mit einer verminderten Leitgeschwindigkeit oder einem Leitungsblock zusammen.

? 163 Welche Aussage zur multiplen Sklerose trifft zu?

a. Zum MS-functional-composite-Score (MSFC-Score), der ein breites Spektrum von Behinderungen erfasst, zählt die Erfassung etwaiger Depressivität mit dem Beck-Depressions-Inventar.

b. Der EDSS-Score, der »expanded disability status scale«, basiert auf der Kurtzke-Skala und ist ein Maß der Behinderung.

c. Mittels der visuell evozierten Potenziale kann stumme Demyelinisierung objektiviert werden.

d. Die akustisch evozierten Potenziale sind als am wenigsten diagnostisch wegweisend einzuschätzen.

e. MR-tomographisch lassen sich frische entzündliche Herde von reaktivierten älteren Herden anhand der Kontrastmittelaufnahme unterscheiden.

✓ Antworten

a. **Falsch.** Zum MS-functional-composite-Score (MSFC-Score) gehören neben der Gehstrecke mit dem »timed 25 foot walk« auch die Funktionsprüfung der oberen Extremität mit dem »Nine-hole-peg-Test« und die Beurteilung kognitiver Funktionen mit dem Zahlen-Additions-Test (PASAT). Das Beck-Depressions-Inventar (BDI) ist nicht Teil des MSFC.

b. **Richtig.** Der »expanded disability status scale« (EDSS) basierend auf der Kurtzke-Skala klassifiziert die Behinderung in einer Skala von 0–10. Dabei sind die Skalierungen bis 4 abhängig von Sub-Scores, sog. »functional scales«, während die oberen Behinderungsgrade ab 5 sich von der Gehstrecke oder der Rollstuhlpflichtigkeit ableiten.

c. **Richtig.** Die visuell evozierten Potenziale testen die Leitgeschwindigkeit des N. opticus bzw. des gesamten afferenten visuellen Systems. Klinisch ist dies bedeutsam, da nicht nur manifeste symptomatische sondern auch stumme Demyelinisierungen objektiviert werden.

d. **Richtig.** Klinisch fassbare Hörstörungen liegen bei der MS nur selten vor, die Angaben über pathologische AEP bei der MS unterliegen großen Schwankungsbreiten. Der diagnostische Nutzen und auch die diagnostische Aussagekraft des AEP sind daher begrenzt.

e. **Richtig.** Die intravenöse Gabe eines paramagnetischen Kontrastmittels (Gadolinium) erlaubt es, zwischen alten und frischen demyelinisierenden Herden zu unterscheiden. Areale mit gestörter Blut-Hirn-Schranke stellen sich als Kennzeichen einer floriden Entzündung kontrastangehoben dar; hierbei sind ältere reaktivierte Herde eher randständig betont und frische Herde homogen Kontrastmittel aufnehmend. Kontrastmittelaufnahmen zeigen sich häufiger bei schubförmiger und sekundär chronisch progredienter Form, seltener bei benignen MS-Formen und am wenigsten bei der primär chronisch progredienten Verlaufsform.

? 164 Welche Aussagen zur Liquordiagnostik bei multipler Sklerose treffen zu?

a. Die Liquorpleozytose ist selten ausgeprägter als 50 Zellen/µl.

b. Die Mehrzahl der MS-Patienten haben einen erhöhten Liquor-IgG-Index.

c. In der isoelektrischen Fokussierung finden sich in 95% der Fälle Banden im Liquor, die im parallel untersuchten Serum nicht vorkommen.

d. Oligoklonale Banden kommen nicht nur bei MS, sondern auch bei Neurolues, Borreliose, Enzephalitis oder Meningitis vor.

e. Bei erhöhten Antikörpern gegen Masern, Röteln, Zoster im Liquor muss die Diagnose einer MS angezweifelt werden.

✓ Antworten

a. **Richtig.** Die Zellzahl ist selten mehr als 50 Zellen/µl, zu 99% <20 Zellen/µl, zu 75% normal.

b. **Richtig.** Mehr als 90% der MS-Patienten haben einen erhöhten Liquor-IgG-Index von >0,7.

c. **Richtig.** Oligoklonale Banden lassen sich in der isoelektrischen Fokussierung im IgG-Bereich zu 95% feststellen. Diese Banden sprechen für intrathekal produzierte Antikörper. Diese treten individuell spezifisch und meist über viele Jahre identisch auf. Allerdings können bei gleichbleibender Bandenzahl einzelne Banden verschwinden und neue hinzutreten.

d. **Richtig.** Oligoklonale Banden sind zwar typisch aber nicht spezifisch für die MS. Sie können auch bei erregerbedingten Erkrankungen wie Neurolues, Borreliose, Enzephalitis oder Meningitis auftreten.

e. **Falsch.** Die sog. MRZ-Reaktion, d. h. das Auftreten von Antikörpern gegen Masern, Röteln und Zoster, sind typisch für die MS. 80% haben erhöhte Antikörper im Liquor als Ausdruck einer polyspezifischen Reaktion bei chronisch entzündlichen Prozessen vom Autoimmuntyp im ZNS.

? 165 Welche Aussage zur multiplen Sklerose stimmt?

a. Eine Untersuchung der Haut bei Erstdiagnose einer MS kann differenzial-diagnostisch hilfreich sein.

b. MR-Veränderungen bei CADASIL und subkortikaler arteriosklerotischer Enzephalopathie (SAE) können mit MS-Herden verwechselt werden.

c. Die akute demyelinisierende Enzephalomyelitis stellt eine wichtige Differenzialdiagnose beim ersten MS-Schub dar.

d. Die Marburg-Krankheit ist eine benigne Differenzialdiagnose der MS.

e. Die funikuläre Myelose kann Symptome der MS imitieren.

✓ Antworten

a. **Richtig.** Bei der nach den Diagnosekriterien erforderlichen differenzialdiagnostischen Abklärung der MS von anderen Erkrankungsbildern ist auch die Untersuchung der Haut wichtig. Der Lupus erythematodes und das Behcet-Syndrom sind ebenso wie andere rheumatologische Erkrankungen wichtige Differenzialdiagnosen der MS. Der M. Fabry wird sicher zu selten diagnostiziert. Hierfür können Angiokeratome typischerweise am unteren Rücken, am Gesäß, den Leisten und den Flanken typisch sein. Weiter sollte man bei Patienten mit unklaren Schmerzen, gastrointestinalen Beschwerden, geringem Schwitzen und unklaren juvenilen Schlaganfällen an den M. Fabry denken.

b. **Richtig.** MR-Läsionen bei CADASIL oder einer SAE zeigen zwar nicht den typischen Balkenbezug, sind aber mit MS-Herden im Einzelfall durchaus zu verwechseln.

c. **Richtig.** Als akut demyelisierende Encephalomyelitis (ADEM) wird eine postinfektiöse monophasische Enzephalomyelitis des Kindesalters bezeichnet, welche von dem klinisch isolierten Symptom als erster Manifestation einer späteren MS abgegrenzt werden muss.

d. **Falsch.** Die Marburg-Variante stellt keine benigne Differenzialdiagnose, sondern eine maligne monophasische Verlaufsform der MS dar. Die Marburg-Variante verläuft fulminant und endet innerhalb von wenigen Wochen tödlich. Es finden sich viele große frische Demyelisierungsherde. Histologisch werden ausgeprägte Demyelinisierungen mit Ansammlung zahlreicher Makrophagen und Myelinabbauprodukte gefunden.

e. **Richtig.** Die funikuläre Myelose kann Symptome der MS imitieren. Typisch sind Parästhesien und eine zunehmende Gangunsicherheit. Symmetrisch und beinbetont können Störungen des Vibrations- und Berührungsempfinden sowie eine sensible Ataxie auftreten. Im fortgeschrittenen Stadium treten Pyramidenbahnenzeichen auf. Bei 25% der Patienten finden sich Blasenstörungen. Die funikuläre Myelose ist Folge eines Vitamin-B_{12}- oder seltener eines Folsäuremangelzustandes.

? 166 Welche Aussagen zur Intervalltherapie der multiplen Sklerose treffen zu?

a. Der frühzeitige Einsatz von β-Interferonen und Glatirameracetat wird bereits nach dem ersten Schub (CIS) bei Hochrisikopatienten empfohlen.
b. Intravenöse Immunglobuline sind gleichwertig zu Interferonen und Glatirameracetat.
c. Interferon-β-1a wird täglich subkutan injiziert.
d. In der Eskalationstherapie stehen Natalizumab, Fingolimod und Mitoxantron zur Verfügung.
e. 4-Aminopyridin ist ein Intervalltherapeutikum der MS.

✓ Antworten

a. **Richtig.** Mehrere placebokontrollierte Multicenterstudien belegen die Wirksamkeit einer Intervalltherapie mit Interferonen oder Glatiramerazetat beim ersten Schub. Dabei werden folgende Parameter mit berücksichtigt: multifokale Symptome, funktionell bedeutende Symptomatik trotz Kortikoidpulstherapie, eine Läsionslast mit mindestens sechs Läsionen im kranialen MRT oder neu aufgetretene gadoliniumaufnehmende Herde.
b. **Falsch.** Intravenös verabreichte Immunglobuline (IVIG) sind in Deutschland nicht zur immunmodulatorischen Behandlung der MS zugelassen. Positive Studien beziehen sich auf die Protektion von postpartalen Schüben im Wochenbett.
c. **Falsch.** Interferon-β-1a wird einmal wöchentlich i.m. verabreicht. Interferon-β-1b wird jeden 2. Tag s.c. gegeben, Glatirameracetat s.c. täglich.
d. **Richtig.** Als Eskalationstherapien stehen Natalizumab, Fingolimod und Mitoxantron zur Verfügung.
e. **Falsch.** 4-Aminopyridin ist keine immunmolatorische Intervalltherapie, sondern wird zur symptomatischen Therapie der Gangstörung bei MS eingesetzt.

? 167 Welche Aussage zur Eskalationstherapie mit Mitoxantron trifft zu?

a. Mitoxantron ist ein Anthrazendeionderivat, welches ursprünglich zur Therapie von malignen Erkrankungen entwickelt wurde.

b. Mitoxantron wird zur Behandlung der sekundär chronisch progredienten MS bei einem EDSS von 3–6 eingesetzt.

c. Nach Infektausschluss erfolgt die erste Infusion mit 12 mg/m^2 KOF unter begleitender antiemetischer Medikation.

d. Keinesfalls darf eine Steroidpulstherapie gleichzeitig mit einer Mitoxantrontherapie erfolgen.

e. Bei jeder Mitoxantrontherapie muss ein Makulaödem ausgeschlossen werden.

✓ Antworten

a. **Richtig.** Mitoxantron ist ein Anthrazendeinderivat, das über die Hemmung der Nukleinsäuresynthese immunsuppressiv und zytostatisch wirkt.

b. **Richtig.** Mitroxantron ist bei hoher Schubfrequenz bzw. sekundär progredientem Verlauf zugelassen; vor der ersten Mitoxantrongabe sind eine ausführliche Aufklärung und einige Voruntersuchungen erforderlich. Patienten sind über die Möglichkeit einer Amenorrhöe unter der Therapie, v. a. bei Frauen über 35 Jahren auch über eine persistierende Amenorrhöe, aufzuklären. Männliche Patienten müssen vor Einleitung der Therapie über die Möglichkeit einer Samenspende aufgeklärt werden. Es müssen ein EKG und ein transthorakales Echokardiogramm mit quantitativer Bestimmung der linksventrikulären Auswurffraktion (LVEF) initial und im Verlauf wiederholt erfolgen.

c. **Richtig.** Die Erstinfusion erfolgt zumeist mit 12 mg/m^2 KOF Mitoxantron. Fortführung der Behandlung in dreimonatigen Abständen unter kardialer Überwachung. Die kumulative Gesamtdosis ist maßgeblich für das Beenden der Therapie.

d. **Falsch.** Es gibt Hinweise aus Beobachtungsstudien, dass die gleichzeitige Durchführung einer kurzen Steroidpulstherapie (3×1 g Methylprednisolon i.v.) sinnvoll ist.

e. **Falsch.** Dies ist bei Mitoxantron nicht nötig. Bei Fingolimod besteht die Gefahr eines Makulaödems.

? 168 Welche Aussage zu Natalizumab trifft zu?

a. Es handelt sich um einen monoklonalen Antikörper gegen Leukozyten-α-4-Integrine.

b. Natalizumab ist in achtwöchigen Intervallen über einen zentralen Zugang zu infundieren.

c. Zur Stratifizierung des PML-Risikos sollte jährlich ein Antikörpertest auf JC-Virus im Serum erfolgen.

d. Neutralisierende Antikörper gegen Natalizumab kommen häufiger bei Patienten mit Infusionsreaktion vor.

e. Da Natalizumab nur zur Monotherapie zugelassen ist, verbieten sich Schub-behandlungen mit Kortikosteroiden.

✔ Antworten

a. **Richtig.** Seit 2006 ist Natalizumab zur Eskalationstherapie der schubförmi-gen MS zugelassen. Natalizumab enthält humanisierte neutralisierende IgG-4-κ monoklonale Antikörper gegen Leukozyten-α-4-Integrine. Durch die Blockade der α-4-Integrine unterbindet Natalizumab die Invasion von akti-vierten T-Zellen in entzündliches Gewebe – auch im ZNS.

b. **Falsch.** Natalizumab wird über einen peripheren venösen Zugang in einer Dosis von 300 mg in vierwöchentlichen Intervallen infundiert.

c. **Richtig.** Zur Risikostratifizierung wird die Antikörperanalyse gegen JC-Vi-rus im Serum eingesetzt. Wichtig ist hierbei neben dem JC-Antikörperstatus auch die vorherige Exposition gegenüber Immunsuppressiva.

d. **Richtig.** Persistierende neutralisierende Antikörper gegen Natalizumab wer-den bei etwa 6% der Patienten beobachtet, häufiger bei Patienten mit Infu-sionsreaktion. Neutralisierende Antikörper sollen die Wirkung von Natali-zumab aufheben.

e. **Falsch.** Obwohl Natalizumab nur zur Monotherapie zugelassen ist und nicht in Kombination mit anderen immunwirksamen Medikamenten verabreicht werden darf, sind hiervon die akuten Schubbehandlungen mit Kortikoid-pulstherapie ausgenommen.

❓ 169 Welche Aussagen zu Fingolimod treffen zu?

a. Fingolimod reduziert die Zahl zirkulierender Lymphozyten.

b. Die Substanz ist zur Behandlung der schubförmigen MS zugelassen.

c. Während den Studien zu FTY 720 kam es zu Todesfällen durch Virusinfek-tionen.

d. Ein 12-Kanal-EKG ist vor und am Ende einer sechsstündigen Überwa-chungszeit bei der Gabe von Fingolimod zu beachten.

e. Es sollte in einer Dosis von 5,52 mg/kgKG in 4 Zyklen über 5 Tage im ersten Jahr und in 2 Zyklen über 5 Tage im zweiten Jahr verabreicht werden.

✔ Antworten

a. **Richtig.** Fingolimod oder FTY 720 stellt ein Strukturanalogon von Sphin-gosin dar, dessen phosphorilierte Form an vier der fünf S1P-Rezeptoren bin-det. Diese Rezeptoren beeinflussen zelluläre Prozesse, sodass Fingolimod reversibel die Anzahl der zirkulierenden Lymphozyten reduziert und so aufs Immunsystem wirkt.

b. **Falsch.** Fingolimod ist als krankheitsmodifizierende Monotherapie nur bei hochaktiv schubförmig verlaufender MS zugelassen und darf daher nur bei Patienten mit hoher Krankheitsaktivität trotz Behandlung mit einem Basistherapeutikum oder Patienten mit rasch fortschreitender schwerer schubförmig remittierender verlaufender MS eingesetzt werden.

c. **Richtig.** In den Studien zu FTY 720 kam es zu Todesfällen unter der höheren Dosis durch eine primär disseminierte Varizella-Zoster-Infektion während einer gleichzeitigen hochdosierten Steroidbehandlung aufgrund eines MS-Schubs und im Rahmen einer Herpes-simplex-Enzephalitis, bei der die Therapie erst sieben Tage nach Auftreten begonnen wurde.

d. **Richtig.** Eine strenge kardiovaskuläre Überwachung zu Beginn der Therapie mit Fingolimod ist erforderlich, da nach der ersten Dosis eine Bradykardie und ein AV-Block auftreten können. Bei allen Patienten, die mit der Behandlung beginnen, sollte die Überwachung während den ersten sechs Stunden nach Verabreichung von Gilenya folgende Maßnahmen beinhalten: ein 12-Kanal-EKG vor der Erstgabe und sechs Stunden nach der ersten Dosis, eine kontinuierliche 6-stündige EKG-Überwachung, stündliche Messung von Blutdruck und Herzfrequenz.

e. **Falsch.** Die Substanz wird täglich in Form von 0,5 mg Hartkapseln eingenommen. Das nicht zur Zulassung gekommene Cladribin hatte eine körpergewichtsadaptierte Dosierung in Zyklen.

11 Neuroonkologie

? **170 Welche Aussagen zu Hirntumoren treffen zu?**

a. Glioblastome gehören neben Meningeomen zu den häufigsten primären Hirntumoren.

b. Mit Ausnahme der primären zerebralen Lymphome gilt heute der Versuch einer makroskopisch möglichst kompletten Tumorresektion als Standard in der Hirntumortherapie.

c. Die Computertomographie ist bildgebende Methode der Wahl zur Darstellung von Hirntumoren, da durch sie Verkalkungen besser sichtbar sind.

d. Die Inzidenz der Gliome liegt bei ca. 50/100.000 pro Jahr.

e. Bei dem V. a. einen primären Hirntumor sollte eine Biopsie bzw. Operation zur Gewinnung eines Präparats für die histologische Untersuchung erfolgen.

✔ **Antworten**

a. **Richtig.** Meningeome (ca. 29%) und Glioblastome (ca. 21%) sind die häufigsten primären Hirntumoren (Angaben nach den Informationen des »Central Brain Tumor Registry of the United States«).

b. **Richtig.** Die möglichst komplette chirurgische Tumorentfernung sollte bei operativ gut zugänglichen Tumoren immer dann durchgeführt werden, wenn dadurch keine erhöhte neurologische Morbidität bedingt wird.

c. **Falsch.** Die MRT ist Methode der Wahl in der Diagnostik primärer Hirntumoren, auch wenn im CCT Verkalkungen (bei Oligodendrogliomen) besser dargestellt werden.

d. **Falsch.** Die jährliche Inzidenz liegt bei 5–6 Gliomen pro 100.000 Einwohner.

e. **Richtig.** Abwartendes oder palliatives Vorgehen ohne histologische Sicherung der Diagnose ist lediglich indiziert, wenn das Interventionsrisiko gegenüber dem Gewinn durch eine histologische Diagnose als gravierender eingeschätzt wird.

? **171 Welche Aussagen zum Glioblastom treffen zu?**

a. Bei der Gliomatosis cerebri handelt es sich um eine diffuse Aussaat von Gliomzellen im Liquorraum.

b. Die Standardtherapie des Glioblastoms ist die kombinierte Bestrahlung und Chemotherapie mit Vincristin.

c. Die 2-Jahres-Überlebensrate liegt bei ca. 10%.

d. Bei einem tumorbedingten Hirnödem werden Kortikoide als Therapie der Wahl eingesetzt.

e. Der Funktionszustand von Hirntumorpatienten wird anhand des Barthel-Index erhoben.

✅ Antworten

a. **Falsch.** Bei der Gliomatosis cerebri handelt es sich um eine diffuse Infiltration des Hirngewebes beider Hemisphären mit Gliomzellen.

b. **Falsch.** Die Standardtherapie des Glioblastoms bei Erwachsenen bis zu einem Alter von 70 Jahren sind die Operation, die Bestrahlung und die Chemotherapie mit Temozolomid (6 Zyklen).

c. **Richtig.** Die 5-Jahres-Überlebensrate liegt bei ca. 3%.

d. **Richtig.** Es wird meistens Dexamethason als stark wirksames Kortikoid eingesetzt. Alternativ kommen auch Osmotherapeutika und als ultima ratio auch eine Entlastungsoperation in Betracht.

e. **Falsch.** Zur Beurteilung des Funktionszustands wird der Karnofsky-Index eingesetzt. Er reicht von 100% (keinerlei Einschränkungen) bis zu 0% (Tod). Die Abstufung erfolgt in 10-%-Schritten.

❓ 172 Welche Aussagen zu den Gliomen treffen zu?

a. Bioptisch gesicherte diffuse Astrozytome (WHO-Grad II), die klinisch bis auf epileptische Anfälle asymptomatisch sind, können insbesondere bei jüngeren Patienten <40 Jahre abwartend beobachtet werden.

b. Zu den anaplastischen Gliomen zählt man neben dem Glioblastom auch das Medulloblastom.

c. Bei Gliomen sollte aufgrund des hohen Anfallsrisikos immer eine antikonvulsive Therapie durchgeführt werden.

d. Je höhergradig maligne Gliome sind, desto häufiger findet sich eine Kontrastmittelaufnahme.

e. Oligodendrogliome haben eine bessere Prognose als Astrozytome.

✅ Antworten

a. **Richtig.** Bei diesen Patienten wird in regelmäßigen Abständen eine kernspintomographische Verlaufskontrolle durchgeführt.

b. **Falsch.** Zu den anaplastischen Gliomen (WHO-Grad III) werden das anaplastische Astrozytom, das Oligoastrozytom und das Oligodendrogliom gezählt. Glioblastom und Medulloblastom sind Tumore vom WHO-Grad IV.

c. **Falsch.** Ein Nutzen einer prophylaktischen antikonvulsiven Therapie ist bisher nicht belegt.

d. **Richtig.** Bei Glioblastomen findet sich eine CT-Kontrastmittelaufnahme in 96%, bei Grad-II-Gliomen in 21%.

e. **Richtig.** Oligodendrogliome wachsen langsamer als Astrozytome. Für Oligodendrogliome sind Verkalkungen typisch, die bei ca. 90% zu finden sind.

❓ 173 Welche Aussagen zum Meningeom treffen zu?

a. Eine Operation ist bei symptomatischen Meningeomen Therapie der Wahl.

b. Die Mehrzahl der Meningeome stellen Tumoren des WHO-Grades I dar.

c. Meningeome sind kontrastmittelaufnehmende Tumore.

d. Die Bestrahlung ist Behandlung der Wahl bei nichtoperablen Keilbeinflügelmeningeomen.

e. Meningeome vom WHO-Grad I führen nicht zu Rezidiven.

✅ Antworten

a. **Richtig.** Hirndruckzeichen, neurologische Ausfälle, ggf. auch epileptische Anfälle sind neben einem raschen bildgebenden Progress Gründe für eine Operation.

b. **Richtig.** Nur ca. 6% der Meningeome sind Tumoren des WHO-Grades II und III.

c. **Richtig.** Meningeome stellen sich in der Bildgebung als extraaxiale, gut abgrenzbare und homogen kontrastmittelaufnehmende Tumoren dar.

d. **Richtig.** Keilbeinflügelmeningeome sind oft nicht komplett resezierbar, sodass bei diesen Tumoren die Radiotherapie mit gutem Erfolg durchgeführt wird.

e. **Falsch.** Auch Meningeome WHO-Grad I können nach vollständiger Resektion zu einem Rezidiv führen, auch wenn dies selten (in 20% innerhalb von 10 Jahren) der Fall ist.

❓ 174 Welche Aussagen zur Meningeosis neoplastica treffen zu?

a. Am häufigsten findet sich eine Meningeosis neoplastica bei Lymphomen.

b. Typische Klinische Zeichen sind Kopfschmerzen, radikuläre Symptome und Stauungspapillen.

c. Zum Ausschluss einer Meningeosis neoplastica genügt eine Liquorpunktion.

d. Das Liquorlaktat ist bei der Meningeosis neoplastica erniedrigt.

e. In der Therapie der Meningeosis neoplastica kommt intrathekal verabreichtes Mitoxantron zum Einsatz.

✅ Antworten

a. **Falsch.** Am häufigsten ist sie beim Mamma- und Bronchialkarzinom sowie beim malignen Melanom.

b. **Richtig.** Daneben finden sich häufig Übelkeit, Erbrechen als weitere Zeichen eines erhöhten Hirndrucks, Schluckauf, Hirnnervenparesen (Nn. III, VII, VIII), Paresen und Blasenstörungen.

c. **Falsch.** Oft sind wiederholte Liquorpunktionen notwendig, um maligne Zellen nachzuweisen bzw. auszuschließen.

d. **Falsch.** Das Liquorlaktat liegt meist bei >3 μmol/l und ist ein wichtiger Parameter, der auf eine Meningeosis hinweist. Dagegen ist die Liquorglukose bei 40–80% der Patienten erniedrigt.

e. **Falsch.** Methotrexat ist das Mittel der Wahl zur intrathekalen Therapie der Meningeosis.

? 175 Welche Aussagen zum Akustikusneurinom treffen zu?

a. Akustikusneurinome werden zu der Gruppe der Schwannome gezählt.

b. Bilaterale Akustikusneurinome sind Leitsymptom der Neurofibromatose Typ I.

c. Akustikusneurinome führen zu einem dauerhaften Schwankschwindel.

d. Bei Patienten mit asymptomatischem Akustikusneurinom, die älter als 65 Jahre sind, sollte aufgrund des hohen Risikos einer Presbyakusis operiert werden.

e. Die Operation ist die einzige kurative Behandlungsmethode.

✓ Antworten

a. **Richtig.** Schwannome sind gutartige WHO-Grad-I-Tumore, die sich am Übergang vom zentralen in das periphere Myelin aus Schwannzellen entwickeln. Da der Tumor vom Vestibularisanteil des VIII. Hirnnerven ausgeht, ist die korrekte Bezeichnung deshalb nicht Akustikusneurinom, sondern Vestibularisschwannom.

b. **Falsch.** Bei der Neurofibromatose Typ II finden sich gehäuft bilaterale Vestibularisschwannome.

c. **Falsch.** Aufgrund ihres langsamen Wachstums führen Vestibularisschwannome durch zentrale Kompensation nicht zu Schwindelsymptomen. Leitsymptom ist typischerweise eine langsam progrediente Hörminderung.

d. **Falsch.** Gerade bei älteren Patienten werden nur klinische und kernspintomographische Kontrolluntersuchungen durchgeführt.

e. **Falsch.** Die Radiochirurgie und die fraktionierte stereotaktische Strahlentherapie haben sich insbesondere bei kleineren Tumoren <30 mm als wirksame Behandlungsalternativen erwiesen.

? 176 Welche Aussagen zum Hypophysenadenom treffen zu?

a. 20% der Hypophysenadenome sind hormonell nicht aktiv.

b. Große Adenome können bei Chiasma-Kompression mittels einer medikamentösen Behandlung vor einer Bestrahlung verkleinert werden.

c. Eine »empty sella« ist ein typischer radiologischer Befund beim Vorliegen eines Hypophysenadenoms.

d. Die Hyperprolaktinämie ist das häufigste endokrine Symptom bei Hypophysenadenomen.

e. Bei einer Hyperprolaktinämie kommen Dopaminagonisten zum Einsatz.

Antworten

a. **Richtig.** Chromophobe Adenome sind hormoninaktiv oder produzieren Prolaktin; eosinophile Adenome führen über STH-Produktion zu Gigantismus oder Akromegalie, basophile Tumore zum Cushing-Syndrom.

b. **Falsch.** Zwar kann eine Behandlung mit Dopaminagonisten bei prolaktinproduzierenden Hypophysentumoren eine Größenreduktion bewirken. Allerdings darf dieser Effekt bei Vorliegen von Gesichtsfeldausfällen nicht abgewartet werden.

c. **Falsch.** Beim »Empty-sella-Syndrom« wird im Gegenteil die Hypophyse an die Wand des Sellalumens gepresst. Man findet es überwiegend bei Frauen, als eine mögliche Ursache wird eine postpartale Hypophysennekrose (Sheehan-Syndrom) diskutiert.

d. **Richtig.** Bei bis zu 70% der Betroffenen findet sich eine Hyperprolaktinämie, aber nur ca. ⅓ der Hypophysenadenome sind echte Prolaktinome. Bei dem Rest kommt es durch eine Kompression des Hypophysenstiels zu einem Anstieg von Prolaktin.

e. **Richtig.** Dopaminagonisten (z. B. Bromocriptin, Lisurid, Cabergolin) senken den Prolaktinspiegel in über 80% der Patienten.

❓ 177 Welche Aussagen zum primär zerebralen Lymphom treffen zu?

a. Therapie der Wahl ist die hochdosierte Kortikoidgabe.

b. In der Abklärung muss ein Staging zum Nachweis bzw. Ausschluss eines systemisches Lymphoms erfolgen.

c. Bei diesen Tumoren ist aufgrund des typischen kernspintomographischen Befundes zumeist keine Biopsie notwendig.

d. Therapie der Wahl ist die alleinige Strahlentherapie.

e. Ein primär zerebrales Lymphom ist der häufigste Hirntumor bei einer HIV-Infektion.

Antworten

a. **Falsch.** Kortikoide führen zwar in ca. 40% zu einer vorübergehenden Remission des zerebralen Lymphoms, Therapie der Wahl sind aber die kombinierte Radiochemotherapie oder die alleinige Chemotherapie.

b. **Richtig.** Daneben muss eine augenärztliche Untersuchung inklusive Spaltlampenuntersuchung durchgeführt werden, um eine Glaskörper- oder Uveainfiltration nachzuweisen bzw. auszuschließen.

c. **Falsch.** Gerade beim primären zerebralen Lymphom ist eine (stereotaktische) Biopsie notwendig.

d. **Falsch.** In der Regel sollte eine Radiochemotherapie erfolgen. Auch eine reine Chemotherapie ist möglich, die alleinige Bestrahlung wird nicht empfohlen. Die Chemotherapie umfasst Methotrexat, ggf. in Kombination mit anderen Zytostatika, die überwiegend im Rahmen von kontrollierten Studien verabreicht werden.

e. **Richtig.** Die Spontanprognose und das Therapieansprechen sind bei einer HIV-Infektion schlechter als bei immunkompetenten Patienten.

? 178 Welche Aussagen zu Hirnmetastasen treffen zu?

a. Hirnmetastasen finden sich besonders häufig beim Bronchialkarzinom.
b. Bei multiplen Hirnmetastasen ist die Radiotherapie Therapie der Wahl.
c. Von einer solitären Hirnmetastase spricht man bei nur einer Metastase im Gehirn und weiteren Metastasen in anderen Organsystemen.
d. Hirnmetastasen manifestieren sich am häufigsten durch epileptische Anfälle.
e. Die Radiochirurgie ist eine sinnvolle Alternative zur operativen Therapie solitärer oder singulärer Metastasen.

✓ Antworten

a. **Richtig.** Insbesondere kleinzellige Bronchialkarzinome haben ein hohes Risiko für Hirnmetastasen.
b. **Richtig.** Bei Patienten mit multiplen Hirnmetastasen wird die Ganzhirnbestrahlung als palliative Therapiemaßnahme eingesetzt.
c. **Falsch.** Als solitär bezeichnet man eine einzelne zerebrale Metastase als einzige (nachgewiesene) Metastase im ganzen Körper. Als singulär bezeichnet man eine einzige Metastase im Gehirn bei gleichzeitig nachweisbaren Metastasen in anderen Organen.
d. **Falsch.** Hirnmetastasen manifestieren sich am häufigsten durch Kopfschmerzen oder fokale neurologische Symptome, z. B. eine Hemiparese.
e. **Richtig.** Mittels Linearbeschleuniger oder Gamma-Knife kann alternativ zur Operation die Einzeitbestrahlung einzelner Metastasen in größenabhängiger Dosis bis 24 Gy erfolgen.

? 179 Welche Aussagen zu Hirnmetastasen treffen zu?

a. Hirnmetastasen treten v. a. beim Bronchial-, Mamma- und Prostatakarzinom auf.
b. Einblutungen in Hirnmetastasen sind vornehmlich beim Melanom und beim Hypernephrom zu erwarten.
c. Auch bei multiplen Metastasen kann eine Operation indiziert sein.
d. Hirnnervenparesen in Kombination mit spinalen Symptomen sind verdächtig auf eine Meningeosis carcinomatosa.
e. Bei jedem fünften Patienten stellt eine Hirnmetastase Erstsymptom des Tumorleidens dar.

Antworten

a. **Falsch.** Die wichtigsten Primärtumoren sind Bronchial-, Mamma-, Nierenzell- und Magen-Darm-Karzinome sowie das maligne Melanom. Beim Prostatakarzinom kommt es gehäuft zu spinalen Absiedlungen, aber nicht zu Hirnmetastasen.

b. **Richtig.** Bei diesen beiden Primärtumoren sind Einblutungen besonders häufig. Die Hirnmetastasen können sich auch hinter einer scheinbaren primären intrazerebralen Blutung verbergen. Deshalb sind v. a. bei atypisch gelegener Blutung Kontrollen der zerebralen Bildgebung nach Blutresorption erforderlich.

c. **Richtig.** Bei raumfordernden Metastasen und Metastasen in der hinteren Schädelgrube ist eine Operation oft auch bei multiplen Metastasen indiziert; insbesondere bei beginnendem Liquoraufstau kann ein solcher Eingriff lebensrettend sein.

d. **Richtig.** Für eine Meningeosis carcinomatosa sprechen multiple Hirnnervenparesen, radikuläre Symptome und spinale Symptome wie Blasenstörungen und Hirndruckzeichen. Entscheidend ist bei Verdacht auf eine Meningeosis carcinomatosa die Lumbalpunktion (nach zerebraler Bildgebung).

e. **Richtig.** In 20% der Fälle stellt die Hirnmetastase das Erstsymptom des Tumorleidens dar. Die Suche nach dem Primarius sollte sich an der Häufigkeit (▶ a) orientieren.

❓ 180 Welche Aussagen zu paraneoplastischen Syndromen treffen zu?

a. Die Antikörperbestimmung sollte stets auf zwei unabhängigen Labormethoden beruhen.

b. Klassische paraneoplastische Syndrome des peripheren Nervensystems sind die sensible Neuronopathie und die chronisch gastrointestinale Pseudoobstruktion.

c. Anti-Yo-Antikörper sind spezifisch beim Lambert-Eaton-Myastenie-Syndrom (LEMS) zu finden.

d. Eine Immuntherapie bei paraneoplastischen Syndromen sollte wegen des Tumorwachstums möglichst vermieden werden.

e. Ein paraneoplastisches Syndrom kann auch ohne Tumor diagnostiziert werden.

Antworten

a. **Richtig.** Ziel der Antikörperdiagnostik ist die optimale diagnostische Spezifität und Sensitivität. Jedes Serum sollte mittels Immunhistochemie sowie mittels Western-Blot untersucht werden.

b. **Richtig.** Paraneoplastische Syndrome des peripheren Nervensystems sind die subakute sensible Neuronopathie und die chronische gastrointestinale

Pseudoobstruktion. Die subakute sensible Neuronopathie ist vergesellschaftet mit Yo-Antikörpern, CV2-Anti-CRMP5-Antikörpern, ANNA3-Antikörpern und Anti-Amphyiphysin-Antikörpern und tritt beim kleinzelligen Bronchialkarzinom, Thymom, Prostatakarzinom und Neuroblastom auf. Bei der autonomen Neuropathie finden sich ähnliche Antikörper und Primärtumoren.

c. **Falsch.** Anti-Yo-Antikörper gehören zu den gut charakterisierten neuronalen Antikörpern, treten bei der paraneoplastischen Kleinhirndegeneration auf und sind beim Ovarial- und Mammakarzinom beschrieben. Das LEMS ist mit Antikörpern gegen die spannungsgesteuerten Kalziumkanäle der präsynaptischen Membran assoziiert.

d. **Falsch.** Die immunsuppressive Therapie sollte prinzipiell früh begonnen werden, da sie dann aussichtsreicher ist. Ein negativer Einfluss auf das Tumorwachstum ist bei der Mehrzahl der Patienten nicht beobachtet worden. Immuntherapeutisch können Steroide, Immunglobuline, Cyclophosphamid und Plasmapherese versucht werden.

e. **Richtig.** Ein typisches paraneoplastisches Syndrom kann auch ohne Tumornachweis diagnostiziert werden, da die neurologischen Symptome der Tumorentdeckung um Jahre voraus gehen kann.

12 Demenz

? 181 Welche Aussagen zu Demenzen treffen zu?

a. Bei dem Verdacht auf das Vorliegen eines demenziellen Syndroms sollte eine zerebrale Bildgebung erfolgen.

b. Von einer schweren Alzheimer-Demenz spricht man bei Patienten, die im Mini-Mental-Status-Test einen Wert von <20 haben.

c. Die vaskuläre Demenz stellt die häufigste Demenzform dar.

d. Bei einer Demenz handelt es sich um eine angeborene Erkrankung, die sich erst im Verlauf des Lebens manifestiert.

e. Bei einer rasch progredienten Demenz mit zerebellären Zeichen ist die Bestimmung des 14-3-3 Proteins im Liquor indiziert.

✓ Antworten

a. **Richtig.** Bei einem Demenzsyndrom wird in der neuen S3-Leitlinie Demenz die Durchführung eines CCT oder cMRT in der Differenzialdiagnostik empfohlen.

b. **Falsch.** Ab einem Wert von weniger als 10 Punkten spricht man von einer schweren Alzheimer-Demenz. Patienten mit einem Wert zwischen 10 und 19 Punkten im Mini-Mental-Status-Test haben eine moderate/mittelschwere Alzheimer-Demenz und Patienten mit einem Wert zwischen 20 und 26 Punkten haben eine leichte Alzheimer-Demenz.

c. **Falsch.** Die Demenz vom Alzheimer-Typ stellt mit ca. 60% die häufigste Demenzform dar. An 2. Stelle folgt die vaskuläre Demenz, die sich in ca. 15% – häufig auch zusammen mit den typischen pathologischen Veränderungen der Demenz vom Alzheimer-Typ – findet (sog. Misch-Typ).

d. **Falsch.** Per definitionem handelt es sich bei einer Demenz um eine erworbene Störung von Gedächtnis und Denkvermögen, die zu einer Störung der Aktivitäten des täglichen Lebens führt (ICD-10-Definition).

e. **Richtig.** Bei der sporadischen Creutzfeldt-Jakob-Krankheit kombiniert sich eine Demenz oft mit Kleinhirnzeichen und Myoklonien. Ein erhöhtes 14-3-3 Protein im Liquor, triphasische Potenziale (Rademecker-Komplexe) im EEG und MRT-Veränderungen stützen die Diagnose.

? 182 Welche Aussagen zur Alzheimer-Demenz (AD) treffen zu?

a. Nach den ICD-10-Kriterien müssen die Alzheimer-typischen Symptome über mindestens 12 Monate bestanden haben.

b. Bei der AD findet sich früh im Verlauf eine Bewusstseinsstörung.

c. Der DemTect-Test ist in der Diagnostik einer AD dem Mini-Mental-Status-Test vorzuziehen.

d. Im Liquor sollten bei Patienten mit dem V. a. AD β-Amyloid-1-13 und die neuronenspezifische Enolase (NSE) untersucht werden.

e. Bei der AD findet sich eine Verminderung des Glukosemetabolismus im FDG-PET.

✅ **Antworten**

a. **Falsch.** Die Alzheimer-typischen Symptome (Störungen von kortikalen Funktionen, einschließlich Gedächtnis, Denken, Orientierung, Auffassung, Rechnen, Lernfähigkeit, Sprache, Sprechen und Urteilsvermögen) müssen zur Diagnosestellung mindestens 6 Monate vorliegen.

b. **Falsch.** Eine frühe Bewusstseinsstörung ist ein Ausschlusskriterium für eine AD und sollte auf jeden Fall zu einer umfangreicheren Abklärung Anlass geben. Bei der Lewy-body-Demenz finden sich fluktuierende Störungen der Vigilanz und Aufmerksamkeit.

c. **Richtig.** Der DemTect-Test wird insgesamt als sensitiver als der Mini-Mental-Test angesehen. Er enthält fünf Aufgaben zu den Funktionen verbales Gedächtnis, Wortflüssigkeit, intellektuelle Flexibilität und Aufmerksamkeit. Er prüft aber nicht die visuell konstruktiven Fähigkeiten, die zusätzlich anhand des Uhren-Testes getestet werden sollten.

d. **Falsch.** Die aktuell klinisch relevanten Parameter im Liquor in der Abklärung einer AD sind β-Amyloid-1-42 (erniedrigt), Gesamt-Tau (erhöht) und Phospho-Tau (erhöht). Die neuronenspezifische Enolase ist ein unspezifischer Marker und wird bei Patienten mit einer hypoxischen Hirnschädigung bestimmt.

e. **Richtig.** In der Frühphase findet sich ein verminderter Glukosemetabolismus im posterioren Cingulum und im temporoparietalen Kortex. Nicht beteiligt sind die Zentralregion, der Okzipitalkortex, die Basalganglien und der Thalamus.

❓ **183 Welche Aussagen zur Therapie der Demenzen treffen zu?**

a. Acetylcholinesterasehemmer und der NMDA-Antagonist Memantin sind in Deutschland zur Behandlung der leichten Alzheimer-Demenz zugelassen.

b. In der Behandlung der vaskulären Demenz sind nur Acetylcholinesterasehemmer zugelassen.

c. Ginkgo-Biloba-Präparate sind sowohl in der Behandlung der Alzheimer-Demenz und vaskulären Demenz wirksam.

d. Typische Nebenwirkungen der Acetylcholinesterasehemmer sind Übelkeit, Gewichtsverlust und Schlaflosigkeit.

e. Bei psychotischen Symptomen wird bei Demenzpatienten das Neuroleptikum Risperidon empfohlen.

⊘ Antworten

a. **Falsch.** Die Acetylcholinesterasehemmer Donepezil, Galantamin und Rivastigmin sind in Deutschland zur Behandlung der leichten bis mittelschweren Alzheimer-Demenz zugelassen. Der nichtkompetitive NMDA-Antagonist Memantin ist zur Behandlung der moderaten bis schweren Alzheimer-Demenz (MMST: 0–20 Punkte) zugelassen. Eine Zulassung für die leichte Demenz besteht für Memantin nicht.

b. **Falsch.** Es gibt zwar einzelne Hinweise für eine Wirksamkeit von Acetylcholinesterasehemmern und Memantin bei Patienten mit subkortikaler vaskulärer Demenz, bisher ist aber kein Antidementivum zur Behandlung der vaskulären Demenz zugelassen.

c. **Falsch.** Es gibt bisher keinen zweifelsfreien Nachweis eines Nutzens von Ginkgo-Biloba-Präparaten, sodass sie daher in der aktuellen S3-Leitlinie nicht zur Behandlung von Demenzen empfohlen werden.

d. **Richtig.** Daneben finden sich auch Schwindel, Synkopen, Appetitlosigkeit, Diarrhöen, Erregungszustände und kardiale Überleitungsstörungen durch die peripher cholinerge Wirkung als häufigere Nebenwirkungen.

e. **Richtig.** Ein Cochrane-Review zeigte die Überlegenheit von Risperidon gegenüber Placebo in der Behandlung von Aggressivität und Agitation bei Demenzpatienten.

⊘ 184 Welche Aussagen zur vaskulären Demenz treffen zu?

a. Für die vaskuläre Demenz ist eher ein fluktuierender Verlauf mit plötzlichen Verschlechterungen charakteristisch.

b. Bei der vaskulären Demenz stehen mnestische Störungen im Vordergrund.

c. Eine Antriebsstörung ist untypisch für eine vaskuläre Demenz.

d. Eine Läsion im Thalamus oder Gyrus angularis kann zu einer vaskulären Demenz führen.

e. NMDA-Antagonisten sind zur Behandlung der vaskulären Demenz zugelassen.

⊘ Antworten

a. **Richtig.** Im Gegensatz dazu ist die Demenz vom Alzheimer-Typ durch einen langsam fortschreitenden Verlauf gekennzeichnet.

b. **Falsch.** Mnestische Störungen finden sich v. a. bei der Demenz vom Alzheimer-Typ. Bei der vaskulären Demenz zeigen sich dagegen typische exekutive Funktionsstörungen und die unter ▸ c genannten neuropsychologischen Symptome.

c. **Falsch.** Neben einer Antriebsstörung finden sich auch eine erhöhte Affektlabilität, Reizbarkeit und psychomotorische Verlangsamung.

d. **Richtig.** Durch sog. »strategische Infarkte« kann es auch bei kleinen Läsionen zu einer vaskulären Demenz kommen.

e. **Falsch.** Sowohl für NMDA-Antagonisten als auch Cholinesteraseinhibitoren fand sich in Studien keine Verbesserung in alltagsrelevanten Skalen, sodass sie nicht zur Behandlung einer vaskulären Demenz zugelassen wurden.

? 185 Welche Aussagen zur HIV-assoziierten Demenz (HAD) treffen zu?

a. Die HAD führt zu motorischen Beeinträchtigungen im Sinne eines Parkinson-Syndroms.

b. Im Zeitalter der hochaktiven antiretroviralen Therapie (HAART) dominieren kognitive Defizite das klinische Bild.

c. Im Liquor finden sich bei Patienten mit einer HAD keine Auffälligkeiten.

d. Die Therapie der HAD erfolgt mittels der hochaktiven antiretroviralen Therapie.

e. In der Magnetresonanztomographie finden sich bei der HAD typische Veränderungen im Mittelhirn und Hirnstamm.

✓ Antworten

a. **Richtig.** Insbesondere vor Einführung der hochaktiven antiretroviralen Therapie zeigte sich das Bild eines Parkinson-Syndroms ohne Rigor, aber mit Hypo- bzw. Akinese, Tremor und propulsivem Gang.

b. **Richtig.** Es finden sich Beeinträchtigungen von Aufmerksamkeit, Informationsverarbeitung, Gedächtnis und Wahrnehmung.

c. **Falsch.** Häufig finden sich eine lymphomonozytäre Pleozytose, eine Eiweißerhöhung und positive oligoklonale Banden.

d. **Richtig.** Die HAD wird mit einer hochaktiven antiretroviralen Therapie unter Einschluss möglichst liquorgängiger Substanzen (z. B. Zidovudin, Lamivudin, Lopinavir) behandelt.

e. **Falsch.** Typischerweise zeigen sich Signalanhebungen in den Basalganglien. Selten besteht auch eine HIV-assoziierte Leukenzephalopathie, die die Abgrenzung von der progressiven, multifokalen Leukenzephalopathie erforderlich macht.

13 Phakomatosen

186 Welche Aussagen zu Phakomatosen treffen zu?

a. Phakomatosen sind Erkrankungen von Nervensystem, Auge und Haut.

b. Die Neurofibromatose Typ 1 entsteht durch eine Mutation auf dem langen Arm von Chromosom 17.

c. Beim M. Recklinghausen kommt es zu Neurofibromen der Haut und des Nervensystems.

d. Beidseitige Vestibularisschwannome (Akustikusneurinome) treten bei der Neurofibromatose Typ 2 auf.

e. Für die definitive Diagnose der Neurofibromatose Typ 2 sind das »axillary freckling«, die Café-au-lait-Flecken und das Optikusgliom zu fordern.

Antworten

a. **Richtig.** Unter Phakomatosen werden Erkrankungen beschrieben, die sich an Organen ektodermalen Ursprungs manifestieren, also Nervensystem, Auge und Haut.

b. **Richtig.** Die Neurofibromatose Typ 1 entsteht durch eine Mutation im Neurofibromatose-Typ-1-Gen auf dem langen Arm von Chromosom 17 (17q11.2). Das Neurofibromatose-Typ-2-Gen ist auf Chromosom 22 lokalisiert.

c. **Richtig.** Neurofibrome der Haut kommen nur bei Neurofibromatose Typ 1 (M. Recklinghausen) vor. Charakteristisch sind zudem überzufällig häufige maligne Tumorerkrankungen wie Sarkome, Leukämie und embryonale Tumoren. Außerdem kommen Café-au-lait-Flecken vor, wobei das Vorliegen von mehr als sechs solcher Flecken mit einem Durchmesser von mehr als 0,5 cm hochverdächtig auf Neurofibromatose Typ 1 ist. Weiterhin sollte auf das »axillary freckling« geachtet werden, sommersprossenähnliche Stellen der Haut, v. a. an Axilla und Leiste.

d. **Richtig.** Die Neurofibromatose Typ 2 ist gekennzeichnet durch beidseitige Akustikusneurinome, daneben Meningeome, Gliome, Ependymome und spinale Neurinome. Manifestationen der Haut sind selten.

e. **Falsch.** Diagnostische Kriterien für die Neurofibromatose Typ 2 sind die bilateralen Vestibularisschwannome (Akustikusneurinome) oder bei positiver Familienanamnese auch ein unilaterales Akustikusneurinom oder das Vorliegen von zwei der folgenden Kriterien: Neurinom, Neurofibrom, Meningeom, Gliom und präsenile Katarakt. Für die Neurofibromatose Typ 1 sprechen dagegen sechs oder mehr Café-au-lait-Flecken, ein plexiformes Neurofibrom oder zwei oder mehr Neurofibrome anderen Typs, zwei oder mehr pigmentierte Irishamartome, das »axillary freckling«, das Optikusgliom und Knochenveränderungen.

? **187 Welche Aussagen zu Phakomatosen treffen zu?**

a. Typisch für eine tuberöse Sklerose sind epileptische Anfälle und knötchenförmige rötliche Veränderungen der Gesichtshaut.

b. Bei der Von-Hippel-Lindau-Erkrankung kommt es zu Hämangioblastomen des Kleinhirns und der Retina.

c. Beim Sturge-Weber-Syndrom kommen Portweinflecken kranial deutlich seltener als extrakranial vor.

d. Der M. Fabry gehört zur Gruppe der Phakomatosen, da er sich an Haut, Auge und Nervensystem manifestiert.

e. Als Tubera werden fokale Verbreiterungen der Hirnwindungen mit Abblassung bezeichnet.

✓ Antworten

a. **Richtig.** Die tuberöse Sklerose ist gekennzeichnet durch epileptische Anfälle, psychomentale Retardierung, psychotische Syndrome und die Hautveränderungen mit dem Adenoma sebaceum, wobei es sich um knötchenförmige rötliche Veränderungen der Gesichtshaut handelt, die sich von der Nase auf die Wangen erstrecken und auch das Kinn betreffen können. Histologisch sind dies Angiofibrome. Andere Hautveränderungen bei der tuberösen Sklerose stellen hypomelanotische Flecken dar.

b. **Richtig.** Charakteristisch für die Von-Hippel-Lindau-Erkrankung sind Hämangiome und Hämangioblastome des Kleinhirns und der Retina. Seltener finden sich auch Hämangioblastome an anderen Stellen im Gehirn oder im Rückenmark. Beim Typ 2 der Erkrankung können zusätzlich Phäochromozytome auftreten, Nierenkarzinome und Pankreastumore finden sich ebenfalls.

c. **Falsch.** Charakteristisch für das Sturge-Weber-Syndrom sind die kranialen Portweinflecken, die zu 98% vorkommen. Die extrakranialen Portweinflecken mit 52% sind seltener. Außerdem sind charakteristisch das Glaukom, die epileptischen Anfälle und die emotionalen und Verhaltensauffälligkeiten.

d. **Falsch.** Der M. Fabry wird nicht zu der Gruppe der Phakomatosen gezählt, obwohl er Haut, Nervensystem und Auge betreffen kann. Der M. Fabry ist eine X-chromosomal rezessive Glykolipidspeichererkrankung, die durch einen Mangel an α-Glukosidase-A hervorgerufen wird und zu einer Akkumulation von Enzymsubstraten in vielen Geweben führt. Charakteristisch für neurologische Manifestationen sind die schmerzhaften Akroparästhesien durch die »Small-fiber-Neuropathie« und der juvenile Schlaganfall. Der M. Fabry muss früh erkannt werden, weil durch eine Enzymersatztherapie zumindest die nephrologischen und kardiologischen Komplikationen verhindert werden können.

e. **Richtig.** Die fokalen Verbreiterungen der Hirnwindungen mit Abblassung bilden die Tubera bei der tuberösen Sklerose. Kortex und subkortikales Marklager lassen sich in diesem Bereich nicht gut voneinander abgrenzen. Sie können Kalk enthalten; mikroskopisch handelt es sich um große astrozytenähnliche Zellen, die kein gliafibriläres saures Protein enthalten.

14 Metabolische Erkrankungen

? 188 Welche Aussagen zu den Lipidspeichererkrankungen treffen zu?
a. Die Adrenoleukodystrophie betrifft vorwiegend Männer.
b. Bei der Adrenoleukodystrophie sind die langkettigen Fettsäuren im Blut erniedrigt.
c. Typische neurologische Symptome sind spastische Gangstörung, kognitive Einschränkungen und Sphinkterdysfunktion.
d. Im MRT zeigen sich v. a. bitemporale Demyelinisierungsherde.
e. Therapeutisch wird eine Enzymersatztherapie eingesetzt.

✓ Antworten
a. **Richtig.** Die Adrenoleukodystrophie wird X-chromosomal rezessiv vererbt.
b. **Falsch.** Die β-Oxidation der sehr langkettigen Fettsäuren (»very long chain fatty acids«) ist gestört, sodass sie in Peroxisomen akkumulieren und sich in der weißen Substanz und der Nebennierenrinde ablagern. Im Blut sind die sehr langkettigen Fettsäuren erhöht.
c. **Richtig.** Daneben haben die meist jungen Männer Zeichen der Nebenniereninsuffizienz und Depressionen.
d. **Falsch.** Die Demyelinisierungsherde finden sich vornehmlich im parietookzipitalen Marklager.
e. **Falsch.** Im Gegensatz zum M. Gaucher (Enzymersatztherapie mit Glukosidase) gibt es bei der Adrenoleukodystrophie keine nachgewiesen wirksame Therapie. Meistens wird ein Therapieversuch mit Glyzeroltrioleat (dem sog. Lorenzos Öl) durchgeführt, das die enzymatische Produktion reduzieren soll, aber schlecht liquorgängig ist.

? 189 Welche Aussagen zum M. Fabry treffen zu?
a. Häufig findet sich eine Proteinurie.
b. Im Kindes- und frühen Erwachsenenalter können episodische Schmerzkrisen der Extremitäten auftreten.
c. An dermatologischen Symptomen sollte eine Livedo racemosa an einen M. Fabry denken lassen.
d. In der Neurographie findet sich eine ausgeprägte axonale Schädigung.
e. Beim M. Fabry finden sich typischerweise zerebrale Territorialinfarkte.

✓ Antworten
a. **Richtig.** Die Nierenbeteiligung kann zu Dialysepflichtigkeit führen.
b. **Richtig.** Diese sog. Fabry-Krisen treten häufig nach sportlicher Betätigung oder im Rahmen von Fieber auf und dauern Minuten bis Stunden an.

c. **Falsch.** Typische dermatologische Befunde des M. Fabry sind Angiokeratome (kleine rötlich-violette Flecken der Haut) periumbilikal, am Ellenbogen, an den Knien und im Bereich der Genitale. Eine Livedo racemosa mit Hirninfarkten charakterisiert das Sneddon-Syndrom.

d. **Falsch.** Die Neurographie ist häufig unauffällig, da beim M. Fabry eine »Small-fiber-Neuropathie« vorliegt.

e. **Falsch.** Es finden sich typischer Weise lakunäre, mikroangiopathische Infarkte.

? 190 Welche Aussagen zu den neurologischen Komplikationen der Hyponatriämie treffen zu?

a. Unter den Antiepileptika führt Levetiracetam am häufigsten zu einer Hyponatriämie.

b. Typische neurologische Symptome einer schweren Hyponatriämie sind Agitiertheit und ein »flapping tremor«.

c. Eine Meningitis oder Enzephalitis können zu einer Hyponatriämie führen.

d. Die Therapie erfolgt mittels Infusion von physiologischer Kochsalzlösung.

e. Als Komplikation eines zu raschen Ausgleichs der Hyponatriämie kann eine funikuläre Myelose auftreten.

✓ Antworten

a. **Falsch.** Carbamazepin und Oxcarbazepin führen am häufigsten zu einer Hyponatriämie. Levetiracetam wird überwiegend renal eliminiert, daher sollte stets die Nierenfunktion vor Verabreichung geprüft werden, es führt aber gewöhnlich nicht zu Elektrolytstörungen.

b. **Falsch.** Bei einer schweren Hyponatriämie finden sich am häufigsten Vigilanzstörungen, epileptische Anfälle und eine generalisierte Muskelschwäche, ggf. auch Tremor oder ein Delir. Der »flapping tremor« ist charakteristisches Begleitsymptom einer hepatischen oder urämischen Enzephalopathie.

c. **Richtig.** Daneben führt häufig eine Subarachnoidalblutung durch eine erhöhte Ausschüttung von ADH zu einer Hyponatriämie (Syndrom der inadäquaten ADH-Ausschüttung, SIADH).

d. **Richtig.** Bei leichten neurologischen Symptomen mit isotonischer 0,9%iger NaCl-Lösung, bei schweren Symptomen mit 3%iger oder noch höher prozentigen NaCl-Lösungen. Dabei sollte unbedingt darauf geachtet werden, dass der Anstieg des Serum-Na nicht zu schnell erfolgt (4–8 mmol/l in den ersten 4 Stunden, nicht >10 mmol/l/24 h), wegen der Gefahr einer zentralen pontinen Myelinolyse.

e. **Falsch.** Bei einem zu schnellen Anstieg des Serumnatriums kann eine zentrale pontine Myelinolye auftreten. Eine funikuläre Myelose ist Folge eines Vitamin-B_{12}-Mangels.

? 191 **Welche Aussagen zum Vitamin-B$_1$-Mangel treffen zu?**

a. Die Speicherkapazität von Vitamin B$_1$ im menschlichen Körper liegt bei ca. 2–3 Wochen.

b. Vitamin B$_1$ ist ein fettlösliches Vitamin.

c. Folgen eines Vitamin-B$_1$-Mangels sind die Wernicke-Enzephalopathie und Beriberi.

d. Die Wernicke-Enzephalopathie ist klinisch durch Bewusstseinsstörung, Inkontinenz und Areflexie gekennzeichnet.

e. Therapeutisch werden initial 3×400 mg Thiamin i.v. verabreicht.

✓ **Antworten**

a. **Richtig.** Deshalb führt eine Malnutrition (oft bei Alkoholabhängigkeit auftretend!) schon nach kurzer Zeit zu einem Vitamin-B$_1$-Mangel.

b. **Falsch.** Vitamin B$_1$ (Thiamin) ist ein wasserlösliches Vitamin. Fettlösliche Vitamine sind: E, D, K, A.

c. **Richtig.** Zur Wernicke-Enzephalopathie: 7 d. Bei Beriberi handelt es sich um eine vornehmlich in Asien durch die einseitige Ernährung mit geschältem Reis auftretende Form des Vitamin-B$_1$-Mangels mit einer langsam progredienten sensomotorischen axonalen Polyneuropathie und kardialen Symptomen (u. a. Rechtsherzinsuffizienz).

d. **Falsch.** Die typische Trias bei Wernicke-Enzephalopathie beinhaltet eine qualitative und/oder quantitative Bewusstseinsstörung mit Okulomotorikstörungen (Blickparesen, Blickrichtungsnystagmus, Störung der konjugierten Augenbewegungen) und Ataxie.

e. **Falsch.** Initial werden 1×100 mg Thiamin i.v. oder i.m. verabreicht.

? 192 **Welche Aussagen zur hepatischen und urämischen Enzephalopathie treffen zu?**

a. Im EEG finden sich typischerweise eine Verlangsamung des Grundrhythmus und triphasische Wellen.

b. Klinisch kann sich eine Asterixis in der Untersuchung zeigen.

c. Eine hepatische Enzephalopathie tritt bei chronischen Lebererkrankungen auf.

d. In der Kernspintomographie finden sich typischerweise kortikale Signalveränderungen.

e. Epileptische Anfälle sind bei der hepatischen und urämischen Enzephalopathie selten.

Antworten

a. **Richtig.** Diese Veränderungen treten meist generalisiert auf. Bei der hepatischen Enzephalopathie korreliert die Grundrhythmusverlangsamung mit dem Anstieg des Ammoniaks im Serum.

b. **Richtig.** Bei der Asterixis handelt es sich um den sog. »flapping tremor«, einen niedrigfrequenten Tremor (3–5 Hz), der beim Ausstrecken der Arme mit Überstreckung des Handgelenks sichtbar wird und Ausdruck eines negativen Myoklonus (intermittierender Tonusverlust) ist. Am häufigsten findet sich bei hepatischen und urämischen Enzephalopathien ein hirnorganisches Psychosyndrom mit Vigilanz, -Orientierungs- und Gedächtnisstörung.

c. **Falsch.** Auch ein akutes Leberversagen durch eine Paracetamolintoxikation, Knollenblätterpilzvergiftung oder fulminante Virushepatitis kann zu einer hepatischen Enzephalopathie führen.

d. **Falsch.** Typische MRT-Befunde sind bilaterale T2-Hyperintensitäten in den Basalganglien (durch Manganablagerungen). Entmarkungen im Balken kommen beim Marchiafava-Bignami-Syndrom der Rotweintrinker vor (sehr selten).

e. **Falsch.** Epileptische Anfälle sind eine häufige neurologische Komplikation bei einer hepatischen oder urämischen Enzephalopathie.

❓ 193 Welche Aussagen zu den mitochondrialen Erkrankungen treffen zu?

a. Mitochondriale Erkrankungen betreffen v. a. Organe mit hohem Stoffwechselumsatz.

b. Die mitochondriale DNA wird X-chromosomal vererbt.

c. Das klinische Leitsymptom der MELAS-Erkrankung sind Muskelkrämpfe.

d. Bei MELAS sind v. a. Säuglinge und Kleinkinder betroffen.

e. Die Therapie von mitochondrialen Erkrankungen liegt in der Gabe von Antioxidanzien.

Antworten

a. **Richtig.** Das erklärt, warum besonders die Muskulatur, Auge, Gehirn und Herz betroffen sind.

b. **Falsch.** Die mitochondriale DNA wird maternal vererbt.

c. **Falsch.** Das MELAS-Syndrom führt zu einer mitochondrialen Enzephalomyopathie mit Laktatazidose und schlaganfallähnlichen Episoden, daneben treten migräneartige Kopfschmerzen und epileptische Anfälle auf.

d. **Falsch.** Klinisch manifest wird das MELAS-Syndrom v. a. in der 1.–3. Lebensdekade.

e. **Falsch.** Es ist zum jetzigen Zeitpunkt keine kausale Therapie bekannt. Die symptomatische Behandlung umfasst die Korrektur einer Azidose, Schlaganfallprävention und diätetische Maßnahmen.

? 194 Welche Aussagen zur Mitochondriopathien treffen zu?

a. Bei Epilepsien sollte bevorzugt Valproinsäure eingesetzt werden.

b. Histologisches Korrelat von Mitochondriopathien in der Muskelbiopsie sind »Ragged-red-Fasern«.

c. Bei progressiver externer Ophthalmoplegie (PEO) und Retinopathie ist eine regelmäßige kardiale Überwachung erforderlich.

d. Beim MELAS-Syndrom treten Schlaganfallsymptome in der Regel vor dem 40. Lebensjahr auf.

e. Ein progredienter Visusverlust bei sonst gesunden jungen Männern sollte an eine Mitochondriopathie denken lassen.

✓ Antworten

a. **Falsch.** Da Valproinsäure Carnitin sequestriert, sollte es ebenso wie Babiturate, welche die Atmungskette hemmen, in der antikonvulsiven Therapie bei Mitochondriopathien nicht eingesetzt werden.

b. **Richtig.** Die »Ragged-red-Fasern« in der Trichromfärbung sind typisches Substrat einer Mitochondriopathie in der Muskelbiopsie; histochemisch finden sich Zytochrom-c-Oxidase- (COX)-negative Muskelfasern.

c. **Richtig.** Die progressive externe Ophthalmoplegie mit Ptose und Bewegungseinschränkung der Augen in alle Richtungen ist typisches Symptom von Mitochondriopathien. Beim Kearns-Sayre-Syndrom tritt eine retinale Degeneration hinzu. Diese Patienten sind durch Reizleitungsstörungen des Herzens gefährdet, sodass regelmäßige kardiale Kontrollen erforderlich sind.

d. **Richtig.** MELAS steht für **m**itochondriale Enzephalomyopathie, **L**aktazidose und **s**chlaganfallähnliche Episoden. Leitsymptome des Krankheitsbildes sind eine Belastungsintoleranz, schlaganfallähnliche Episoden, zerebrale Krampfanfälle und kognitive Einschränkungen bis zur Demenz. Die schlaganfallähnlichen Episoden treten typischerweise vor dem 40. Lebensjahr auf.

e. **Richtig.** Die hereditäre Optikusneuropathie Leber ist die häufigste Ursache für eine Erblindung sonst gesunder junger Männer. Nur 15% der Erkrankten sind Frauen, der Erbgang ist maternal. Leitsymptom ist die progrediente Sehminderung mit zentralem Skotom in der zweiten und dritten Lebensdekade. Der Visusverlust schreitet innerhalb weniger Wochen fort und führt oft zur Erblindung.

15 Koma und Hirntod

❓ 195 Welche Aussagen zum komatösen Patienten treffen zu?

a. Die häufigsten Ursachen eines primär unklaren Komas sind metabolische Entgleisungen und zerebrovaskuläre Ereignisse.

b. Mit der Glasgow-Koma-Skala wird das qualitative Bewusstsein erfasst.

c. Schwimmende Augenbulbi finden sich beim tiefen Koma.

d. Eine Blickdeviation zur Gegenseite der Läsion findet sich bei einer Hirnstammläsion.

e. Eine Cheyne-Stokes-Atmung findet sich bei einer Läsion der Medulla oblongata.

✅ Antworten

a. **Richtig.** Als weitere häufige Ursache finden sich Intoxikationen mit Medikamenten und/oder Alkohol oder ein postiktales Koma.

b. **Falsch.** Mit der Glasgow-Koma-Skala wird das quantitative Bewusstsein, d. h. der Wachheitsgrad erfasst: Patient ist wach, somnolent (schläfrig, aber leicht erweckbar), soporös (erschwert erweckbar), komatös (nichterweckbar). Das qualitative Bewusstsein (Bewusstseinstrübung, Bewusstseinseinengung oder -erweiterung) wird nicht erfasst.

c. **Falsch.** Schwimmende Augenbulbi sind Zeichen einer leichten Bewusstseinsstörung.

d. **Richtig.** Der Patient schaut in diesem Fall vom Herd weg. Verursacht wird die Blickdeviation durch einen Ausfall der supranukleären Nervenfasern nach ihrer Kreuzung im Hirnstamm oder durch eine Läsion der paramedianen pontinen Retikulärformation.

e. **Falsch.** Die Cheyne-Stokes-Atmung ist durch eine periodische Zu- und Abnahme der Atmung gekennzeichnet und findet sich bei bilateralen Hemisphärenläsionen oder einer Schädigung des Diencephalons.

❓ 196 Ein 35-jähriger Patient wird komatös von Passanten auf dem Gehweg liegend vorgefunden und vom Notarzt intubiert in die Notaufnahme gebracht. Welche Aussagen zu Differenzialdiagnose und Diagnostik treffen zu?

a. Eine zerebrale Gefäßdarstellung ist aufgrund des jungen Alters des Patienten nicht erforderlich.

b. Eine Hyperglykämie ist häufiger als eine Hypoglykämie als Komaursache bei jüngeren Patienten zu finden.

c. Ein Drogenscreening sollte bei diesem Patienten durchgeführt werden.

d. Bei Fieber und erhöhten Entzündungswerten sollte eine Liquorpunktion durchgeführt werden.

e. Vor einer Liquorpunktion muss aufgrund der dadurch entstehenden Zeitverzögerung und der Beatmungspflichtigkeit keine zerebrale Bildgebung durchgeführt werden.

✅ Antworten

a. **Falsch.** Auch bei jüngeren Patienten ist bei fehlender Fremdanamnese natürlich an ein zerebrovaskuläres Ereignis zu denken und eine Gefäßdarstellung mittels CT- oder MRT-Angiographie indiziert.

b. **Falsch.** Auch bei jüngeren Patienten ist eine komabedingende Hypoglykämie viel häufiger als eine Hyperglykämie, das Verhältnis liegt bei ca. 9:1.

c. **Richtig.** Routinemäßig wird gerade bei jüngeren Patienten immer ein Drogenscreening (meist aus dem Urin) durchgeführt.

d. **Richtig.** Bei einem komatösen Patienten mit unklarem Fieber und/oder erhöhten Entzündungswerten muss eine bakterielle oder virale Meningitis ausgeschlossen werden.

e. **Falsch.** Bei komatösen Patienten oder Patienten mit fokal-neurologischen Ausfällen muss vor der Liquorpunktion immer eine zerebrale Bildgebung zum Ausschluss einer Raumforderung (z. B. Hirnabszess) erfolgen.

❓ 197 Welche Aussagen zur Hirntoddiagnostik treffen zu?

a. In der Hirntoddiagnostik unterscheidet man primäre von sekundären Hirnschädigungen.

b. Die Feststellung des Hirntodes muss durch drei unabhängige Untersucher erfolgen.

c. Der systolische Blutdruck muss in der Hirntoddiagnostik bei mindestens 120 mmHg liegen.

d. Ein Null-Linien-EEG sollte in der Hirntoddiagnostik über mindenstens 30 Minuten abgeleitet werden.

e. Im Rahmen einer Hirntoddiagnostik muss eine Hypothermie ausgeschlossen sein.

✅ Antworten

a. **Richtig.** Die sekundäre Hirnschädigung beruht meist auf einer metabolischen indirekten Hirnschädigung. Am häufigsten findet sich eine sekundäre Hirnschädigung aufgrund eines kardial bedingten Kreislaufstillstandes mit Hypoperfusion (nach Reanimation).

b. **Falsch.** Es bedarf der Untersuchung durch zwei unabhängige Untersucher, die mehrjährige Erfahrung haben. Zumeist wird die Hirntoddiagnostik durch Fachärzte durchgeführt.

c. **Falsch.** Der systolische Blutdruck muss bei >80 mmHg liegen.

d. **Richtig.** Das EEG muss über mindestens 30 Minuten und mit einer ausreichenden Verstärkung abgeleitet werden.

e. **Richtig.** Daneben müssen Intoxikationen, eine Sedierung oder Relaxierung durch Medikamente, metabolische oder entzündliche Erkrankungen als Ursache oder Mitursache des komatösen Bewusstseinszustandes ausgeschlossen sein.

Wegweisende Studien in der Neurologie

16 Klinische Studien

Die systemische Thrombolyse mit Alteplase (rt-PA) im erweiterten
Zeitfenster von 3–4,5 Stunden (ECASS-III-Studie)
(n=821, prospektive und randomisierte Studie)
Hacke W, Kaste M, Bluhmki E et al. for the ECASS Investigators (2008) Thrombolysis with
alteplase 3 to 4.5 hours after acute ischemic stroke. N Engl J Med 359: 1317–1329

Background Intravenous thrombolysis with alteplase is the only approved treatment
for acute ischemic stroke, but its efficacy and safety when administered more than
3 hours after the onset of symptoms have not been established. We tested the efficacy
and safety of alteplase administered between 3 and 4.5 hours after the onset of a stroke.

Methods After exclusion of patients with a brain hemorrhage or major infarction, as
detected on a computed tomographic scan, we randomly assigned patients with acute
ischemic stroke in a 1:1 double-blind fashion to receive treatment with intravenous
alteplase (0.9 mg per kilogram of body weight) or placebo. The primary end point was
disability at 90 days, dichotomized as a favorable outcome (a score of 0 or 1 on the
modified Rankin scale, which has a range of 0 to 6, with 0 indicating no symptoms at
all and 6 indicating death) or an unfavorable outcome (a score of 2 to 6 on the modified
Rankin scale). The secondary end point was a global outcome analysis of four neuro-
logic and disability scores combined. Safety end points included death, symptomatic
intracranial hemorrhage, and other serious adverse events.

Results We enrolled a total of 821 patients in the study and randomly assigned 418 to
the alteplase group and 403 to the placebo group. The median time for the administration
of alteplase was 3 hours 59 minutes. More patients had a favorable outcome with
alteplase than with placebo (52.4% vs. 45.2%; odds ratio, 1.34; 95% confidence interval
[CI], 1.02 to 1.76; p=0.04). In the global analysis, the outcome was also improved with
alteplase as compared with placebo (odds ratio, 1.28; 95% CI, 1.00 to 1.65; p<0.05). The
incidence of intracranial hemorrhage was higher with alteplase than with placebo (for
any intracranial hemorrhage, 27.0% vs. 17.6%; p=0.001; for symptomatic intracranial
hemorrhage, 2.4% vs. 0.2%; p=0.008). Mortality did not differ significantly between
the alteplase and placebo groups (7.7% and 8.4%, respectively; p=0.68). There was no
significant difference in the rate of other serious adverse events.

Conclusions As compared with placebo, intravenous alteplase administered between
3 and 4.5 hours after the onset of symptoms significantly improved clinical outcomes
in patients with acute ischemic stroke; alteplase was more frequently associated with
symptomatic intracranial hemorrhage.

Fazit

Durch die ECASS-III-Studie konnte gezeigt werden, dass die systemische Thrombolyse mit rt-PA auch im erweiterten Zeitfenster bis 4,5 Stunden wirksam ist. Dabei
muss aber betont werden, dass das Behandlungsergebnis umso besser ist, je früher die systemische Thrombolyse nach Symptombeginn beginnt. Das erweiterte
Zeitfenster darf nicht dazu führen, dass man sich mehr Zeit lässt! Aufgrund dieser
Ergebnisse wurde rt-PA (Actilyse) seit kurzer Zeit auch offiziell im Zeitfenster bis zu
4,5 Stunden nach Symptombeginn zugelassen.

Vergleich der stentgestützten Angioplastie mit der Karotisthrombendarterek-
tomie (TEA) bei Patienten mit symptomatischer Karotisstenose (SPACE-Studie)
(n=1200, prospektive und randomisierte Studie)
Ringleb PA, Allenberg J, Brückmann H et al. for the SPACE Collaborative Group (2006) 30 day
results from the SPACE trial of stent-protected angioplasty versus carotid endarterectomy in
symptomatic patients: a randomised non-inferiority trial. Lancet 368 (9543): 1239–1247

Background Carotid endarterectomy is effective in stroke prevention for patients
with severe symptomatic carotid-artery stenosis, and carotid-artery stenting has been
widely used as alternative treatment. Since equivalence or superiority has not been
convincingly shown for either treatment, we aimed to compare the two.

Methods 1200 patients with symptomatic carotid-artery stenosis were randomly assigned within 180 days of transient ischaemic attack or moderate stroke (modified
Rankin scale score of ≤3) carotid-artery stenting (n=605) or carotid endarterectomy
(n=595). The primary endpoint of this hospital-based study was ipsilateral ischaemic
stroke or death from time of randomisation to 30 days after the procedure. The non-
inferiority margin was defined as less than 2.5% on the basis of an expected event rate
of 5%. Analyses were on an intention-to-treat basis. This trial is registered at Current
Controlled Trials with the international standard randomised controlled trial number
ISRCTN57874028.

Results 1183 patients were included in the analysis. The rate of death or ipsilateral
ischaemic stroke from randomisation to 30 days after the procedure was 6.84%
with carotid-artery stenting and 6.34% with carotid endarterectomy (absolute
difference 0.51%, 90% CI -1.89% to 2.91%). The one-sided p value for non-inferiority
is 0.09.

Conclusions SPACE failed to prove non-inferiority of carotid-artery stenting compared with carotid endarterectomy for the periprocedural complication rate. The re-

sults of this trial do not justify the widespread use in the short-term of carotid-artery stenting for treatment of carotid-artery stenoses. Results at 6–24 months are awaited.

> **Fazit**
>
> In der in Deutschland, Österreich und der Schweiz durchgeführten SPACE-Studie konnte die stentgestützte Angioplastie nicht die Nichtunterlegenheit gegenüber der Karotisthrombendarterektomie bei Patienten mit einer symptomatischer Karotisstenose nachweisen, auch wenn die Ereignisraten beider Behandlungsgruppen in dieser Studie sehr ähnlich waren.
>
> Nach den Ergebnissen einer aktuellen Metaanalyse (Lancet 2010, 376: 1062–1073) bleibt die Karotisthrombendarterektomie aber Therapie der Wahl bei Patienten mit symptomatischen Karotisstenosen, insbesondere bei Patienten >70 Jahre. Bei Patienten <70 Jahre kann die stentgestützte Angioplastie als sichere Alternative zur Karotisthrombendarterektomie angesehen werden.

Dabigatran im Vergleich mit Warfarin bei Patienten mit Vorhofflimmern (RE-LY-Studie)

(n=18.113, prospektive und randomisierte Studie)

Connolly SJ, Ezekowitz MD, Yusuf S et al. for the RE-LY Steering Committee and Investigators (2009) Dabigatran versus warfarin in patients with atrial fibrillation. N Engl J Med 361: 1139–1151

Background Warfarin reduces the risk of stroke in patients with atrial fibrillation but increases the risk of hemorrhage and is difficult to use. Dabigatran is a new oral direct thrombin inhibitor.

Methods In this noninferiority trial, we randomly assigned 18,113 patients who had atrial fibrillation and a risk of stroke to receive, in a blinded fashion, fixed doses of dabigatran – 110 mg or 150 mg twice daily – or, in an unblinded fashion, adjusted-dose warfarin. The median duration of the follow-up period was 2.0 years. The primary outcome was stroke or systemic embolism.

Results Rates of the primary outcome were 1.69% per year in the warfarin group, as compared with 1.53% per year in the group that received 110 mg of dabigatran (relative risk with dabigatran, 0.91; 95% confidence interval [CI], 0.74 to 1.11; $p<0.001$ for noninferiority) and 1.11% per year in the group that received 150 mg of dabigatran (relative risk, 0.66; 95% CI, 0.53 to 0.82; $p<0.001$ for superiority). The rate of major bleeding was 3.36% per year in the warfarin group, as compared with 2.71% per year in the group receiving 110 mg of dabigatran (p=0.003) and 3.11% per year in the group receiving 150 mg of dabigatran (p=0.31). The rate of hemorrhagic stroke was 0.38% per year in the warfarin group, as compared with 0.12% per year with 110 mg of dabigatran (p<0.001) and 0.10% per year with 150 mg of dabigatran (p<0.001). The mortality rate was 4.13% per year in the warfarin group, as compared with 3.75% per year with 110 mg of dabigatran (p=0.13) and 3.64% per year with 150 mg of dabigatran (p=0.051).

Conclusions In patients with atrial fibrillation, dabigatran given at a dose of 110 mg was associated with rates of stroke and systemic embolism that were similar to those associated with warfarin, as well as lower rates of major hemorrhage. Dabigatran administered at a dose of 150 mg, as compared with warfarin, was associated with lower rates of stroke and systemic embolism but similar rates of major hemorrhage.

Fazit

Der orale direkte Thrombinhibitor Dabigatran war die erste Substanz der neuen oralen Antikoagulanzien, die eine Überlegenheit gegenüber Warfarin in der Schlaganfallprophylaxe bei Patienten mit Vorhofflimmern nachweisen konnte und die Zulassung bekam. Die höhere Dosis von 2×150 mg ist signifikant wirksamer als Warfarin, die niedrigere Dosis von 2×110 mg, die bei Patienten >80 Jahre oder Niereninsuffizienz eingesetzt werden sollte, ist genauso wirksam wie Warfarin. Beide Dosierungen führen signifikant seltener zu intrakraniellen Blutungen als Warfarin – unabhängig vom Alter der Patienten.

Neben Dabigatran konnten inzwischen auch die beiden oralen Faktor-Xa-Inhibitoren Rivaroxaban (Patel MR, Mahaffey KW, Garg J et al. [2011] Rivaroxaban versus warfarin in nonvalvular atrial fibrillation. N Engl J Med 365: 883–891) und Apixaban (Granger CB, Alexander JH, McMurray JJV et al. for the ARISTOTLE Investigators [2011] Apixaban versus Warfarin in Patients with Atrial Fibrillation. N Engl J Med 365: 981–992) eine Überlegenheit gegenüber Marcumar bei Patienten mit Vorhofflimmern nachweisen. Auch diese beiden Substanzen führen seltener zu intrakraniellen Blutungen.

Vorteil von Rivaroxaban sind die feste Dosis als Einmalgabe und die umfangreichen Daten zur Sekundärpävention nach Schlaganfall. Apixaban ist die einzige neue Substanz, die bei Vorhofflimmern auch erfolgreich gegen Aspirin getestet wurde (Connolly SJ, Eikelboom J, Joyner C et al. for the AVERROES Steering Committee and Investigators [2011] Apixaban in patients with atrial fibrillation. N Engl J Med 364: 806–817).

Ein ungelöstes Problem bei allen drei Substanzen ist das Fehlen eines stets verfügbaren Labormessparameters und eines Antidots für Notfallsituationen.

Neurochirurgisches Clipping versus endovaskuläres Coiling bei 2143 Patienten mit rupturierten intrakraniellen Aneurysmen (ISAT-Studie)

(n=2143, prospektive, randomisierte Multicenterstudie)

Molyneux AJ, Kerr RS, Yu LM et al. for the International Subarachnoid Aneurysm Trial (ISAT) Collaborative Group (2005) International subarachnoid aneurysm trial (ISAT) of neurosurgical clipping versus endovascular coiling in 2143 patients with ruptured intracranial aneurysms: a randomised comparison of effects on survival, dependency, seizures, rebleeding, subgroups, and aneurysm occlusion. Lancet 366 (9488): 809–817

Background Two types of treatment are being used for patients with ruptured intracranial aneurysms: endovascular detachable-coil treatment or craniotomy and clipping. We undertook a randomised, multicentre trial to compare these treatments in patients who were suitable for either treatment because the relative safety and efficacy of these approaches had not been established. Here we present clinical outcomes 1 year after treatment.

Methods 2143 patients with ruptured intracranial aneurysms, who were admitted to 42 neurosurgical centres, mainly in the UK and Europe, took part in the trial. They were randomly assigned to neurosurgical clipping (n=1070) or endovascular coiling (n=1073). The primary outcome was death or dependence at 1 year (defined by a modified Rankin scale of 3–6). Secondary outcomes included rebleeding from the treated aneurysm and risk of seizures. Long-term follow up continues. Analysis was in accordance with the randomised treatment.

Results We report the 1-year outcomes for 1063 of 1073 patients allocated to endovascular treatment, and 1055 of 1070 patients allocated to neurosurgical treatment. 250 (23.5%) of 1063 patients allocated to endovascular treatment were dead or dependent at 1 year, compared with 326 (30.9%) of 1055 patients allocated to neurosurgery, an absolute risk reduction of 7.4% (95% CI 3.6–11.2, p=0.0001). The early survival advantage was maintained for up to 7 years and was significant (log rank p=0.03). The risk of epilepsy was substantially lower in patients allocated to endovascular treatment, but the risk of late rebleeding was higher.

Conclusions In patients with ruptured intracranial aneurysms suitable for both treatments, endovascular coiling is more likely to result in independent survival at 1 year than neurosurgical clipping; the survival benefit continues for at least 7 years. The risk of late rebleeding is low, but is more common after endovascular coiling than after neurosurgical clipping.

Fazit

In der ISAT-Studie konnte die Überlegenheit des endovaskulären Coilings gegenüber dem neurochirurgischen Clipping gezeigt werden. Nach der Operation waren
nach einem Jahr signifikant mehr Patienten verstorben oder behindert (30,9% versus 23,5%). Im Langzeitverlauf zeigen sich nach dem ersten Jahr etwas mehr Nachblutungen bei Patienten, die gecoilt worden waren (10 versus 3 bei geklippten
Patienten), aber insgesamt waren Nachblutungen selten (Molyneux et al. Lancet
Neurol [2009] 8 (5): 427–433). Es ist aber klar, dass die Therapieentscheidung bei
jedem Aneurysmapatienten individuell in einem erfahrenen Zentrum nach Lokalisation des Aneurysmas, der technischen Machbarkeit eines interventionellen Ein-
griffes und dem klinischen Befund des Patienten zwischen interventionellem
Neuroradiologen und Neurochirurgen (und Neurologen) getroffen werden sollte.

Dexamethason bei Erwachsenen mit bakterieller Meningitis
(n=301, prospektive und randomisierte Studie)
de Gans J, van de Beek D for the European Dexamethasone in Adulthood Bacterial Meningitis
Study Investigators (2002) Dexamethasone in adults with bacterial meningitis. N Engl J Med
347: 1549–1556

Background Mortality and morbidity rates are high among adults with acute bacterial meningitis, especially those with pneumococcal meningitis. In studies of bacterial
meningitis in animals, adjuvant treatment with corticosteroids has beneficial effects.

Methods We conducted a prospective, randomized, double-blind, multicenter trial of
adjuvant treatment with dexamethasone, as compared with placebo, in adults with
acute bacterial meningitis. Dexamethasone (10 mg) or placebo was administered 15
to 20 minutes before or with the first dose of antibiotic and was given every 6 hours for
four days. The primary outcome measure was the score on the Glasgow Outcome Scale
at eight weeks (a score of 5, indicating a favorable outcome, vs. a score of 1 to 4, indicating an unfavorable outcome). A subgroup analysis according to the causative organism
was performed. Analyses were performed on an intention-to-treat basis.

Results A total of 301 patients were randomly assigned to a treatment group: 157 to
the dexamethasone group and 144 to the placebo group. The base-line characteristics
of the two groups were similar. Treatment with dexamethasone was associated with a
reduction in the risk of an unfavorable outcome (relative risk, 0.59; 95 percent confidence interval, 0.37 to 0.94; p=0.03). Treatment with dexamethasone was also associated with a reduction in mortality (relative risk of death, 0.48; 95 percent confidence
interval, 0.24 to 0.96; p=0.04). Among the patients with pneumococcal meningitis

there were unfavorable outcomes in 26% of the dexamethasone group, as compared with 52% of the placebo group (relative risk, 0.50; 95 percent confidence interval, 0.30 to 0.83; p=0.006). Gastrointestinal bleeding occurred in two patients in the dexamethasone group and in five patients in the placebo group.

Conclusions Early treatment with dexamethasone improves the outcome in adults with acute bacterial meningitis and does not increase the risk of gastrointestinal bleeding.

Fazit

Nachdem schon länger bekannt war, dass die frühe Dexamethasongabe bei Kindern mit bakterieller Meningitis das Risiko von persistierenden Defiziten, insbesondere einer Ertaubung, verhindern kann, fehlten bislang entsprechende Daten im Erwachsenenalter. Diese Studie zeigt, dass auch erwachsene Patienten mit einer bakteriellen Meningitis signifikant von einer Behandlung mit intravenösem Dexamethason, das 15 Minuten vor der ersten Antibiotikagabe und danach in einer Dosierung von 4×10 mg i.v. über 4 Tage jeweils vor der Antibiotikagabe verabreicht wird, profitieren. Insbesondere die Subgruppe der Kranken mit einer durch Streptococcus pneumonie verursachten bakteriellen Meningitis profitieren hochsignifikant von der Dexamethasonbehandlung.

Radiotherapie plus zusätzliche und adjuvante Chemotherapie mit Temozolomid beim Glioblastom
(n=573, prospektive und randomisierte Studie)

Stupp R, Mason WP, van den Bent MJ et al. for the European Organisation for Research and Treatment of Cancer Brain Tumor and Radiotherapy Groups; National Cancer Institute of Canada Clinical Trials Group. (2005) Radiotherapy plus concomitant and adjuvant temozolomide for glioblastoma. N Engl J Med 352: 987–996

Background Glioblastoma, the most common primary brain tumor in adults, is usually rapidly fatal. The current standard of care for newly diagnosed glioblastoma is surgical resection to the extent feasible, followed by adjuvant radiotherapy. In this trial we compared radiotherapy alone with radiotherapy plus temozolomide, given concomitantly with and after radiotherapy, in terms of efficacy and safety.

Methods Patients with newly diagnosed, histologically confirmed glioblastoma were randomly assigned to receive radiotherapy alone (fractionated focal irradiation in daily fractions of 2 Gy given 5 days per week for 6 weeks, for a total of 60 Gy) or radiotherapy plus continuous daily temozolomide (75 mg per square meter of body-surface area per day, 7 days per week from the first to the last day of radiotherapy), followed by six cycles of adjuvant temozolomide (150 to 200 mg per square meter for 5 days during each 28-day cycle). The primary end point was overall survival.

Results A total of 573 patients from 85 centers underwent randomization. The median age was 56 years, and 84% of patients had undergone debulking surgery. At a median follow-up of 28 months, the median survival was 14.6 months with radiotherapy plus temozolomide and 12.1 months with radiotherapy alone. The unadjusted hazard ratio for death in the radiotherapy-plus-temozolomide group was 0.63 (95 percent confidence interval, 0.52 to 0.75; p<0.001 by the log-rank test). The two-year survival rate was 26.5% with radiotherapy plus temozolomide and 10.4% with radiotherapy alone. Concomitant treatment with radiotherapy plus temozolomide resulted in grade 3 or 4 hematologic toxic effects in 7% of patients.

Conclusions The addition of temozolomide to radiotherapy for newly diagnosed glioblastoma resulted in a clinically meaningful and statistically significant survival benefit with minimal additional toxicity.

Fazit

Diese multizentrische Meilensteinstudie in der Neuroonkologie konnte einen signifikanten und klinisch bedeutsamen Überlebensvorteil bei den Patienten zeigen, die nicht nur eine fraktionierte Bestrahlung mit 60 Gy über 6 Wochen sondern auch Temozolomid erhielten. Immerhin 26,5% der mit Radio- und Chemotherapie behandelten Patienten waren 2 Jahre danach noch am Leben gegenüber 10,4% der Patienten, die nur bestrahlt worden waren. Die kombinierte Radiochemotherapie mit Temozolomid ist seit dieser Studie die Therapie der Wahl nach erfolgter Operation beim Glioblastom.

Randomisierte Studie zur Behandlung des Clusterkopfschmerzes mit Sauerstoff

(n=109, prospektive und randomisierte Studie)
Cohen AS, Burns B, Goadsby PJ (2009) High-flow oxygen for treatment of cluster headache: a randomized trial. JAMA 302: 2451–2457

Background Cluster headache is an excruciatingly painful primary headache syndrome, with attacks of unilateral pain and cranial autonomic symptoms. The current licensed treatment for acute attacks is subcutaneous sumatriptan. To ascertain whether high-flow inhaled oxygen was superior to placebo in the acute treatment of cluster headache.

Methods A double-blind, randomized, placebo-controlled crossover trial of 109 adults (aged 18-70 years) with cluster headache as defined by the International Headache Society. Patients treated 4 headache episodes with high-flow inhaled oxygen or placebo, alternately. Patients were randomized to the order in which they received the active treatment or placebo. Patients were recruited and followed up between 2002 and 2007 at the National Hospital for Neurology and Neurosurgery, London, England.

Intervention Inhaled oxygen at 100%, 12 L/min, delivered by face mask, for 15 minutes at the start of an attack of cluster headache or high-flow air placebo delivered alternately for 4 attacks.

Main outcome measures The primary end point was to render the patient pain free, or in the absence of a diary to have adequate relief, at 15 minutes. Secondary end points included rendering the patient pain free at 30 minutes, reduction in pain up to 60 minutes, need for rescue medication 15 minutes after treatment, overall response to the treatment and overall functional disability, and effect on associated symptoms.

Results Fifty-seven patients with episodic cluster headache and 19 with chronic cluster headache were available for the analysis. For the primary end point the difference between oxygen, 78% (95% confidence interval, 71%–85% for 150 attacks) and air, 20% (95% confidence interval, 14%–26%; for 148 attacks) was significant (Wald test, chi(5) (2) = 66.7, p<0.001). There were no important adverse events.

Conclusion Treatment of patients with cluster headache at symptom onset using inhaled high-flow oxygen compared with placebo was more likely to result in being pain-free at 15 minutes.

Fazit

Aus der täglichen Behandlung von Patienten mit Clusterattacken war schon lange bekannt, dass Sauerstoff eine Attackenlinderung bringt, die auch diagnostisch verwendet werden kann. Aber erst diese randomisierte doppelblinde Studie hat den Beweis der Wirksamkeit erbracht. Wichtig sind der Einsatz einer Hochkonzentrationsmaske (sog. »Non-rebreather-Masken«) und ein hoher Sauerstofffluss von mindestens 8–12 L/Minute.

Ein dreistufiger Bedside-Test um Patienten mit einem vertebrobasilären Schlaganfall von Patienten mit einer akuten Neuronitis vestibularis zu unterscheiden

(n=101, prospektive Querschnittstudie)

Kattah JC, Talkad AV, Wang DZ, Hsieh YH, Newman-Toker DE (2009) HINTS to diagnose stroke in the acute vestibular syndrome: three-step bedside oculomotor examination more sensitive than early MRI diffusion-weighted imaging. Stroke 40: 3504–3510

Background Acute vestibular syndrome (AVS) is often due to vestibular neuritis but can result from vertebrobasilar strokes. Misdiagnosis of posterior fossa infarcts in emergency care settings is frequent. Bedside oculomotor findings may reliably identify stroke in AVS, but prospective studies have been lacking.

Methods The authors conducted a prospective, cross-sectional study at an academic hospital. Consecutive patients with AVS (vertigo, nystagmus, nausea/vomiting, head-motion intolerance, unsteady gait) with ≥1 stroke risk factor underwent structured examination, including horizontal head impulse test of vestibulo-ocular reflex function, observation of nystagmus in different gaze positions, and prism cross-cover test of ocular alignment. All underwent neuroimaging and admission (generally <72 hours after symptom onset). Strokes were diagnosed by MRI or CT. Peripheral lesions were diagnosed by normal MRI and clinical follow-up.

Results One hundred one high-risk patients with AVS included 25 peripheral and 76 central lesions (69 ischemic strokes, 4 hemorrhages, 3 other). The presence of normal horizontal head impulse test, direction-changing nystagmus in eccentric gaze, or skew deviation (vertical ocular misalignment) was 100% sensitive and 96% specific for stroke. Skew was present in 17% and associated with brainstem lesions (4% peripheral, 4% pure cerebellar, 30% brainstem involvement; chi^2, p=0.003). Skew correctly predicted lateral pontine stroke in 2 of 3 cases in which an abnormal horizontal head impulse test erroneously suggested peripheral localization. Initial MRI diffusion-weighted imaging was falsely negative in 12% (all <48 hours after symptom onset).

Conclusions Skew predicts brainstem involvement in AVS and can identify stroke when an abnormal horizontal head impulse test falsely suggests a peripheral lesion. A 3-step bedside oculomotor examination (HINTS: Head-Impulse-Nystagmus-Test-of-Skew) appears more sensitive for stroke than early MRI in AVS.

Fazit

Diese kleinere Studie ist im klinischen Alltag sehr hilfreich, da Schwindel neben Kopfschmerzen eines der häufigsten neurologischen Symptome in der Notaufnahme darstellt, und sich häufig die Frage stellt, ob es sich um eine eher harmlose peripher-vestibuläre Störung oder um einen Schlaganfall im vertebrobasilären Stromgebiet handelt. Ein regelrechter Halmagyi-Kopfimpulstest, ein Blickrichtungsnystagmus oder eine »skew deviation« waren dabei zu 100% sensitiv und zu 96% spezifisch für das Vorliegen eines Schlaganfalls und damit sogar sensitiver als eine Kernspintomographie, die ja in der Nacht oder am Wochenende in vielen Notaufnahmen nicht zur Verfügung steht.

Frühbehandlung mit Interferon β-1b bei klinisch isoliertem Syndrom
(n=468, prospektive und randomisierte Studie)
Kappos L, Polman CH, Freedman MS et al. (2006) Treatment with interferon beta-1b delays conversion to clinically definite and McDonald MS in patients with clinically isolated syndromes. Neurology 67: 1242–1249

Background To assess efficacy, safety, and tolerability of every-other-day interferon beta-1b treatment in patients with a first clinical event suggestive of multiple sclerosis (MS) (clinically isolated syndrome).

Methods We conducted a multicenter, randomized, double-blind, placebo-controlled trial. Patients with a first clinical demyelinating event and at least two clinically silent brain MRI lesions were randomized to interferon beta-1b (IFNB-1b) 250 mug subcutaneously (SC) every other day (EOD) (n=292) or placebo (n=176), until clinically definite MS (CDMS) was diagnosed or they had been followed for 24 months.

Results After 2 years, 45% of placebo patients had converted to CDMS (Kaplan-Meier estimate; primary outcome measure) and 85% fulfilled the McDonald criteria (co-primary outcome measure). Overall interferon beta-1b delayed the time to diagnosis of CDMS ($p<0.0001$) and McDonald MS ($p<0.00001$). Hazard ratios (95% CI) were 0.50 (0.36 to 0.70) for CDMS and 0.54 (0.43 to 0.67) for McDonald MS favoring treatment with IFNB-1b. Treatment was well tolerated, as indicated by the low rate of patients dropping out of the study before CDMS was reached (6.6% overall, 7.2% in the IFNB-1b group).

Conclusions Interferon beta-1b 250 mug subcutaneously every other day delayed conversion to clinically definite multiple sclerosis, and should be considered as a therapeutic option in patients presenting with a first clinical event suggestive of multiple sclerosis.

Fazit

Diese Studie konnte multizentrisch, placebokontrolliert und doppelblind zeigen, dass Interferon β-1b s.c. jeden zweiten Tag injiziert die Konversion zur klinisch definierten MS oder MS nach McDonald-Kriterien bei klinisch isoliertem Syndrom verzögern kann.

Vergleich der Interfon-β-Präparate bei multipler Sklerose
(n=3391, retrospektive Studie)

Limmroth V, Malessa R, Zettl UK et al. for the QUASIMS Study Group (2007) Quality Assessment in Multiple Sclerosis Therapy (QUASIMS): a comparison of interferon beta therapies for relapsing-remitting multiple sclerosis. J Neurol 254: 67–77

Background Interferon beta (IFN beta) preparations are the most frequently prescribed therapies for patients with relapsing multiple sclerosis (MS). Several open-label observational studies report similar efficacy among IFN beta preparations.

Methods The Quality Assessment in Multiple Sclerosis Therapy (QUASIMS) study is a large, open-label observational study designed to compare the effectiveness and tolerability of available IFN beta preparations as disease-modifying therapies for relapsing MS across a wide range of clinical practice settings. This retrospective, controlled cohort study was conducted by chart review at 510 sites in Germany, Austria, and Switzerland. Enrolled patients had received one of the four available IFN beta preparations/dosing regimens (intramuscular IFN beta-1a 30 microg 1×/week [Avonex], subcutaneous (SC) IFN beta-1a 22 or 44 microg 3×/week [Rebif], or SC IFN beta-1b 250 microg 3.5×/week [Betaferon/Betaseron]) for ≥2 years. Pre-planned outcomes at 1 and 2 years included change from baseline Expanded Disability Status Scale (EDSS) score, percentage of progression-free patients (<1.0 EDSS point), annualised relapse rate (RR), percentage of relapse-free patients, and reasons for therapy change.

Results Of 4754 evaluable patients, 3991 (84%) received IFN beta as initial therapy There were no significant differences among IFN betas when used as initial or follow-up therapy on almost all outcome variables. Relapse rate was consistently higher and percentage of relapse-free patients consistently lower for all products used as follow-up versus initial therapy. Results of QUASIMS showed similar effectiveness among IFN beta products. Benefits were consistently superior when IFN beta was used as initial rather than follow-up therapy.

Conclusion Our results suggest that patients do not benefit in terms of disease outcome from switching between IFN beta preparations/dosing regimens.

> **Fazit**
>
> Die QUASIMS-Studie untersuchte retrospektiv in 510 Zentren 4754 Patienten. Es wurden Patienten, die mit Avonex, Betaferon und Rebif in beiden Dosierungen behandelt waren, verglichen. QUASIMS konnte keine signifikanten Unterschiede der verschiedenen Interferon-β-Präparate feststellen. Eine initiale Behandlung war einer Behandlung im Verlauf überlegen.

Vergleich von Interferon β-1b 250 Microgramm oder 500 Microgramm mit Glatirameracetat
(n=2244, prospektiv und randomisierte Studie)

O'Connor P, Filippi M, Arnason B et al. for the BEYOND Study Group (2009) 250 microg or 500 microg interferon beta-1b versus 20 mg glatiramer acetate in relapsing-remitting multiple sclerosis: a prospective, randomised, multicentre study. Lancet Neurol 8: 889–897

Background The aim of the Betaferon Efficacy Yielding Outcomes of a New Dose (BEYOND) trial was to compare the efficacy, safety, and tolerability of 250 microg or 500 microg interferon beta-1b with glatiramer acetate for treating relapsing-remitting multiple sclerosis.

Methods Between November, 2003, and June, 2005, 2447 patients with relapsing-remitting multiple sclerosis were screened and 2244 patients were enrolled in this prospective, multicentre, randomised trial. Patients were randomly assigned 2:2:1 by block randomisation with regional stratification to receive one of two doses of interferon beta-1b (250 microg or 500 microg) subcutaneously every other day or 20 mg glatiramer acetate subcutaneously every day. The primary outcome was relapse risk, defined as new or recurrent neurological symptoms separated by at least 30 days from the preceding event and that lasted at least 24 h. Secondary outcomes were progression on the expanded disability status scale (EDSS) and change in T1-hypointense lesion volume. Clinical outcomes were assessed quarterly for 2.0–3.5 years; MRI was done at screening and annually thereafter. Analysis was by per protocol. This study is registered, number NCT00099502.

Results We found no differences in relapse risk, EDSS progression, T1-hypointense lesion volume, or normalised brain volume among treatment groups. Flu-like symptoms were more common in patients treated with interferon beta-1b (p<0.0001), whereas injection-site reactions were more common in patients treated with glatiramer acetate (p=0.0005). Patient attrition rates were 17% (153 of 888) on 250 microg interferon beta-1b, 26% (227 of 887) on 500 microg interferon beta-1b, and 21% (93 of 445) for glatiramer acetate.

Conclusions 500 microg interferon beta-1b was not more effective than the standard 250 microg dose, and both doses had similar clinical effects to glatiramer acetate. Although interferon beta-1b and glatiramer acetate had different adverse event profiles, the overall tolerability to both drugs was similar.

Fazit

Die BEYOND-Studie untersuchte 2247 Patienten mit schubförmiger MS, die randomisiert den Behandlungsarmen Betaferon 250 microg und einer höheren Dosis mit 500 microg sowie Copaxone zugeteilt wurden. Es fanden sich keine signifikanten Unterschiede in der Schubrate, der EDSS-Progression, dem T1-Läsionsvolumen oder dem Gehirnvolumen zwischen den verschiedenen Behandlungsarmen. Damit war die höhere Dosis Betaferon nicht der Standarddosis überlegen, Copaxone war vergleichbar wirksam.

Placebokontrollierte Studie zu Fingolimod
(n=1272, prospektive und randomisierte Studie)
Kappos L, Radue EW, O'Connor P et al. for the FREEDOMS Study Group (2010) A Placebo-Controlled Trial of Oral Fingolimod in Relapsing Multiple Sclerosis. N Engl J Med 362: 387–401

Background Oral fingolimod, a sphingosine-1-phosphate–receptor modulator that prevents the egress of lymphocytes from lymph nodes, significantly improved relapse rates and end points measured on magnetic resonance imaging (MRI), as compared with either placebo or intramuscular interferon β-1a, in phase 2 and 3 studies of multiple sclerosis.

Methods In our 24-month, double-blind, randomized study, we enrolled patients who had relapsing–remitting multiple sclerosis, were 18 to 55 years of age, had a score of 0 to 5.5 on the Expanded Disability Status Scale (which ranges from 0 to 10, with higher scores indicating greater disability), and had had one or more relapses in the previous year or two or more in the previous 2 years. Patients received oral fingolimod at a dose of 0.5 mg or 1.25 mg daily or placebo. End points included the annualized relapse rate (the primary end point) and the time to disability progression (a secondary end point).

Results A total of 1033 of the 1272 patients (81.2%) completed the study. The annualized relapse rate was 0.18 with 0.5 mg of fingolimod, 0.16 with 1.25 mg of fingolimod, and 0.40 with placebo (p<0.001 for either dose vs. placebo). Fingolimod at doses of 0.5 mg and 1.25 mg significantly reduced the risk of disability progression over the 24-month period (hazard ratio, 0.70 and 0.68, respectively; p=0.02 vs. placebo, for both comparisons). The cumulative probability of disability progression (confirmed after 3 months) was 17.7% with 0.5 mg of fingolimod, 16.6% with 1.25 mg of fingolimod, and 24.1% with placebo. Both fingolimod doses were superior to placebo with regard to MRI-related measures (number of new or enlarged lesions on T2-weighted images, gadolinium-enhancing lesions, and brain-volume loss; p<0.001 for all comparisons at 24 months). Causes of study discontinuation and adverse events related to fingolimod included bradycardia and atrioventricular conduction block at the time of fingolimod initiation, macular edema, elevated liver-enzyme levels, and mild hypertension.

Conclusions As compared with placebo, both doses of oral fingolimod improved the relapse rate, the risk of disability progression, and end points on MRI. These benefits will need to be weighed against possible long-term risks.

> **Fazit**
>
> Die FREEDOMS-Studie verglich schubförmige MS-Patienten, die mit der 0,5-mg-Dosis oder der 1,25-mg-Dosis behandelt waren mit Patienten, die Placebo erhielten. Es konnte eine Verbesserung der Schubrate, des Behinderungsrisiko und der MR-Parameter unter Fingolimod bei multipler Sklerose nachgewiesen werden. Schade ist, dass keine noch niedrigere Dosis auf Effektivität und Nebenwirkungen getestet wurde.

Vergleich zwischen Fingolimod und intramuskulär injiziertem Interferon (n=1292, prospektive und randomisierte Studie)

Cohen JA, Barkhof F, Comi G et al. for the TRANSFORMS Study Group (2010) Oral Fingolimod or intramuscular Interferon for Relapsing Multiple Sclerosis. N Engl J Med 362: 402–415

Background Fingolimod (FTY720), a sphingosine-1-phosphate–receptor modulator that prevents lymphocyte egress from lymph nodes, showed clinical efficacy and improvement on imaging in a phase 2 study involving patients with multiple sclerosis.

Methods In this 12-month, double-blind, double-dummy study, we randomly assigned 1292 patients with relapsing–remitting multiple sclerosis who had a recent history of at least one relapse to receive either oral fingolimod at a daily dose of either 1.25 or 0.5 mg or intramuscular interferon β-1a (an established therapy for multiple sclerosis) at a weekly dose of 30 µg. The primary end point was the annualized relapse rate. Key secondary end points were the number of new or enlarged lesions on T2-weighted magnetic resonance imaging (MRI) scans at 12 months and progression of disability that was sustained for at least 3 months.

Results A total of 1153 patients (89%) completed the study. The annualized relapse rate was significantly lower in both groups receiving fingolimod – 0.20 (95% confidence interval [CI], 0.16 to 0.26) in the 1.25 mg group and 0.16 (95% CI, 0.12 to 0.21) in the 0.5 mg group – than in the interferon group (0.33; 95% CI, 0.26 to 0.42; p<0.001 for both comparisons). MRI findings supported the primary results. No significant differences were seen among the study groups with respect to progression of disability. Two fatal infections occurred in the group that received the 1.25 mg dose of fingolimod: disseminated primary varicella zoster and herpes simplex encephalitis. Other adverse events among patients receiving fingolimod were nonfatal herpesvirus infections, bradycardia and atrioventricular block, hypertension, macular edema, skin cancer, and elevated liver-enzyme levels.

Conclusions This trial showed the superior efficacy of oral fingolimod with respect to relapse rates and MRI outcomes in patients with multiple sclerosis, as compared with intramuscular interferon β-1a. Longer studies are needed to assess the safety and efficacy of treatment beyond 1 year.

Fazit

Die TRANSFORMS-Studie untersuchte 1292 Patienten mit mindestens einem Schub, die randomisiert doppelblind mit Fingolimod 0,5 mg und 1,25 mg oder mit Avonex behandelt wurden. Fingolimod zeigte in beiden Dosierungen bessere Schubraten und MR-Parameter als die Interferon-β-1a-Behandlung. Die Behinderungsprogression unterschied sich allerdings nicht. Bei der höheren Fingolimod-dosis traten zwei tödliche Infektionen auf. Wichtige Nebenwirkungen waren Herpesinfektionen, Herzleitungsstörungen, Hypertonie und Makulaödem. Aufgrund dieser und der FREEDOMS-Studie erhielt die niedrigere Dosis von 0,5 mg Fingolimod in Deutschland die Zulassung zur Second-line-Intervalltherapie.

Intravenöse Immunglobuline bei CIDP
(n=117, prospective und randomisierte Studie)

Hughes RA, Donofrio P, Bril Vet al. for the ICE Study Group (2008) Intravenous immune globulin (10% caprylate-chromatography purified) for the treatment of chronic inflammatory demyelinating polyradiculoneuropathy (ICE study): a randomised placebo-controlled trial. Lancet Neurol 7: 136–144

Background Short-term studies suggest that intravenous immunoglobulin might reduce disability caused by chronic inflammatory demyelinating polyradiculoneuropathy (CIDP) but long-term effects have not been shown. We aimed to establish whether 10% caprylate-chromatography purified immune globulin intravenous (IGIV-C) has short-term and long-term benefit in patients with CIDP.

Methods 117 patients with CIDP who met specific neurophysiological inflammatory neuropathy cause and treatment (INCAT) criteria participated in a randomised, double-blind, placebo-controlled, response-conditional crossover trial. IGIV-C (Gamunex) or placebo was given every 3 weeks for up to 24 weeks in an initial treatment period, and patients who did not show an improvement in INCAT disability score of 1 point or more received the alternate treatment in a crossover period. The primary outcome was the percentage of patients who had maintained an improvement from baseline in adjusted INCAT disability score of 1 point or more through to week 24. Patients who showed an improvement and completed 24 weeks of treatment were eligible to be randomly re-assigned in a blinded 24-week extension phase. Analysis was by intention to treat. This trial is registered with ClinicalTrials.gov, number NCT00220740.

Results During the first period, 32 of 59 (54%) patients treated with IGIV-C and 12 of 58 (21%) patients who received placebo had an improvement in adjusted INCAT disability score that was maintained through to week 24 (treatment difference 33.5%, 95% CI 15.4–51.7; p=0.0002). Improvements from baseline to endpoint were also recorded for grip strength in the dominant hand (treatment difference 10.9 kPa, 4.6–17.2; p=0.0008) and the non-dominant hand (8.6 kPa, 2.6–14.6; p=0.005). Results were similar during the crossover period. During the extension phase, participants who continued to receive IGIV-C had a longer time to relapse than did patients treated with placebo (p=0.011). The incidence of serious adverse events per infusion was 0.8% (9/1096) with IGIV-C versus 1.9% (11/575) with placebo. The most common adverse events with IGIV-C were headache, pyrexia, and hypertension.

Conclusions This study, the largest reported trial of any CIDP treatment, shows the short-term and long-term efficacy and safety of IGIV-C and supports use of IGIV-C as a therapy for CIDP.

> **Fazit**
>
> Die ICE-Studie war eine Studie im placebokontrollierten, doppelblinden Crossover-Design. Dabei wurden 117 Patienten zur Wirksamkeit von Gamunex bei der CIDP untersucht. Es wurde festgestellt, dass intravenöses Immunglobulin wirksam und sicher in der Behandlung der CIDP ist. Aufgrund dieser Studie wurde ein IVIG-Präparat (Gamunex) zur Behandlung der CIDP zugelassen.

Vergleich der verschiedenen Antiepileptika bei generalisierter und unklassifizierter Epilepsie

(n=716, prospektive und randomisierte Studie)

Marson A, Al-Kharusi AM, Alwaidh M et al. on behalf of the SANAD Study group (2007) The SANAD study of effectiveness of valproate, lamotrigine, or topiramate for generalised and unclassifiable epilepsy: an unblinded randomised controlled trial. Lancet 369: 1000–1015

Background　Valproate is widely accepted as a drug of first choice for patients with generalised onset seizures, and its broad spectrum of efficacy means it is recommended for patients with seizures that are difficult to classify. Lamotrigine and topiramate are also thought to possess broad spectrum activity. The SANAD study aimed to compare the longer-term effects of these drugs in patients with generalised onset seizures or seizures that are difficult to classify.

Methods　SANAD was an unblinded randomised controlled trial in hospital-based outpatient clinics in the UK. Arm B of the study recruited 716 patients for whom valproate was considered to be standard treatment. Patients were randomly assigned to valproate, lamotrigine, or topiramate between Jan 12, 1999, and Aug 31, 2004, and follow-up data were obtained up to Jan 13, 2006. Primary outcomes were time to treatment failure, and time to 1-year remission, and analysis was by both intention to treat and per protocol. This study is registered as an International Standard Randomised Controlled Trial, number ISRCTN38354748.

Results　For time to treatment failure, valproate was significantly better than topiramate (hazard ratio 1.57 [95% CI 1.19–2.08]), but there was no significant difference between valproate and lamotrigine (1.25 [0.94–1.68]). For patients with an idiopathic generalised epilepsy, valproate was significantly better than both lamotrigine (1.55 [1.07–2.24] and topiramate (1.89 [1.32–2.70]). For time to 12-month remission valproate was significantly better than lamotrigine overall (0.76 [0.62–0.94]), and for the subgroup with an idiopathic generalised epilepsy 0.68 (0.53–0.89). But there was no significant difference between valproate and topiramate in either the analysis overall or for the subgroup with an idiopathic generalised epilepsy.

Conclusions Valproate is better tolerated than topiramate and more efficacious than lamotrigine, and should remain the drug of first choice for many patients with generalised and unclassified epilepsies. However, because of known potential adverse effects of valproate during pregnancy, the benefits for seizure control in women of childbearing years should be considered.

Fazit

Die SANAD-Studie verglich die antiepileptische Behandlung mit Valproat, Lamotrigin und Topiramat bei generalisierter oder nicht klassifizierter Epilepsie. Valproat wurde besser vertragen als Topiramat und war effektiver als Lamotrigin. Damit sollte Valproat die Substanz der ersten Wahl bei generalisierter und nicht klassifizierter Epilepsie sein.

Hat der Einsatz des MAO-B-Hemmers Rasagilin beim idiopathischen Parkinson-Syndrom einen Einfluss auf die Krankheitsprogression?
(n=1176, prospektive doppelblinde Studie)
Olanow CW, Rascol O, Hauser R et al. for the ADAGIO Study Investigators (2009) A double-blind, delayed-start trial of rasagiline in Parkinson's disease. N Engl J Med 361: 1268

Background A therapy that slows disease progression is the major unmet need in Parkinson's disease.

Methods In this double-blind trial, we examined the possibility that rasagiline has disease-modifying effects in Parkinson's disease. A total of 1176 subjects with untreated Parkinson's disease were randomly assigned to receive rasagiline (at a dose of either 1 mg or 2 mg per day) for 72 weeks (the early-start group) or placebo for 36 weeks followed by rasagiline (at a dose of either 1 mg or 2 mg per day) for 36 weeks (the delayed-start group). To determine a positive result with either dose, the early-start treatment group had to meet each of three hierarchical end points of the primary analysis based on the Unified Parkinson's Disease Rating Scale (UPDRS, a 176-point scale, with higher numbers indicating more severe disease): superiority to placebo in the rate of change in the UPDRS score between weeks 12 and 36, superiority to delayed-start treatment in the change in the score between baseline and week 72, and noninferiority to delayed-start treatment in the rate of change in the score between weeks 48 and 72.

Results Early-start treatment with rasagiline at a dose of 1 mg per day met all end points in the primary analysis: a smaller mean (+/-SE) increase (rate of worsening) in the UPDRS score between weeks 12 and 36 (0.09+/-0.02 points per week in the early-start group vs. 0.14+/-0.01 points per week in the placebo group, p=0.01), less worsening in the score between baseline and week 72 (2.82+/-0.53 points in the early-start group vs. 4.52+/-0.56 points in the delayed-start group, p=0.02), and noninferiority between the two groups with respect to the rate of change in the UPDRS score between weeks 48 and 72 (0.085+/-0.02 points per week in the early-start group vs. 0.085+/-0.02 points per week in the delayed-start group, p<0.001). All three end points were not met with rasagiline at a dose of 2 mg per day, since the change in the UPDRS score between baseline and week 72 was not significantly different in the two groups (3.47+/-0.50 points in the early-start group and 3.11+/-0.50 points in the delayed-start group, p=0.60).

Conclusions Early treatment with rasagiline at a dose of 1 mg per day provided benefits that were consistent with a possible disease-modifying effect, but early treatment with rasagiline at a dose of 2 mg per day did not. Because the two doses were associated with different outcomes, the study results must be interpreted with caution.

Fazit

Die ADAGIO-Studie verglich den Krankheitsverlauf beim Parkinson-Syndrom unter Rasagilin verglichen mit Placebo. Ein Teil der Patienten erhielt Rasagilin von Anfang an, die andere Gruppe erst nach einer Verzögerung von 36 Wochen. Die Dosis von 1 mg verzögerte die Krankheitsprogression in beiden Gruppen, wobei die Patienten mit späterem Therapiebeginn zu keinem Zeitpunkt den Nutzen des frühen Beginns erreichten. Dies wurde als möglicher Hinweis auf einen krankheitsmodifizierenden Effekt gewertet. Da aber in der höheren Dosis von 2 mg dieser Effekt nicht nachweisbar war, spricht sich beispielsweise die American Academy of Neurology gegen eine generelle Empfehlung zum frühen Einsatz von Rasagilin aus.

Metaanalyse zum Nutzen und möglichen Nebenwirkungen einer Dopaminagonistentherapie im Vergleich zu L-Dopa oder Placebo in frühen Stadien des idiopathischen Parkinson-Syndroms (Cochrane review)
(n=5247, 29 prospektive randomisierte Studien)
Stowe RL, Ives NJ, Clarke C et al. (2008) Dopamine agonist therapy in early Parkinson's disease. Cochrane Database Syst Rev 2: CD006564

Background Dopamine agonists are being used increasingly as first line treatment for Parkinson's disease, but there remains uncertainty about their clinical and cost-effectiveness relative to levodopa.

Methods This meta-analysis aims to quantify more reliably the benefits and risks of dopamine agonists compared to placebo or levodopa in early Parkinson's disease.

Search strategy We searched CENTRAL (The Cochrane Library), MEDLINE, EMBASE, PubMed, LILACS and Web of Science, plus major journals in the field, abstract books, conference proceedings and reference lists of retrieved publications.

Selection criteria Randomised trials comparing an orally administered dopamine agonist (with or without levodopa) versus placebo or levodopa or both placebo and levodopa in participants with early Parkinson's disease.

Data collection and analysis Two authors independently extracted data on clinician-rated disability, motor complications, other side-effects, treatment concordance, levodopa dose and mortality.

Results Twenty-nine eligible trials, involving 5247 participants, were identified. Participants randomised to a dopamine agonist were less likely to develop dyskinesia (odds ratio (OR) 0.51, 95% confidence interval (CI) 0.43 to 0.59; p<0.00001), dystonia (OR 0.64, 95% CI 0.51 to 0.81; p=0.0002) and motor fluctuations (OR 0.75, 95% CI 0.63 to 0.90; p=p 0.002) than levodopa-treated participants. However, various 'non-motor' side-effects, including oedema (OR 3.68, 95% CI 2.62 to 5.18; p<0.00001), somnolence (OR 1.49, 95% CI 1.12 to 2.00; p=0.007), constipation (OR 1.59, 95% CI 1.11 to 2.28; p=0.01), dizziness (OR 1.45, 95% CI 1.09 to 1.92; p=0.01), hallucinations (OR 1.69, 95% CI 1.13 to 2.52; p=0.01) and nausea (OR 1.32, 95% CI 1.05 to 1.66; p=0.02) were all increased in agonist-treated participants (compared with levodopa-treated participants). Agonist-treated participants were also significantly more likely to discontinue treatment due to adverse events (OR 2.49, 95% CI 2.08 to 2.98; p<0.00001). Finally symptomatic control of Parkinson's disease was better with levodopa than with agonists, but data were reported too inconsistently and incompletely to meta-analyse.

Conclusions This meta-analysis confirms that motor complications are reduced with dopamine agonists compared to levodopa, but also establishes that other important side-effects are increased and symptom control is poorer with agonists. Larger, long-term comparative trials assessing patient-rated quality of life are needed to assess more reliably the balance of benefits and risks of dopamine agonists compared to levodopa.

Fazit

Während motorische Fluktuationen und Hyperkinesen bei einer Dopaminagonistentherapie weniger waren, zeigte L-Dopa die besseren symptomatischen Effekte
beim frühen Parkinson-Syndrom. Unter Dopaminagonisten traten Ödeme, Benom-
menheit, Verstopfung und Halluzinationen gehäuft auf; insgesamt wurde wegen
Nebenwirkungen eine Dopaminagonistentherapie häufiger abgebrochen als eine
L-Dopa-Behandlung.

Hat der Einsatz von L-Dopa in frühen Stadien des idiopathischen Parkinson-Syndroms einen Einfluss auf die Krankheitsprogression?

(n=361, randomisierte doppelblinde placebokontrollierte Studie)

Fahn S, Oakes D, Shoulson I et al. for the Parkinson Study Group (2004) Levodopa and the
progression of Parkinson's disease. N Engl J Med 351: 2498

Background Despite the known benefit of levodopa in reducing the symptoms of
Parkinson's disease, concern has been expressed that its use might hasten neurodegen-
eration. This study assessed the effect of levodopa on the rate of progression of Parkinson's disease.

Methods In this randomized, double-blind, placebo-controlled trial, we evaluated
361 patients with early Parkinson's disease who were assigned to receive carbidopa-
levodopa at a daily dose of 37.5 and 150 mg, 75 and 300 mg, or 150 and 600 mg, respectively, or a matching placebo for a period of 40 weeks, and then to undergo with-
drawal of treatment for 2 weeks. The primary outcome was a change in scores on the
Unified Parkinson's Disease Rating Scale (UPDRS) between baseline and 42 weeks.
Neuroimaging studies of 142 subjects were performed at baseline and at week 40 to
assess striatal dopamine-transporter density with the use of iodine-123-labeled 2-beta-
carboxymethoxy-3-beta-(4-iodophenyl)tropane ([123I]beta-CIT) uptake.

Results The severity of parkinsonism increased more in the placebo group than in all
the groups receiving levodopa: the mean difference between the total score on the
UPDRS at baseline and at 42 weeks was 7.8 units in the placebo group, 1.9 units in the
group receiving levodopa at a dose of 150 mg daily, 1.9 in those receiving 300 mg
daily, and -1.4 in those receiving 600 mg daily (p<0.001). In contrast, in a substudy of
116 patients the mean percent decline in the [123I]beta-CIT uptake was significantly
greater with levodopa than placebo (-6% among those receiving levodopa at 150 mg
daily, -4% in those receiving it at 300 mg daily, and -7.2% among those receiving it at
600 mg daily, as compared with -1.4% among those receiving placebo; 19 patients with
no dopaminergic deficits on the baseline scans were excluded from the analysis).

(p=0.036). The subjects receiving the highest dose of levodopa had significantly more dyskinesia, hypertonia, infection, headache, and nausea than those receiving placebo.

Conclusions The clinical data suggest that levodopa either slows the progression of Parkinson's disease or has a prolonged effect on the symptoms of the disease. In contrast, the neuroimaging data suggest either that levodopa accelerates the loss of nigrostriatal dopamine nerve terminals or that its pharmacologic effects modify the dopamine transporter. The potential long-term effects of levodopa on Parkinson's disease remain uncertain.

Fazit

Während klinisch die Patienten unter L-Dopa eine geringere Progression zeigten im Vergleich zu Placebo, sprachen die Szintigraphiedaten (Beta CIT) für einen rascheren Verlust nigrostriataler Dopamintransporter. Damit ist auch nach dieser Studie der Einfluss auf die Krankheitsprogression nicht eindeutig zu beantworten.

Stichwortverzeichnis

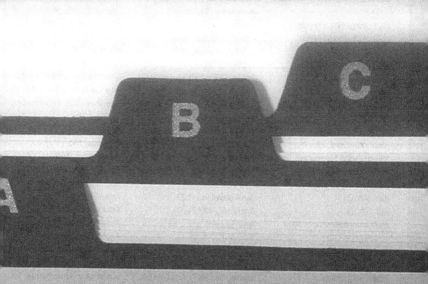

I

Y

Z

Printing: Ten Brink, Meppel, The Netherlands
Binding: Stürtz, Würzburg, Germany

Printed in the United States
By Bookmasters